肖相如论治肾病

（第二版）

肖相如 著

中国中医药出版社
·北　京·

图书在版编目（CIP）数据

肖相如论治肾病 / 肖相如著 .—2 版 .—北京：中国中医药出版社，2017.4（2020.11 重

ISBN 978－7－5132－3942－4

Ⅰ.①肖…　Ⅱ.①肖…　Ⅲ.①肾病（中医）－辨证论治　Ⅳ.① R256.5

中国版本图书馆 CIP 数据核字（2017）第 001467 号

中国中医药出版社出版
北京经济技术开发区科创十三街 31 号院二区 8 号楼
邮政编码　100176
传真　010 64405750
廊坊市晶艺印务有限公司印刷
各地新华书店经销

开本 710×1000　1/16　印张 20.5　字数 390 千字
2017 年 4 月第 2 版　2020 年 11 月第 3 次印刷
书号　ISBN 978－7－5132－3942－4

定价　60.00 元
网址　www.cptcm.com

如有印装质量问题请与本社出版部调换（010-64405510）

社长热线　010 64405720
购书热线　010 64065415　010 64065413
微信服务号　zgzyycbs

书店网址　csln.net/qksd/
官方微博　http：//e.weibo.com/cptcm

淘宝天猫网址　http：//zgzyycbs.tmall.com

再版前言

张女士在先生的陪同下哭哭啼啼地来到我的诊室。先生说她本来有糖尿病，前几天去化验，肌酐有点高，去北京挺大的一家医院的肾病科看病，医生说："这个麻烦了，肾功能已经坏了，肯定是要透析的。"这不给吓着了嘛。可不是吗？让谁去透析谁也得吓着啊。我看了一下化验单，血肌酐比正常稍高一点，我说你不用紧张，肌酐很快会降到正常，不会透析的。吃中药 1 个月后复查，肌酐正常，至今已经 3 年多了，时不时来复诊一下，肌酐一直正常。每次来张女士都要反复表示感谢，说幸亏来找您看中医了，要不然我吓也被吓死了。

上海的吴先生也是肾功能损害，找我治疗后肾功能很快恢复到正常范围，至今已经 5 年多了，每年总要来几次，主要是为了感谢我。现在不仅肾功能稳定，身体状况也很好，还能坚持上班，打理生意。他说："您挽救了我，也挽救了我的家人和我的生意。"

四川的小伙子小王，从小得了肾病综合征，西医用激素治疗有效，但激素减不掉，一减量就复发，反反复复，到 20 岁也没好。我们学校的一位老师去四川支教，遇上这个患者，看着实在可怜，就让他爸爸带他到北京来找我。经过中医治疗 1 年，激素顺利撤减，身体也恢复正常。2010 年再次找我治疗时，距离初诊已经 6 年了，患者一切都很正常。前不久他爸爸告诉我说孩子要结婚了，高兴得不得了。

我的一位小老乡边某，几岁时得了肾病综合征，到 17 岁了也好不了，孩子的父母都愁坏了，也绝望了，只希望孩子能够挨到结婚的年龄就行。孩子的表舅在北京，通过老乡带孩子来找我，治疗半年，一切恢复正常，现已经上大学 2 年级了。

这种例子还有很多，经常会有人来找我，告诉我说病是我治好的。其中多数人跟我强调说，看西医没有把病治好，幸亏看了中医。

我认为，肾病患者先看中医会更好一些。如果先去西医肾病科就诊，一般会有诊断，但部分患者没有针对性的治疗方法，还有就是有的西医肾病科医生不让患者看中医，说中药会损害肾脏或加重肾功能损害，使很多患者失去早期治疗的机会，直接或提前进入透析和肾移植。大量的临床事实说明，西医没有治疗方法的肾病行中医治疗都获得了良好疗效，以前认为不可逆转的慢性肾衰竭被治愈的病例也不少见，通过中医治疗肾功能长期保持稳定的患者比比皆是，西医颇感棘手的激素依赖性肾病综合征配合中医辨证论治也大多能顺利撤减激素，透析过程中出现的心脏并发症行中医治疗基本上可以药到病除，透析过程中出现的顽固性失眠、顽固性皮肤瘙痒、顽固性血压升高等行中医治疗也多能获得较好疗效。但这些无法用西医的理论解释，所以西医不相信，会反对中医，让患者不要看中医，使得许多本来可以治疗的患者失去治疗机会。

我倒是认为，西医肾病科有些问题应该思考，比如，每个患者都有必要做肾穿刺病理诊断吗？一般情况下，肾病科医生凭临床经验和常规指标检查，大部分的疾病是可以明确诊断的，还有没有必要都做肾穿刺？因为这毕竟是有创的。肾病的患者大量长期地使用激素和抗肿瘤药，究竟是疗效大，还是毒副作用大？这有必要进行重新评估。我见到许多患者，肾病没治好，免疫系统却被完全摧毁，随时都有感染的危险，因此而导致死亡。显然，在肾病这个领域，中西医的互相学习很重要。

无论是中医，还是西医，首先考虑的都应该是疗效，是患者。要给患者提供或推荐最佳的治疗方案，即疗效最好、毒副作用最小、成本最低、患者的感受最好。任何违背上述原则的想法都不是医生应该有的，也只有遵循上述原则，医学才能健康的发展，医生才能真正受到尊重。

我的老朋友、中国中医药出版社的社长范吉平先生，为本书的出版致力尤多，谨此表示衷心的感谢！

《肖相如论治肾病》出版已逾10年，早已脱销，不断有同仁、患者、学生询问催促，故稍做修改后再版，希望对大家有所帮助。

肖相如

2016年4月23日星期六于北京

前　言

《肖相如论治肾病》是我学习、研究、治疗肾病的小结。在这本小册子即将付梓之际，有必要回顾我的从医之路。

我虽然历经坎坷，却也十分幸运。

坎坷的是因为我的出生地是在最基层的农村，出生时间是在三年自然灾害时期。在我该念书的时候又完整地经历了"文革"，物质贫乏，知识也贫乏。从农村开始一步几个脚印地挣扎到了我们伟大祖国的首都，这就耗费了我整整30年的时间。

幸运的是我出生在中医家庭，我的父亲肖立渭主任医师是享誉一方的名医，所以我从小就受到了中医的熏陶。在我即将完全彻底地成为农民的时候，邓小平以超凡的智慧在中国恢复了高考，使我得以学医。更为幸运的是，在我的学医生涯中遇到了众多名师。1984年我考入湖北中医学院，师事著名中医学家、伤寒学界泰斗李培生教授和梅国强教授；在此期间，我还得到了诸如李今庸教授、杨百茀教授、陈伯庄教授、朱曾柏教授、田玉美教授等名家的教诲。1987年我又考入中国中医研究院（现为中国中医科学院）跟随著名肾病学家、我国肾病学科的创始人时振声教授攻读肾病学博士学位，成为时先生的第一位博士研究生和中国中医研究院的第一位肾病学博士。同时，我还在学术上得到了当代最著名的医家如方药中教授、董建华教授、高辉远教授、路志正教授等的指导。我十分推崇程门雪先生的铭联"徐灵胎目尽五千卷，叶天士学经十七师"。读万卷书，行万里路，广拜名师，博采众长，坚持临床，自成一家，是我的理想。

我的从医生涯大致分为两个阶段：1987年以前，主要是学经典以打理论基础，多临证以打临床基础；1988以后主要从事肾病的专门研究，以求在学术上有所专长。

1981年9月我刚参加工作，先在我的家乡湖北省沔阳县（1986年改为仙桃市）毛嘴公社卫生院待了半年。那时正好遇上了出血热大流行，我们卫生院有40张病床，其中有30多张床住的是出血热患者，门诊一天也要看几十个出血热的患者。流行性出血热是一种凶险的传染病，以发热、出血、低血压性休克、少尿、急性肾衰竭等为主要的临床表现，还可合并多种脏器功能衰竭，所以西医同道说："能正确处理流行性出血热的医生一定是一个高明的内科医生。"几个月下来，我们一个小小的公社卫生院治疗了好几百例出血热患者，对于我这个初出茅庐的中医医生来说，真是个长经验、长见识、长胆量、千载难逢的机会。半年后我回到沔阳县中医院内科病房工作。当时我们的病房是综合病房，也就是杂病病房，什么病都有，这对初学者来说是绝好的学习机会，我在这里待了 3 年，奠定了比较扎实的临床基础。临床之余，我还坚持学习四大经典，并以钻研《伤寒论》为主。直至 1984 年我考入湖北中医学院，跟随李培生教授、梅国强教授系统地学习了《伤寒论》3 年。

1988 年我考入中国中医研究院跟随时振声先生攻读肾病学博士学位。在此期间，我系统学习了中西医肾病的专业知识，除临床外，还参与肾病的研究工作。直至现在，对肾病的研究治疗一直是我的工作中心。

一、我在肾病方面做的一些工作

（一）对导师的经验进行了较为系统的总结研究

在中医肾病学科的发展过程中，最为重要的人物有两位，一位是南京的邹云翔先生，一位是北京的时振声先生，就是我的导师。邹云翔先生是中医肾病学科的奠基人，最早用中医进行肾病治疗的专门研究，奠定了中医肾病学科发展的基础。而我的导师时振声先生则是中医肾病学科理论体系的创建人，是时先生创建了肾病的中医治疗体系，现行的治疗原则和方法都来源于时先生。

我对导师的经验进行了较为系统的总结研究，对导师治疗的常见肾病，如急性肾炎、慢性肾炎、慢性肾衰竭、高血压性肾病、糖尿病肾病、紫癜性肾炎、狼疮性肾炎等，以及肾病的常见临床表现，如水肿、蛋白尿、血尿、高血压等的学术经验进行了整理。一则是为了我自己的提高，再则是为了让同道能比较全面地了解时氏肾病的学术经验，临床时有所参考。这就是我的学术渊源。

（二）提出了一些新的观点

对于慢性肾衰竭的研究和治疗，我做了以下工作。首先，我对其病机进行了研究。此前学术界比较公认的观点是"本虚标实"。慢性肾衰竭虽然存在"本虚标实"，但"本虚标实"却并不能代表慢性肾衰竭。我试图寻找能反映其特殊规律的基本病机，最终提出了慢性肾衰竭的基本病机为"气化功能逐渐减退乃至丧失"，这一概括基本上能反映出慢性肾衰竭的核心问题。在治疗方法上，我提出了慢性肾衰竭的"整体功能代偿疗法"，这一方法是中医的整体观念、脏腑相关学说和西医代偿理论相结合的产物，其核心是将肾脏自身的功能代偿扩展至脏腑间整体的功能代偿，这样就使我们的治疗思路大为开阔，即不要将目标都集中在肾脏，同时也为慢性肾衰竭时治疗其他脏腑提供了理论依据。此外，我还提出了“化毒疗法”，化毒疗法是针对慢性肾衰竭时代谢废物潴留这一关键问题提出的。因为此前对代谢废物的潴留，即中医所说的“浊毒”的治疗主要集中在“排毒”这一途径上，惯用以大黄为主的泻下方法，而泻下方法的过用久用，不仅疗效不能提高，而且还会使患者的体质更加虚衰，不利于病情的恢复。这种例子很多，为了纠正这一倾向，我提出了“化毒疗法”，一则疗效确有提高，二则中医的特色得到体现，很快便得到了学术界的认同。

对于肾性高血压，我认为应该明确以下问题：一是高血压不等于眩晕；二是眩晕不等于肝阳上亢；三是高血压不等于肝阳上亢。高血压以眩晕为主证者才能按眩晕论治。对于眩晕的病机我提出了“升降反作”的概念，即清气当升者不升，清窍失养，浊气当降者不降，清窍被扰。所以其治疗原则应该是“调其升降”，又因为中医认为“升降相因”，所以治疗时还应注意“升降互调”。即以浊气上逆为主者，应以降为主，稍佐升清，以清气下陷为主者，应以升为主，稍佐降浊，这样可以提高疗效。这一思路也得到了其他医生的验证，如广西南宁市中医院的李洪波等发表的文章《调节气机升降为主治疗高血压病的临床研究》(《辽宁中医杂志》，2004 年第 7 期第 569 页)，基本上就是用我提出的这一方法。虽然他们没有注明出处，但是和我发表于《辽宁中医杂志》1998 年第 5 期第 195 页和发表于《健康报》2000 年 1 月 14 日第二版的文章对照一下，自然也就清楚了。

（三）创建了沙河市中医院的肾病专科

为了证明中医的优势和特色，从 1997 年开始我利用双休日对位于太行山革命老区的基层中医院河北省沙河市中医院进行技术扶持，用我治疗肾病的技术帮助该院建立肾病专科，而治疗肾病的技术核心就是我提出的慢性肾衰竭的“整体功能代偿疗法”。我通过临床带教、专题讲座等方式对当地的医生进行培养，使他们掌握我的技术，并在临床上运用。经过 2 年多的努力，使该院的肾病专科从无到有，初具规模，患者遍及全国各地，受到了当地人民的热烈欢迎，我也因此被授予“白求恩式的好医生”“邢台市荣誉市民”等荣誉称号，并且得到中宣部、卫生部（现为国家卫生和计划生育委员会）和国家中医药管理局的支持与肯定，被《光明日报》《健康报》《中国中医药报》《北京青年报》《河北日报》及河北电视台等众多媒体多次报道。2002 年 10 月，沙河市中医院的肾病专科被国家中医药管理局评定为全国重点肾病专科建设单位。重点肾病专科建设单位全国只有 12 家，而县级中医院只有沙河市中医院一家。

（四）力图将中医治疗肾病的研究引向深入

中医研究治疗肾病，大致可以分为三个阶段。

第一阶段应该是新中国成立后至20世纪70年代。这一阶段主要是开始用中医中药治疗肾病，属于中医肾病学科的奠基阶段。

第二阶段为20世纪80年代至90年代。这一时期肾病学科基本形成，并有了理论体系。其最大的特征和成就是对常见的肾病进行辨证分型治疗，并制订了辨证分型标准。

第三阶段是从20世纪90年代至今。这一阶段，肾病的辨证分型治疗疗效难以进一步提高。辨证分型本身也遇到了两个困难：一是标准证型一般是4个，最多也就是6～8个，但肾病的实际证型是无限多的，特别是慢性肾病，几乎所有的证型都能见到，那么现有的辨证分型事实上并不能有效地指导肾病的辨证治疗；二是在肾病的辨证分型中，有一些证型，如肝肾阴虚、脾肾阳虚等证，不仅所有的肾病都会出现，其他系统的疾病也会出现，如心脏病、糖尿病、肿瘤等，可见辨证分型难以体现各种疾病的特殊性，其疗效当然难以提高。因此，我认为现阶段应该在透彻了解常见肾病的中西医理论和治疗现状的基础上，用中医的理论找出不同疾病的基本病机（即疾病的特殊规律），据此而建立每一种疾病的系统防治方案。慢性肾衰竭的"整体功能代偿疗法"就是我在这方面所做的探索，并已经得到学术界的认同。所以近几年中华中医药学会肾病专业委员会的学术年会都会邀请我进行专题发言，这个观点也得到与会学者的关注与支持，有许多学者通过不同的途径与我进行交流。

（五）对慢性肾衰竭常见的并发症进行了较为系统的论述

慢性肾衰竭对全身的影响是广泛而深重的，所以慢性肾衰竭的并发症复杂而严重，直接影响慢性肾衰竭的治疗效果和患者的生存质量，可惜的是没有人对此进行系统论述。由于临床上天天遇到，加上经常有同道和学生问我慢性肾衰竭并发症的治疗问题，所以我根据自己的体会，结合学术界散在的治疗经验，对其常见并发症，如肾性贫血、肾性骨病、心血管系统的并发症、呼吸系统的并发症等，进行了较为系统的论述，一则使初学者有所遵循，再则希望引起学术界的重视，使更多的学者对此进行深入广泛的研究。

（六）对黄芪、大黄在肾病中的运用及激素的中西医结合运用方案进行了规范

黄芪，是治疗肾病的常用药，但并不是所有的肾病治疗都该用黄芪，也不是所有的肾病治疗都能用黄芪。而临床所见，几乎所有的肾病治疗都用过黄芪，而且有的患者差点因为滥用黄芪而丧命。凡是学中医的都知道，黄芪是甘温益气之品，适合于气虚之证，如果是阴虚，或者是湿热、热毒证也用黄芪，后果可想而知。这种事情常有发生，作为一个肾病科的医生是不可以袖手旁观的，所以我对黄芪在肾病中的正确运用进行了详细的论述。

大黄，已成了慢性肾衰竭的必用药，但过用久用则会适得其反，不仅无效，反而会使患者体质更加虚衰，病情更加复杂，这种病例时常可见。所以根据中医的理论，如何正确使用大黄，也亟待规范。因此，我也对大黄在慢性肾衰竭中的正确运用进行了详细的论述。

激素，是微小病变型肾病的主要治疗药物，本来有严格的适应证和使用方法，但是由于西医对整个肾脏疾病的治疗手段匮乏，导致很多医生将激素作为肾病的通用治法，以至于许多肾病患者因为滥用激素导致病情复杂化或恶化。这种现状也不能不让人担忧，所以我就对激素的适应证和禁忌证、中西医结合运用方案等进行了较为系统的论述，以期引起大家的重视。

（七）制订了慢性肾炎气阴两虚证的辨证标准

导师时振声先生主持完成了国家“七五”攻关项目《慢性肾炎肾虚证研究》，其中《慢性肾炎气阴两虚证研究》由我完成。因为气阴两虚证是慢性肾炎最常见的证型，而且有不断增多的趋势，所以对其进行系统研究，制订出标准显得十分必要。在对其进行全面系统研究的基础上，我结合临床，对慢性肾炎气阴两虚证的几十种常见因素，用多元线性逐步回归方法进行筛选，制订出较为完善的辨证标准。

（八）对肾病的常用治法进行了系统论述

中国中医研究院的培训中心从开办的时候起，直至现在，每年都要办几期名老中医经验继承班，请我去给学员们讲肾病，《肾病的常用治法》就是为他们写的。在所请的老师中，我是最年轻的，也是名声最小的，每次我去上课的时候学员都会表示是不是请错老师了，但是等我的课上完的时候却会给我最热烈的掌声，可见这一命题十分受临床医生的欢迎。

（九）对肾病中最常见的病理因素湿热、瘀血、风邪进行论述

湿热、瘀血、风邪是肾病病程中最常见的病理因素，也是慢性肾病缠绵难愈或持续进展的重要原因，已经引起了学术界广泛的重视，但可能仍有言而未透的地方，所以常有学生和同仁要求我对此进行论述。我查阅相关文献之后，觉得还有讨论之必要，故整理成文，以供临床参考。当然，其中我也提出了一些新观点，比如对于风邪，就不是仅仅是停留在以往“祛风胜湿”的理论上，而是将“风性开泄”的理论引入肾病的发病机理中来。根据“勇而劳甚则肾汗出，肾汗出而逢于风”，可以理解为勇而劳甚伤肾，肾虚而又逢于风，风客于肾，风性开泄，致肾不藏精，这样就可以解释蛋白尿的形成机理。在讨论其治疗的时候，可以参考桂枝汤解肌祛风、调和营卫的思路，在祛风的同时，调节肾之开合。

以上是我在肾病方面所做的事情。

二、我在其他方面所做的一些探索

（一）关于病机研究

研究能反映疾病的特殊规律的基本病机，可以增强治疗的准确性，提高疗效。所谓“基本病机”，就是能反映疾病的本质规律的机理，或者可以理解为，只有这种机理存在，才能发生这种疾病，没有这种机理存在，这种疾病就不会发生。比如我曾提出，慢性肾衰竭的基本病机是“气化功能逐渐减退乃至丧失”，蛋白尿的基本病机是“脾不统摄，肾不藏精”，阳痿的基本病机是“气血不得充养阴茎”，遗精的基本病机是“肾失封藏”等。临床所见，阳痿和遗精都可表现为肾阳虚衰，如果不考虑疾病的特殊性，根据辨证论治的原则，治法都是温肾壮阳，显然治疗目的不够明确。治疗时应该同时考虑到阳痿和遗精各自的基本病机，在温肾壮阳的前提下，阳痿要加用通络之品，以引导气血达于阴茎而充养之；遗精则要加用固涩之品，温肾以涩精。

（二）关于表证

对于表证，根据病因分为风寒、风热、暑湿、秋燥等。其中对于风寒、风热的区别，主要是根据发热和恶寒的轻重。但是事实上，发热和恶寒的轻重并不能说明寒热的性质，如典型的伤寒也有高热，这就导致了概念上的混乱，使很多人在临床上要分表证的寒热但又分不清，在治疗的时候便无所适从了，不知是用辛温还是用辛凉。我认为，根据“有一分恶寒必有一分表证”的理论，可将表证定义为“必有恶寒”，再根据有无“汗出”分为麻黄汤证和桂枝汤证。温病的初期是没有恶寒的，这在《伤寒论》第 6 条里说得很清楚，“太阳病，发热而渴，不恶寒者，为温病”。所以温病初期不是表证，而是热邪犯肺，治疗宜清热宣肺，方如桑菊饮，或银翘散去掉荆芥、豆豉；同时见有恶寒的，是兼有表证，其治疗在清热宣肺的同时，兼以解表，方如银翘散原方。现在所说的其他表证亦如此，如秋燥，实际是燥邪伤津，生津润燥即可，如果有恶寒是兼有表证，兼以解表即可。

（三）关于五行生克制化

五行的生克制化规律，在慢性病的治疗中是经常要用到的。如在慢性肾衰竭的治疗中，有的患者辨证为肾阴虚，但用滋补肾阴法治疗效果不好，此时应考虑肾虚土乘或火侮的可能，在补肾的同时加入竹叶、石膏、黄连等清胃热泻心火之品，常可明显提高疗效。有的患者出现脾虚的表现，而用益气健脾的方法治疗效果不理想，此时应考虑肝乘、肾侮的可能。脾属土，生理情况下是木克土，土克水；在病理条件下脾虚会导致肝乘、肾侮，当单纯健脾疗效欠佳时，应考虑适当配伍疏肝泻肾之品。这是中医理论极具特色的部分，应予珍视。

（四）关于益肾抗疲劳

慢性疲劳综合征日益增多，中医治疗有其优势。疲劳应分程度，短暂的轻度的疲劳应从脾论治，因脾主肌肉四肢；而长期的极度的疲劳应从肝肾论治，因肝主筋，为罢极之本，肾主骨，为作强之官。因此，我提出了“益肾抗疲劳”疗法，并研制出了“益肾抗疲劳胶囊”，用治慢性疲劳综合征，疗效显著。

（五）关于中医的发展原则

在东西方文化并存，以西方文化为主导，中西医并存，西医占优势的时代，中医要生存，要发展，必须坚持两个“最大限度”的原则。即最大限度地引进、吸收、利用新的科学技术和成果（包括西医学的新技术和成果），最大限度地发挥中医的优势、突出中医的特色。

（六）关于中医院的办院方针

我在柳州和沙河工作期间的一项重要的任务就是参与医院的管理改革。医院管理和改革的目的就是求发展。经过研究，我认为，中医院是一个必须面对众多竞争对手（西医院、其他中医院）、服务性的经营实体，要生存、要发展，就必须要有新的理念，因此，我提出中医院要做到“企业化的管理、宾馆式的服务、花园般的环境”。

（七）关于中医教育

中医教育的目的是培养合格的中医人才。所谓合格，就是能对中医学术全面继承发展的人才。因为中医学是植根于中国传统文化之中的，对其学习了解需要有深厚的传统文化功底，而我们中医院校的生源主要是理科的考生，他们所接受的教育是以西方文化为主体的知识体系，和中医学存在文化根源上的冲突，使得他们学习中医有观念上的障碍，所以中医教育比其他教育更难，难在学生不容易对中医产生兴趣。因此，除了要求中医院校采取相应的措施外，老师的作用更为直接、更为重要。我认为，中医教师必须具备“感动”学生的能力。用我们的人格魅力、高尚的医德、精湛的医术、广博的学识、丰富的经验、生动的病例、感人的场景等，将中医的美展现在学生的面前，使学生在感动之中了解中医，学习中医，树立献身于中医事业的坚强信念。这就要求我们中医教师要忠诚党的中医事业和中医教育事业。金元四大家之一的李东垣，为了传承中医学术，收罗天益为徒，并为其提供学习期间的日用饮食。罗天益从李东垣处学医3年，毫无倦意。为奖励其刻苦学习，李东垣把罗天益叫到身边说，我知道你家境不宽裕，担心你会因之动摇，半途而废，但你三年如一日，持之以恒，实为可贵，今送你白银二十两，交给你的妻子作为日常生活费用吧。罗天益一再推辞，拒而不受。李东垣说，再多的钱我都不在意，何况这么一点点呢，你不要再推辞了。可见李东垣为了培养中医人才，是多么的尽心竭力，当是我们学习的榜样。著名的中医学家邹云翔先生说：“如何教学、教会、教好，做老师的对学生应同自己的子女一般看待，尽心地教到他有兴趣地学，教到他能全部领会，教到他同老师一样。”由此可见，老一辈的中医学家对学生的良苦用心。因为有此感受，所以我对教学也倾注了大量的精力和热情，当然也得到了回报，我的学生们给我的评语是“教授重点突出、内容充实、形象生动，极具亲和力，思路清晰，学识渊博，临床经验丰富，为人师表，犹如一盏明灯，照亮了我们学习中的信心”。有什么能比这更令人欣慰呢？

我在中医方面所做的绵薄工作大致如上所述。

近些年我经常出去讲学、会诊和开会，也时常在杂志上发表一些关于肾病方面的文章，因此常常有学生、同仁和病友向我索要或咨询肾病的书籍，我会向他们推荐我的导师时振声先生主编的《时氏中医肾脏病学》、沈庆法教授主编的《中医临床肾病学》等。但是他们往往会问我：“有薄一些的书吗？最好是像您所讲的或像您的文章这样的。”于是他们建议我将讲稿和论文收集起来，出一本小册子，以有感而发和临床实用为主。我认为这是个不错的建议，就这么做了。

大部头的肾病学专著对肾病学科的发展和学术建设是必不可少的，但是要读完这样的书并不容易，特别是对临床医生而言。遗憾的是肾病方面的小册子几乎没有，因此也就让我有了一种紧迫感和责任感，当然不是舍我其谁的感觉，而是勉为其难的感觉。之所以以《肖相如论治肾病》为题，是出于以下考虑：一是文责自负，无论正确与否，概与他人无涉；二是告诉大家，此乃一家之言，在体系上不必强调严谨和完整；三是对具体问题的讨论也不必面面俱到，重点是个人的看法和体会，仅供参考。

本书排列的顺序根据文章的性质进行大致归类。

第一部分是具有概论性质的文字，如肾病的常用治法、肾病的常用方剂、肾病的常用中药等。本来我只写了肾病的常用治法，考虑到治法、方剂、中药具有连续性，为了便于读者运用，所以将导师时先生主编的《时氏中医肾脏病学》中的肾病的常用方剂、肾病的常用中药收录进来。这部分内容是由时先生和其硕士研究生、海军总医院中医科主任江海身教授执笔，是他们的功劳，谨此致以衷心的感谢！

第二部分是常见病证的治疗经验。

第三部分是我研究治疗慢性肾衰竭的内容，其重心是我提出来的慢性肾衰竭的“整体功能代偿疗法”。

第四部分是慢性肾炎气阴两虚证的专题研究，是我的博士学位论文的主要内容。

这本小册子的由来及基本情况一如上述，不一定能达到“文以载道”“文须有益于天下”的境界，但我努力做到“须要自我胸中出，切忌随人脚后行”。

屈子曰：“路漫漫其修远兮，吾将上下而求索！”中医大业任重而道远，借此与同仁共勉！

谨以此书献给我敬爱的父亲肖立渭名老中医！

谨以此书献给我敬爱的导师李培生教授、梅国强教授！

谨以此书记念我敬爱的导师时振声先生！

肖相如

2005 年 1 月 5 日于北京中医药大学

验案先睹为快

半夏泻心汤加味治疗慢性肾衰竭案

患者白某，女，36岁，河北省唐山市玉田县人，2000年5月2日初诊。

患者患慢性肾炎多年，在北京某大医院做肾穿刺病理活检，病理诊断为中度系膜增生性肾炎。去年发现肾功能损害，曾在北京多家大型中、西医院住院治疗，病情不能控制，肾功能持续恶化。后来因为我主办“慢性肾衰竭的整体功能代偿疗法”的全国学习班，有一位唐山的学生学习以后，回去让她来找我治疗。患者就诊时的主要临床表现为：腰痛，疲乏，胃胀不适，食欲不振，下肢冰冷，口苦口干，大便不畅，小便黄，月经量少色黑，舌红苔黄厚腻，脉弦。近期化验肾功能：SCr563μmol/L，BUN17.6mmol/L。Hb98g/L。尿检：PRO（3+），BLD（3+）。尿沉渣镜检：RBC10～15个/HP。本病西医的诊断已经明确，中医辨证为寒热错杂，湿热中阻，升降紊乱，浊瘀互结。治疗宜寒温并用，辛开苦降，清热化湿，活血泄浊。方用半夏泻汤加味：

半夏10g，干姜10g，黄连10g，黄芩10g，生晒参6g，炙甘草6g，大枣12g，肉桂6g，水蛭6g，生大黄6g，荷叶15g，桑寄生15g，土鳖虫15g，石韦30g，白茅根30g。

上方7剂，每日1剂，水煎取1000mL，去滓后再煎取600mL，分3次于饭前1小时温服。

5月10日二诊：服上药后，自觉症状明显减轻，胃胀、口苦口干、腰痛、下肢凉都减轻不少，大便通畅，舌苔黄腻也变薄。患者说治疗了这么多年，吃了这么多的药，没这么轻松过，因而治疗的信心大增。既然药已对证，理当效不更方，继续用上方坚持服药1个月，化验检查肾功能和尿检都有好转。继续用上方加减治疗1年，肾功能、尿检完全正常。此后如有不适，仍用上方间断服用，至今仍时来复诊，肾功能、尿检一直正常，患者正常上班。

按：慢性肾衰竭的病机关键是人体气化功能减退乃至丧失，导致湿浊停滞。若湿浊化热，形成湿热阻滞中焦，那就是半夏泻心汤证。所以凡是慢性肾衰竭的患者表现为胃脘痞闷，舌苔黄腻的时候，可以用半夏泻心汤加减治疗。本例患者还有明显的寒热错杂现象，如既有下肢冰冷的寒象，又有口苦口干、小便黄、舌红苔黄腻等热象，也是半夏泻心汤寒温并用的适应证。

肾病综合征高度水肿案

郝某，男，29岁，河北省沙河市农民，1999年12月18日就诊。

患者1999年5月6日发病，高度浮肿，大量蛋白尿，曾在沙河市医院、石家庄二院住院，诊断为肾病综合征，经治缓解，于7月3日出院。8月1日复发，在家治疗2个多月，10月6日又去石家庄二院住院20天，10月26日出院。11月1日去和平医院住院，曾用强的松、阿赛松等，病情持续加重，医院下病危通知书，因钱已花光，患者失去治疗信心，于12月17日出院，12月18日家人将其抬到沙河市中医院就诊。

就诊时见患者高度浮肿，体重由病前66公斤增加至90公斤，大量蛋白尿，24小时尿蛋白定量3.8g，胆固醇10.6mmol/L，血浆总蛋白32g/L，白蛋白15g/L，尿少，腹部和大腿皮肤绷裂，不断向外渗水，同时可见满面通红，痤疮感染，咽红而干，口干口苦，舌红绛苔黄，脉滑数。辨证为热毒炽盛，水瘀互结。治宜清热凉血解毒、活血利水。方用犀角地黄汤、五味消毒饮、当归芍药散合方加减：水牛角30g（先煎），生地15g，丹皮10g，赤芍15g，蒲公英30g，金银花15g，野菊花15g，天葵子10g，紫花地丁10g，当归12g，川芎10g，白术10g，茯苓15g，泽泻15g，怀牛膝15g，车前子15g（包），石韦30g，白茅根30g，白花蛇舌草30g，丹参30g，每天1剂，水煎服。同时服鲤鱼汤，500g左右鲤鱼1条，去鳞及内脏，加砂仁、葱白、生姜、食醋各少许，清炖，每天1条，吃鱼喝汤。2天后开始利尿，1周水肿消退，能下床活动。坚持用上方治疗1月，各项指标恢复正常，于2000年1月24日出院。出院后坚持门诊治疗1年多，身体恢复良好。

本案要点：①这个患者的西医诊断是典型的肾病综合征。②用激素治疗无效。③中医的疾病诊断是水肿。④中医辨证为热毒炽盛。⑤中医的治法为清热凉血解毒，活血利水。⑥选方为犀角地黄汤、五味消毒饮、当归芍药散加味。⑦食疗方是鲤鱼汤。

思维过程：这位患者是沙河市的一位农民，家里本来也不富裕，为了治病变卖了所有的家产，还四处借债，在石家庄几家医院辗转治疗无效，直到医院通知其父亲没法治疗的时候，家里只剩下1000块钱。患者的父亲含着眼泪，攥着仅剩的1000块钱，将儿子拉到了沙河市中医院，求我救救他孩子。望着奄奄一息的患者和无助的父亲，我唯一的念头就是要用我的平生所学救活他。这不需要高尚的情操，只要是正常的人，只要是医生，都会这么做。

这个患者的西医诊断是肾病综合征。对于肾病综合征的患者，要判断能否用肾上腺皮质激素，直接的方法是做肾穿刺病理活检。如果病理诊断为微小病变型者，是激素的适应证，绝大多数患者对激素的治疗是敏感的；如果病理诊断为膜增生型（也叫系膜毛细血管型），则是激素的禁忌证，用激素只有副作用，没有疗效；其他的类型则不肯定，有的有效，有的无效。没有条件做肾穿刺的时候，可以用中医的辨证方法来判断。凡是辨证为阳虚证的患者、气虚证的患者，是激素的适应证；凡是辨证为阴虚证、湿热证、热毒证的患者，是激素的禁忌证。这个患者没有做肾穿刺，中医辨证应该属于热毒炽盛型，用激素的根据不足，所以对激素治疗是无效的，而且激素的副作用明显。

这个患者的中医病名诊断是水肿。但是只有病名诊断还不能进行治疗，中医的治疗针对的是证候，所以中医的治疗叫辨证施治，而疾病的不同阶段，不同体质的人，其证候表现可能都不一样。辨证施治就是要根据每个患者具体的情况进行治疗，现在叫个体化治疗，被认为是最先进的治疗方式，其实中医一开始就是个体化的治疗。

这个患者的中医辨证是热毒炽盛。患者的表现有满面通红，痤疮感染，咽红而干，口干口苦，舌红绛苔黄，脉滑数。从患者的症状、舌象、脉象分析，都是典型的热证，这也是为什么这个患者用激素无效的原因。因为激素的药性如果用中医的理论来分析，是属于热性的，用了激素以后，人体会出现怕热、出汗、面红、痤疮感染、兴奋、舌红苔黄、脉滑数等反应，这些表现属于热证，也可以说明激素属于热药。患者本身是热毒炽盛，再用热药，无异于火上浇油，不仅无效，还会使病情加重或复杂化。

治疗方案的选择是以西医诊断、中医诊断和辨证为依据的。根据肾病综合征的诊断要考虑是否可以用激素的问题，前已述及。这个患者的情况不是激素的适应证，而且因为用了激素以后出现了严重的副作用，故对于这一类患者应首选中医治疗。针对水肿的诊断要用利水的治疗方法；针对热毒炽盛的证候，要用清热凉血解毒的治法。所以，这个患者的治法是：清热凉血解毒，活血利水。

有了治疗方法，下一个环节就是选方用药。这个患者所用的药由 3 个方剂组成，即犀角地黄汤、五味消毒饮、当归芍药散。水牛角（原本为犀角，因为犀牛为保护动物，现多用水牛角代替，下同）、生地、丹皮、赤芍这四味药为犀角地黄汤，主要功效是清热凉血解毒。蒲公英、金银花、野菊花、天葵子、紫花地丁这五味药为五味消毒饮，主要功效是清热解毒。当归、川芎、白术、茯苓、泽泻、赤芍这六味药为当归芍药散，主要功效是活血利水。怀牛膝与车前子配伍有很好的利水消肿作用，可以加强当归芍药散的利水作用。石韦、白茅根、白花蛇舌草、丹参这四味药是经验用药，对肾病的水肿、蛋白尿有特殊的治疗作用。整个方的药性是属于寒性的，照顾到了肾病综合征之水肿、热毒、蛋白尿等各方面。鲤鱼汤是利水消肿的食疗方，特别是对于低蛋白血症的水肿，可以提高人体的血浆蛋白，从而提高血浆胶体渗透压，使组织间隙的水分回收到血液中，再通过肾脏从小便排泄出人体，达到利尿消肿的目的。西医治疗低蛋白水肿的方法就是输人体血浆白蛋白，再用利尿药，不仅费用昂贵，而且效果不持久，而鲤鱼汤既便宜，效果又持久，是值得推广的方法。

局灶坏死性 IgA 肾病案

患者陈某，女，32 岁，河北省沙河市人，2004 年 6 月 20 日就诊。

2004 年 2 月发病，主要表现为血尿，3 月到河北医科大学第二附属医院做肾穿刺病理活检，病理诊断为“局灶坏死性 IgA 肾病”，并用激素、骁悉治疗无效，加上价格昂贵，于 2004 年 6 月 20 日到沙河市中医院就诊。除了尿检有潜血和大量红细胞外，患者还表现有形体较瘦，手足心热，舌体瘦，舌质红绛，苔少而干，脉弦细数。治以养阴清热、凉血止血为主，兼以清利湿热，方以滋肾清利汤（治疗肾炎血尿的经验方）为主加减。处方如下：生地 15g，丹皮 10g，女贞子 15g，旱莲草 15g，石韦 30g，茅根 30g，丹参 30g，白花蛇舌草 30g，生侧柏叶 30g，马鞭草 30g，乌梅 30g，白芍 15g。以上方加减治疗将近 1 年，至 2005 年 5 月，患者舌象变为质淡红苔薄白，脉象和缓，尿检正常。让患者再到河北医科大学第二附属医院肾病科去复查，那里的医生说患者很正常，不用再查了。我本来想让患者再做肾穿刺，但转念一想，如果仅仅为了从病理诊断证实我们的治疗是有效的而让患者再做肾穿刺，从我的本意来看，不是仁慈的做法。所以我放弃了这种打算。为了证实疗效，我们就做长期的随访观察。到现在为止，患者情况良好，有时还会带其他患者来找我看病。

对于 IgA 肾病，西医没有疗效肯定的治疗方法，大多数的时候会用免疫抑制剂，常用的药物有激素、环磷酰胺、骁悉等。因为西医的研究认为，肾病的发病和免疫失调有关。中医治疗 IgA 肾病，要根据每个患者的具体情况辨证论治，不是千篇一律的。

正常情况下，人体的阴阳是平衡的、稳定的，这是阴阳的正常状态，中医称为阴阳协调，阴阳协调是人体健康的基础。阴阳的不平衡、不稳定，中医称为阴阳失调，阴阳失调就是疾病状态。人体阴阳的失调表现为阴阳的偏盛和偏衰，阴阳的偏盛是阴阳的量比正常的时候多了，阴阳的偏衰是阴阳的量比正常的时候少了。阴阳失调有以下四种基本表现形式，也是阴阳失调的四种基本证候。

阳气偏盛：阳气偏盛会导致阴气相对的不足，阴气不能制约阳气，阳气亢盛，人体表现出火热炽盛的症状，比如高热、怕热、满面通红、大汗、口渴、大便秘结、小便黄赤、舌质红、舌苔黄燥、脉滑数有力等。这些都是热邪亢盛，阳气有余的征象。阳气偏盛的原因是感受了外界的热邪，中医将其概括为“阳盛则热”，这种热是实热。

阳气偏衰：阳气偏衰会导致阴气相对的过盛，阳气不能制约阴气，人体表现出阳虚寒冷的症状，比如怕冷、手脚不温、胃部和腹部疼痛、受凉加重、温暖则缓解、大便偏稀不成形、次数多、小便颜色白、舌质淡嫩、舌苔白、脉沉细无力等。这些都是阳气不足，阴寒偏盛的征象。阳气偏衰是人体阳气本身的虚弱，中医将其概括为“阳虚则寒”，这种寒是虚寒。

阴气偏盛：阴气偏盛会导致阳气相对的不足，阳气不能制约阴气，阴寒过盛，人体表现出寒冷过盛的症状，比如恶寒（恶寒就是怕冷，但是这种怕冷的患者不会因为加衣服或被子，或烤火而减轻）、无汗、头痛、全身疼痛、腰痛、骨节疼痛、身体发紧、口不渴、舌质淡、舌苔薄白、脉浮紧等。这些都是阴气偏盛，寒邪过度的征象。阴气偏盛的原因是感受了外界的寒邪，中医将其概括为“阴盛则寒”，这种寒是实寒。

阴气偏衰：阴气偏衰会导致阳气相对的亢盛，阴气不能制约阳气，人体表现出热性症状，比如手心脚心发热、心烦失眠、潮热（发热像潮水一样定时发作）、盗汗（睡着了出汗）、咽干口燥、舌质红绛、苔少甚至无苔、脉细数等。这些都是阴气偏衰，阳气相对亢盛的征象，这就是中医常说的“阴虚阳亢”。阴气偏衰的原因是人体阴气本身的虚弱，中医将其概括为“阴虚则热”，这种热是虚热。

阴阳失调的基本表现就是偏盛偏衰，所有疾病的基本证候都不会超出这个范围。阴阳偏盛偏衰所表现出的证候性质不外寒热虚实四大类，阳气偏盛和阴气偏衰都会表现出热象，但阳气偏盛的是实热，阴气偏衰的是虚热；阴气偏盛和阳气偏衰都会表现出寒象，但阴气偏盛的是实寒，阳气偏衰的虚寒。

从正邪而言，疾病的性质不外正气虚弱与邪气亢盛两类，即正虚与邪实。正气，就是人体的抵抗能力；邪气，就是导致疾病的原因，也就是病因。对于证候虚实的判断，《内经》认为，“邪气盛则实，精气夺则虚”。凡是感受了邪气导致的疾病，就是实证；凡是人体的正气虚弱导致的疾病，就是虚证。

中医治疗疾病的总原则是扶正祛邪，协调阴阳。中医治疗疾病的途径是“以药物之偏以制人体之偏”。药物都有寒热温凉的属性和酸苦甘辛咸的味道，这就是中药的“四气（性）五味”；药物有不同的作用趋向，如有的药物作用是向外、向上的，有的药物作用是向内、向下的，这就是中药的“升降浮沉”；不同的药物对不同的脏腑经络有特殊的亲和力，可以将其他药物的作用引导到所属的脏腑经络，这就是中药的“归经”。药物的四气五味、升降浮沉、归经理论是医生驾驭中药以达到治病目的的有力武器。

阳气偏盛和阴气偏衰都表现为热证，治疗的时候都应该清热，要用寒凉性质的药，这是相同的。但是，阳气偏盛是实证，是实热，要以祛邪为主，要用泻火清热的药以祛除实热，泻火清热以祛除实热的药大多是苦味，所以治疗阳气偏盛的实热证的药多是味苦性寒沉降的，如大黄、黄连之类；阴气偏衰是虚证，是虚热，要以扶正为主，要用滋阴清热的药以清虚热，滋阴清热以治疗虚热的药大多是甘味，所以治疗阴气偏衰的虚热证的药多是味甘性寒沉降的，如地黄、麦冬之类。

阴气偏盛和阳气偏衰都表现为寒证，治疗的时候都应该祛寒，要用温热性质的药，这是相同的。但是，阴气偏盛是实证，是实寒，要以祛邪为主，要用攻逐寒邪的药以祛除寒邪，攻逐寒邪的药大多是辛味的，所以治疗阴气偏盛的实寒证的药多是味辛性热升散的，如麻黄、细辛之类；阳气偏衰是虚证，是虚寒，要以扶正为主，要用温阳散寒的药以补阳气，治虚寒、温阳散寒的药大多是甘味或辛味的，所以治疗阳气偏衰的虚寒证的药多是味甘或辛性温热偏于升散的，如鹿茸、淫羊藿、巴戟天之类。

中医治病与西医最大的不同是，西医以病为单位来考虑治疗方法，中医治疗在考虑疾病的同时必须辨证，所以中医治病的特色是“辨证论治”。辨证，就是辨证候的性质。证候的性质最基本的就是寒、热、虚、实。寒证必须用热药来治疗，热证必须用寒药来治疗，虚证必须用补药来治疗，实证必须用泻药来治疗，《内经》将其归纳为“寒者热之，热者寒之，虚则补之，实则泻之”。如果寒证误用寒药，热证误用热药，虚证误用泻药，实证误用补药，其后果是可想而知的。如果在决定治疗方案的时候，仅仅考虑疾病诊断，就容易出现上述的问题。上述这个病例，如果从西医的角度来考虑，IgA 肾病存在免疫失调的发病机理，用免疫抑制剂来治疗是可以的。治疗肾病时最常用的免疫抑制药物就是肾上腺皮质激素，如强的松等。而强的松等肾上腺皮质激素，用中药的药性理论来分析，是属于热性的，患者用了以后都会出现怕热多汗、烦躁失眠、兴奋不安、食欲增加、满面通红、口干、舌质红、苔黄燥或黄腻、脉滑数等热盛的症状。对于中医辨证属于热证的患者，用肾上腺皮质激素治疗当然就无异于火上浇油。这位患者的中医辨证属于阴虚有热，再用属于热性的激素，当然不可能治好了。不用中医养阴清热的方法，是绝不可能治好这个患者的，临床实践也说明了这个问题。以后大家在用西药的时候，也要考虑一下西药的药性。并不是说西医不研究这个问题，西药就不存在寒热温凉的属性了，任何物质都是有寒热的偏性的，西药也不例外，大量的临床实践已经证明了西药也存在药性，也应该用药性理论来指导其应用。

小柴胡汤加味治疗慢性肾衰竭合并金黄色葡萄球菌败血症案

患者裴某，女，70 岁，2003 年 10 月 3 日会诊。

患者心衰合并肾衰竭，住河北医科大学第三医院肾病科。经治心衰控制，已透析，但发热半月不愈，用各种抗生素无效，血液培养有金黄色葡萄球菌生长，诊断为慢性肾衰竭合并金葡菌败血症。药敏试验对万古霉素敏感，但万古霉素为肾毒性药物，迫于无奈，只得小剂量使用，治疗 1 周无效。医院已无计可施，告知家属，可能已经没有办法治疗，或者可请中医试试。患者家属通过熟人请我会诊。

诊时患者每天发热，下午甚，可达 39℃以上，无汗，不恶寒，时咳嗽，喉中有痰声，痰不易咳出，口不渴，大便 3 天未解，无食欲，小便尚可，舌黯淡苔白腻稍黄，脉弦细。证属正虚邪恋，不能祛邪外出。治宜扶正祛邪并用，方以小柴胡汤为主。

柴胡 30g，黄芩 30g，白人参 10g，半夏 10g，生姜 10g，大枣 4 枚，炙甘草 6g，杏仁 10g，全瓜蒌 15g，生大黄 6g（后下）。3 剂，每天 1 剂，先用水将药浸泡半小时，用大火煎开，再用小火煎半小时，去滓，将药液浓缩至 300mL，分 3 次服完。

服药 1 剂后，泻下大便 3 次，体温降至 38℃，发热时间明显缩短，食欲增加。服完 3 剂，体温正常，食欲恢复。

按：《伤寒论》中的小柴胡汤可以治疗各种发热，所以小柴胡汤是退热方。伤寒过程中的少阳病，其本质特征是正气已显不足，所以小柴胡汤治疗的发热是正气不足的发热。根据《伤寒论》的原义，我用小柴胡汤治疗发热的标准有以下几条：一是典型的往来寒热。因为往来寒热就是正气已显不足，正邪双方都呈衰减之势，正邪分争，相持不下，互有胜负的表现。二是具有正气不足的表现或病机的发热，如老人、小儿、孕妇、产妇、妇女经期、大病之后、久病之体等。三是呕吐与发热并见者，即《伤寒论》第 379 条“呕而发热者，小柴胡主之”。四是常规辨证治疗无效的发热。慢性肾衰竭尿毒症合并感染发热符合上述四条标准中的两条：一是慢性肾衰竭尿毒症属于大病、久病，正虚的病机是肯定的；二是慢性肾衰竭的患者肾功能丧失，代谢废物不能排泄，酸碱平衡紊乱，因酸中毒而出现恶心呕吐，如果合并感染发热，就是呕而发热并见。因此，慢性肾衰竭尿毒症合并感染的发热，就是小柴胡汤的适应证。

慢性肾衰竭顽固性厌食案

患者钟某，女，85 岁，2013 年 5 月 20 日国医堂就诊。

患者患慢性肾衰竭，顽固性厌食，看见食物就恶心欲呕，大便数日一行，痛不欲生，腰痛乏力，腿软，舌质黯淡苔白腻偏黄，脉弦。SCr380μmol/L，BUN16.98mmol/L，Hb61g/L。

木香 10g，砂仁 10g（后下），厚朴 10g，苍术 10g，茯苓 10g，炙甘草 6g，

陈皮 10g，黄连 6g，黄芩 10g，半夏 10g，干姜 10g，红参 10g（另煎兑服），鲜竹沥 30mL（兑服）。

上方 7 剂，每天 1 剂。先用凉水泡药半小时，大火煎开后小火煎半小时，将药汁滤出，再加水如上法煎 1 次，滤出药汁，将 2 次的药汁混合后再煎取 300mL，分 3 次温服。

2013 年 5 月 29 日复诊：已不厌食，能正常吃饭，大便每天 2 次，已经没有轻生的念头，腰酸痛腿沉，舌黯淡苔薄黄，脉弦数。守上方加杜仲 15g 继续治疗。

慢性肾衰竭尿毒症案

患者胡某，男，1966 年 12 月 12 日出生，湖北仙桃人。平心堂病历号：0108424。2013 年 4 月 21 日就诊。

患者 SCr786μmol/L，BUN20.9mmol/L，Hb100g/L，尿蛋白（3+），疲乏，脑鸣，时恶心，大便每天 1～2 次，尿量正常，舌黯淡苔薄黄腻中裂，脉沉。

生地 15g，丹皮 10g，赤芍 15g，白芍 15g，水牛角粉 15g（包煎），厚朴 10g，槟榔 10g，黄芩 10g，知母 10g，草果 10g，生大黄 6g，荷叶 15g，茵陈 15g，水蛭 3g，西洋参 6g，麦冬 10g，五味子 10g，炙黄芪 15g。

5 月 30 日复诊：SCr387.7μmol/L，BUN20.6mmol/L，下肢肿，疲劳，脑鸣，时恶心，心慌，平卧则心悸，舌黯淡苔薄白腻，脉弦。守上方加当归 12g，川芎 10g，白术 10g，茯苓 15g，泽泻 15g，怀牛膝 15g，车前子 15g（包煎），继续治疗。

肾病综合征久咳案

患者李某，女，5 岁。2014 年 4 月 26 日平心堂就诊。

患者患肾病综合征，已用强的松治疗，现用量为每天 35mg。2 月初患者感冒后开始咳嗽，痰少，咽痒鼻痒，怕热，出汗，尿频，大便干结如球状，易感冒，舌质黯红苔薄黄，脉数。

柴胡 6g，黄芩 3g，半夏 3g，生姜 3g，西洋参 3g，大枣 3g，生甘草 3g，银花 6g，蒲公英 6g，玄参 5g，麦冬 5g，桔梗 3g，防风 3g，炒白术 3g，瓜蒌皮 5g，浙贝 3g，竹叶 3g，萹蓄 3g，神曲 3g。7 剂。每天 1 剂，水煎服。

5 月 3 日复诊：家长诉服 1 剂咳止，尿频明显减轻，鼻痒，大便仍干结，舌脉同前。

知母 5g，黄柏 5g，生地 6g，丹皮 5g，山药 6g，山萸肉 3g，茯苓 5g，泽泻 3g，炙黄芪 6g，炒白术 3g，防风 3g，桔梗 3g，薄荷 3g，蝉蜕 3g，银花 6g，蒲公英 6g，玄参 5g，麦冬 3g。7 剂。每天 1 剂，水煎服。

透析尿道息肉出血案

患者李某，女，75 岁。2010 年 1 月 22 日初诊。

此为慢性肾衰竭尿毒症并透析的患者。因尿道息肉，每次透析后尿道出血，曾在华西医科大学附属医院作激光治疗，但止血 1 个月后又出血。诊时见舌质紫黯，舌苔薄黄腻，脉弦，尿道有不适感。

桃仁 10g，红花 10g，生地 15g，当归 12g，川芎 10g，赤芍 15g，萹蓄 15g，瞿麦 15g，茅根 30g，仙鹤草 15g，地榆炭 15g，炒槐花 15g，神曲 10g。每天 1 剂，水取 400mL，分 3 次温服。

4 月 23 日复诊：服上方 15 剂后，透析不再出血，至今未复发。

减少透析次数案

患者廖某，男，77 岁，四川省成都市冻青村街人。2009 年 12 月 27 日就诊于成都康福医院。

患者患高血压肾病、痛风、尿毒症，从 2009 年 2 月 5 日开始透析，每周 3 次。自诉尿量减少，无明显不适，舌质黯红，苔腻微黄，脉弦。

黄柏 10g，苍术 10g，白术 10g，怀牛膝 15g，生苡仁 15g，生地 15g，丹皮 10g，山药 10g，山萸肉 10g，茯苓 15g，泽泻 15g，车前子 15g（包），当归 12g，川芎 10g，赤芍 15g，生大黄 6g，荷叶 15g，水蛭 6g，草果 10g，茵陈 15g，黄连 6g，半夏 10g，竹茹 10g。每天 1 剂，水煎取 500mL，分 3 次温服。

2010 年 1 月 22 日复诊：服上方后，尿量明显增多，透析减少至每周 2 次。

慢性肾衰竭透析房颤案

《健康报》的一位编辑和我很熟，她的婆婆因为慢性肾衰竭尿毒症住在北京一家医院做血液透析，她想请我去给她的婆婆看看中医，用点中药。她和她婆婆的主管医生说了想看中医的意思，结果她婆婆的主管医生说："肾病不能吃中药，中药会加重肾脏的损害，要看中医也可以，但是出了问题你们自己负责。"她吓得也不敢找我了。过了一段时间，到 2000 年的夏天她跟我打电话，说她的婆婆想看看中医，原因是现在不能做透析了，一透析就房颤，主管的医生没有办法解决。对尿毒症的患者而言，不透析就意味着死亡，但一透析就房颤也是致命的。主管医生就和患者商量说，要不请一位中医来看看，于是，《健康报》的这位编辑就跟我打了电话。

患者表现有心慌心烦，胸闷憋气，疲乏无力，手足心热，大便偏干，舌质黯淡，苔白厚腻，脉细数有间歇。辨证属于心脏气阴两虚，兼有痰浊、瘀血内阻。治疗方法宜用益气养阴，化痰通络。方剂用生脉散合瓜蒌薤白半夏汤加活血化瘀药。

西洋参10g，麦冬10g，五味子10g，炙黄芪15g，全瓜蒌15g，薤白10g，半夏10g，丹参30g，红花10g，生大黄6g，水蛭6g。7剂，每天1剂，水煎取300mL，分3次温服。

治疗1周，患者症状消失，能顺利透析5个小时。

按：患者心慌是心气虚、心力不继的表现；心烦是心阴虚、虚火扰乱心神的表现；胸闷憋气是痰浊、瘀血阻滞，气血运行不畅的表现；疲乏无力是气虚的表现；手足心热是阴虚内热的表现；大便偏干是阴虚肠道失润的表现；舌质淡是气虚的表现；舌质黯是瘀血的征象；舌苔白厚腻是痰浊阻滞的征象；脉细数是阴虚有内热的征象；有间歇是心气虚，心力不继的征象。生脉饮由人参、麦冬、五味子组成，是益心气、养心阴的名方。人参益气养阴、大补元气，麦冬养心阴，五味子酸涩，收敛心气，加炙黄芪甘温益气，可以加强益心气的功能，这是治本的措施。瓜蒌薤白半夏汤药如方名，是出自医圣张仲景《金匮要略》中治疗胸痹心痛的名方，其主要功效是化痰通络、宽胸理气。丹参、红花、水蛭都是活血化瘀的药，生大黄既可以活血，又可以通大便，痰浊、瘀血去除了，则胸闷憋气等症状可以解除，这是治标的措施。这就是我们常说的标本兼顾。

这个方也可以作为透析患者出现心脏问题的基本方，凡是透析的患者出心慌、心悸、胸闷、憋气、心律不齐、房颤等心脏问题，都可以以本方为基础随症加减。现在有许多透析的患者因为心脏并发症来找我，我用的就是这个方，效果肯定。

肾囊肿案

患者王某，男，62岁，辽宁抚顺人。2005年1月24日就诊。

患者于1月15日发生脐腹部疼痛，腰痛，发热，到北京市和平里医院就诊，B超检查见左肾上极不均匀质回声团块，性质不确定。

1月18日到北京大学第一医院做B超检查示：左肾上极实质内可见一不均质低回声团块，大小约为4.9cm×3.9cm，向肾外隆起。Doppler于其内探及少量经脉血流，诊断提示为左肾实性占位病变（Ca）。

1月18日到首钢总医院行螺旋CT增强扫描，左肾上极可见一约为5cm×4cm×4.5cm圆形低密质影，边界不清，邻近肾包膜肾周筋膜增厚，肿块有较厚包膜，呈环形强化，内部密质均匀，肾皮质期、实质期及肾盂输尿管期CT值分别为25HU、29HU、27HU。诊断提示为：左肾上极囊性占位。考虑：①肾囊肿感染？②肾Ca？请结合临床。

就诊时症见脐腹疼痛，腰痛，时尿痛，尿不尽，口干时苦，舌红苔薄黄腻，脉沉。处当归芍药散合四妙散加味：当归 12g，赤芍 15g，川芎 10g，苍术 10g，白术 10g，茯苓 15g，泽泻 15g，黄柏 10g，怀牛膝 15g，车前子 15g（包），白芥子 15g，泽兰 15g，茵陈 15g，水蛭 6g，炮甲 6g（先煎），王不留行 30g。7 剂，每天 1 剂，水煎服。

2 月 28 日二诊：患者共服上方 14 剂。2 月 16 日到北京大学第一医院复查 B 超：左肾上极囊肿大小为 3.5cm × 2.7cm。2 月 18 日北京大学第一医院复查 CT：左肾上极囊肿大小为 3cm × 2.5cm × 3cm。诊时腰腹不痛，无尿痛，尿不尽明显减轻，口不干苦，舌脉同前。仍守前方 14 剂。

4 月 4 日三诊：患者共服上方 20 剂，诊时腰稍痛，舌黯红苔薄黄腻，中裂，脉沉左甚。守上方加桑寄生 15g，生地 15g，14 剂。

6 月 15 日四诊：6 月 9 日到北京大学第一医院复查 CT：左肾上极囊肿大小为 2.5cm × 1.8cm。

目 录

第一部分
肾病的基本问题

肾病的基本问题很多，不可能也没有必要进行全面系统的论述，下面仅就肾病临床中常用的治法、方药，肾病中的湿热、风邪、瘀血，黄芪在肾病中的用法、激素的中西医结合运用方案等常见的问题进行择要介绍。其他的问题可以参考有关肾病学专著。

第一章　肾病的常用治法

肾病的治法十分丰富，几乎所有的治法都有可能用到，熟悉肾病的常用治法是中医肾病科医生的基本功。下面就肾病中常用的治法，并结合我的临床体会进行介绍，以供参考。

一、治肺法

由于肺和肾在生理上关系密切，病理上相互影响，所以肾病治肺的机会良多。同时，肾病治肺的方法也十分丰富。在肾病的治疗过程中能否正确运用治肺法，对肾病的预后转归有直接的影响，因而治肺法不可忽视。

（一）宣肺法

肾病时运用宣肺法有利水、解表和排毒等目的。

1. 宣肺利水法

用于外感所致的肾病水肿，如急性肾炎水肿、慢性肾炎急性发作期的水肿等。

病机为外邪袭表，肺失宣畅，肺气不能通调水道，下输膀胱，风遏水阻，风水相搏，溢于肌肤。

其特征有二：一是水肿以头面为主，或以头面为先。头面肿为主是容易理解的，为什么要强调头面肿为先呢。就是因为在临床上很多外感水肿的患者就诊时全身的浮肿都很严重，头面肿并不比其他部位突出，仅仅从肿的程度已经无法作出判断，这时追溯病史就显得格外重要。如果患者的水肿是从头面部开始的，那么，我们就可以认定是属于外感水肿。二是水肿伴有表证，如发热恶寒、头身疼痛、脉浮苔薄，或有咳嗽等。

外感水肿的治疗应该辨别外邪的性质。若在外感水肿的基础上，还可见恶寒、舌淡苔薄白、脉浮紧或沉细者，为外感寒邪水肿；见发热不恶寒、舌红苔薄黄、咽红咽干咽痛、脉数者为外感热邪水肿；见皮肤有疮毒者为湿热在表。外感寒邪者可用麻黄汤合五皮饮加怀牛膝、车前子，外感热邪者可用麻杏石甘汤合五皮饮加怀牛膝、车前子，湿热者可用麻黄连翘赤小豆汤加车前草、益母草、白花蛇舌草、白茅根。治疗外感水肿，麻黄是主药，麻黄发汗解表、宣肺平喘、利水消肿的功效与外感水肿的病机是最符合的，同时只要辨证确有外感，用麻黄也是安全的，一般可用10g。用麻黄后患者会出现心率加快，但血压不会升高，随着利尿作用的产生，原有的高血压会下降。如果患者本来有快速心律失常，则用麻黄应谨慎，此时可以用浮萍代麻黄，其用量为30g。现在临床上很多医生认为麻黄的发汗作用太峻猛而不用，多选用一些比较平和的解表药物，导致疗效大打折扣。其实，只要辨证确有外感寒邪或者水肿确属外感所致者，用麻黄是正确的，效果也是肯定的。

关于外感水肿的治疗，虽然《内经》中有“开鬼门”的原则，《金匮要略》中有“腰以上肿当发汗乃愈”的原则，但是从临床实践来看，发汗利水法的准确运用并非易事，我们临床上的经验和教训都多。有鉴于此，我的导师时振声先生根据多年的临床经验制订了三条运用标准：一是水肿兼有表证，这是容易辨认的；一是水肿兼有咳嗽、气喘、胸闷等肺经证候者；一是水肿病程短，在1个月以内者，也就是说，即使患者没有表证和肺经的证候，只要病程没有超过1个月，仍然是发汗利水法的适应证。如导师曾治疗患者乔某，男，17岁，病历号8884。因全身浮肿20天伴腹水入院，诊断为慢性肾炎肾病型。初用胃苓汤合五皮饮，每日尿量仅600~700mL，后改用越婢汤合胃苓汤加减，尿量明显增加，每日尿量均在1000mL以上，最多每日可达1900mL，水肿很快消退。有的患者病程短，因没有及时发汗利水而使病程延长。如曾治患者林某，男，31岁，病历号6852。因浮肿20天入院。入院时有腹水，腹围85cm，开始用健脾利水，腹围增至88cm，之后改用温脾利水、行气利水，腹围继续增至91cm，以后又用温肾利水，尿量仍不增多，腹围增至102cm，直到入院后8个月，因合并胸水而呼吸不利，同时鼻衄、咳嗽，脉弦滑，苔薄黄，出现肺经症状，方用越婢汤合五苓散加车前子、鲜茅根。1周后尿量由每日800mL增至1100~1900mL。因患者出现周身痒而将麻黄改为浮萍，服药2个月，水肿全消，腹围减至76cm。

2. 宣肺解表法

肾病与表证关系密切，许多肾病因表证而起，如IgA肾病多因表证而引发血尿等临床症状；许多肾病因表证而复发或加重，如慢性肾炎、肾病综合征经治缓解后，常因外感而复发，慢性肾衰竭常因外感而导致病情加重恶化，甚至危及患者的生命。所以，在肾病的病程中能否正确运用汗法，及时解除表证，与肾病的预后转归直接相关。

急性肾病的表证与一般的表证并无二致，而慢性肾病的表证则有其特殊性。由于慢性肾病的基本病机为本虚标实，所以其表证都是在本虚基础上的外感，其治疗也必须是扶正与解表同用，具体治法也要根据外邪的性质而定。外感寒邪者宜益气解表，方用人参败毒散、参苏饮等，甚至用温阳解表，方如麻黄细辛附子汤；外感热邪者治宜滋阴清热，方用银翘汤（银花、连翘、竹叶、生地、麦冬、甘草）加味，咽痛者可用银蒲玄麦甘桔汤（药如方名）。

3. 发汗排毒法

发汗排毒法主要用于慢性肾功能不全、尿毒症患者促进有毒的代谢废物从汗液排泄。尿毒症时，肾脏的结构破坏，排泄功能障碍，有毒的代谢废物潴留体内，使人体产生自身中毒的症状，此时机体可通过自身调节，增加汗腺的排泄功能。研究发现，尿毒症者的汗液中代谢废物的含量比正常人显著增高，所以有人将皮肤称为人体的第二肾脏，是人体酸碱、水电解质平衡的重要调节器官。而中医认为，皮肤和汗腺的功能属肺所主，所以尿毒症时，宣肺发汗可促进毒素的排泄，缓解尿毒症症状。一般可在辨证论治方中加用麻黄、杏仁等宣肺发汗之品；也可以用麻黄汤加羌活、川芎、红花等做露头汽浴，对尿毒症具有良好的辅助治疗作用。

（二）清肺法

外感热邪入里，或外感寒邪化热入里，致痰热壅肺，可出现发热、咳嗽痰黄、胸痛、舌红苔黄腻、脉滑数。在慢性肾炎、慢性肾衰竭的病程中合并肺部感染，对抗生素无效，中医辨证属于痰热壅肺者，当用清肺法，方用加味杏仁滑石汤（杏仁、滑石、黄连、黄芩、橘红、郁金、厚朴、半夏、通草、贝母、瓜蒌皮），疗效肯定，可使感染迅速控制。慢性肾衰竭病程中合并的肺部感染，抗生素疗效欠佳，且可使肾功能迅速恶化，甚至危及患者生命。故在合并肺部感染时正确运用清肺法对维护肾功能具有积极意义。

（三）益肺法

慢性肾病病程中肺气虚弱，肌表不固而致的气短乏力、自汗恶风、易感冒或感染，或感冒连绵不断，长期不愈者可用本法，方用玉屏风散。又由于慢性肾病患者多易感冒，而感冒之后又易致肾病复发或加重，因此，可在治疗肾病的同时常规服用玉屏风散。有研究证实，用玉屏风散治疗各种类型的肾炎，对免疫指标异常者，大多可见改善或纠正；对实验性肾炎的病损有修复作用。大量的临床观察表明，感冒和感染是加速肾功能损害的诱因，因而益肺固表对维护肾功能也有帮助。

（四）润肺法

慢性肾炎表现为肺肾阴虚证，出现反复咽痛，每因咽痛而使蛋白尿、血尿复发或加重者，宜用润肺法，方用竹叶石膏汤加减（淡竹叶、生石膏、太子参、法夏、麦冬、生甘草、桔梗、丹皮、炒栀子、益母草、白茅根）。

（五）泻肺法

慢性肾衰竭合并心衰，或者尿毒症性心包炎，患者出现胸闷憋气、呼吸困难、不能平卧、咳喘、尿少身肿等水气凌心射肺的证候时，治宜通心阳、泻肺水，方用苓桂术甘汤合葶苈大枣泻肺汤。方中葶苈子可用至30g，可使许多患者症状缓解，为进一步治疗争取时间。

二、治脾法

脾主运化，为胃行其津液，与人体水液代谢关系密切。脾失健运会导致水湿内停而成水肿。明代张景岳指出，“凡水肿等证，乃肺脾肾三脏相干之病”。而水肿又是肾病的常见表现，故健脾利水的运用恒多。脾失健运还会导致湿浊内留，而湿浊内留又是慢性肾衰竭的主要病机，故健脾化浊法是治疗慢性肾衰竭的常用方法。脾主运化，为气血生化之源，《灵枢·决气篇》说：“中焦受气取汁，变化而赤是谓血。”所以肾性贫血与脾虚有关。

脾还主统摄，升清。而脾失统摄，清气下陷是肾炎蛋白尿的主要形成机理，所以益气健脾、升清固摄是蛋白尿的主要治法；此外，脾不统血也是肾炎血尿的形成机理之一，因而健脾摄血也是肾炎血尿的治法之一。

总之，治脾法在肾病中运用广泛。

（一）健脾益气法

本法用于蛋白尿属于脾气虚弱者，临床表现有面色淡黄、纳差乏力、腹胀痞满、大便稀散、脉象软弱、舌淡有齿痕等，方用香砂六君子汤、参苓白术散、黄芪大枣汤等。若中气下陷之证明显，见头晕乏力、腹胀下坠、便意频频等，可用健脾升提法，方如补中益气汤。

（二）健脾利水法

本法用于肾病水肿属于脾气虚弱者，在水肿的同时有上述脾虚见证，方用防己黄芪汤、防己茯苓汤、外台茯苓饮、胃苓汤、春泽汤等。

（三）健脾摄血法

若肾炎血尿有脾虚见证，属脾不统血者，治宜健脾摄血，方用归脾汤加减；若有中气下陷表现者，可用补中益气汤加减。

（四）健脾养血法

肾性贫血以脾不生血常见，多可用健脾养血法，方如归脾汤、当归养血汤、八珍汤等，方中需用人参。

三、治肾法

西医所说的肾脏病主要与中医的肾相关，所以治肾法是肾病的主要治法，其内容丰富，运用广泛。既往的研究表明，肾脏病，特别是慢性肾病的基本病机是本虚标实，本虚指的是脏腑虚损，特别是肾脏虚损；标实指的是脏腑虚损，气化功能障碍，特别是肾的气化功能障碍，导致的湿浊毒邪潴留。由于肾脏主司人体气化功能，所以，肾病时治肾的重要性是不可替代的。中医曾有“肾无实证”之说，虽然失之片面，但肾多虚证却是事实。所以治肾法是以补肾为主的，治疗慢性肾脏疾病更是如此。若在肾虚的基础上兼有实邪，则宜补肾为主，兼以祛邪。

（一）滋养肾阴法

用于肾病属于肾阴虚证者，患者可出现手足心热、口咽干燥、潮热盗汗、失眠多梦、腰膝酸软或痛、形体消瘦、遗精、尿黄赤、口干喜饮、燥热、舌红少苔、脉细数。如慢性肾炎、慢性肾衰竭之肾阴虚型，急性肾炎恢复期表现为肾阴虚者，慢性肾炎脾肾阳虚过用温补而致肾阴虚者，肾病综合征用激素者等，皆宜滋养肾阴，方以六味地黄汤、麦味地黄汤合二至丸、左归丸、左归饮等。

兼阳亢见头痛、头晕、耳鸣、面部烘热、心烦急躁、血压升高等表现者，应兼以潜阳，可用杞菊地黄汤、首乌延寿丹、河车大造丸、建瓴汤、加减三甲复脉汤等。

兼湿热见口苦口黏、口干不能多饮、苔根部黄腻等，应兼清湿热，方以知柏地黄汤加茵陈、苡仁、怀牛膝等，或合用四妙散。

兼有水湿而见水肿者，应兼以利水，方以六味地黄汤加怀牛膝、车前子或猪苓汤等。

兼热毒者，可见于各种感染，特别是用激素时易合并感染，表现为中医的热毒炽盛证，临床可见各种化脓性感染，如痤疮感染、咽部感染、丹毒、腹膜炎等，症见满面通红、咽红咽干咽痛、口苦口干、唇舌红绛、舌苔黄燥、脉滑数等，治宜并用清热解毒，可合用五味消毒饮。

（二）温补肾阳法

用于肾病属于肾阳虚证者，患者可出现畏寒肢冷、腰膝冷痛、小便清长或夜尿频多、便泄或五更泻、男子阴囊湿冷、阳痿、女子白带清稀、舌淡嫩体胖有齿痕、苔白润、脉弱或沉迟。慢性肾炎之蛋白尿、血尿，慢性肾衰竭、肾病综合征用激素治疗的撤减期，以及合用细胞毒类药物时等都可出现肾阳虚弱的表现，治宜温肾壮阳，方以桂附地黄汤、右归饮、右归丸之类。

若在阳虚的基础上兼见水肿，如肾病综合征、慢性肾炎、慢性肾衰竭的水肿等，应温阳利水并用，方有济生肾气汤、真武汤等可选用。

（三）益肾气法

本法用于肾气虚证。肾气虚有两种概念：一种是肾虚兼有气虚的表现，实为脾肾两虚，治宜补肾益气并用，方如参芪五子衍宗丸；一种是肾虚而无明显寒热之象者，主要表现为肾不藏精，如蛋白尿、腰膝酸软、小便清长、尿后余沥等，治宜益肾固摄，方如五子衍宗丸合水陆二仙丹、桑螵蛸散、金锁固精丸等。

（四）益气养阴法

用于肾病属于气阴两虚证者，在慢性肾炎、肾病综合征、慢性肾衰竭及其他肾病中都可用到。患者可出现极度的疲乏无力、少气懒言、自汗恶风、精神困顿、腰膝酸软沉困、夜尿多或尿流变细无力等气虚与阴虚的表现同见；或见气阴两虚的特异症“畏寒而手足心热”或“舌偏红体胖齿痕而脉弦细”。常用方有参芪地黄汤、大补元煎（生地、山药、山萸肉、枸杞子、杜仲、人参、当归、炙甘草）等。由于气阴两虚是复合证候，所以临证之际还应辨别气虚和阴虚的主次而调整益气药与养阴药的用量。

（五）阴阳双补法

用于肾病属于阴阳两虚证者。在肾病的病程中肾阴虚和肾阳虚的表现同时并见者，当用阴阳双补法，常用方有地黄饮子、桂附地黄汤加淫羊藿、仙茅等。阴阳两虚多见于慢性肾病病程中阴损及阳、阳损及阴，最后出现阴阳两虚者。

上述治法是肾病病程中常用的培补肾元的方法。

四、治肝法

中医认为，肝肾同源，水涵肝木。肝主疏泄，肾主闭藏，肝肾共同维持藏与泄的正常进行，所以肾炎时的蛋白尿、血尿、水肿的形成都与藏泄失调相关。肝主疏泄，调畅一身之气机，气机的调畅与否与肾病的发生发展密切相关；气滞可致水停，气滞水停是肾病水肿的常见病机；气滞可致血瘀，瘀血是肾病迁延难愈的病理因素之一。所以疏肝解郁是肾病的常用治法，及时正确地疏肝解郁可阻断病情的发展。此外，肝主藏血，体阴而用阳，易出现肝血虚和肝阴虚，因而养肝法也能用到。肝阴虚易致阳亢，故平肝潜阳法亦属常用。

（一）疏肝法

在肾病病程中见神情默默、抑郁不舒、善叹息、胸胁苦满或脘腹痞闷，或急躁易怒、脉弦等，方可用柴胡疏肝散、逍遥散等；若见手足发凉者，可用四逆散加减。我曾经治疗一位 IgA 肾病的患者，用滋肾清利、活血止血法治疗 1 个月，血尿无改善，后询及患者有手足发凉的表现，便在原方的基础上合用四逆散，血尿很快消失。从这个病例可以看出肝郁对肾病的影响。我们的临床经验表明，一般的肾病患者虽无明确的肝郁见证，也应少佐疏肝之品，可以提高疗效。朱丹溪说："气机一有怫郁则万病由生。"林珮琴说："肝为五脏之贼邪。"

若因气滞而致血瘀，症见面色晦暗、唇色发紫、舌暗红或有瘀斑、脉细涩等，可选用桂枝茯苓丸、血府逐瘀汤之类，或在前述基础上加丹参、川芎、益母草、川牛膝等。

（二）养肝法

肾病的病程中若出现胁痛、眼目干涩、视物模糊、月经量少、肢体麻木等肝血不足，或烦躁潮热等肝阴虚损的表现时，宜用养肝法。肝血虚者可用四物汤加枸杞子、怀牛膝、木瓜等，肝阴虚者可用杞菊地黄汤加减。若患者出现皮肤干燥、脱屑、瘙痒、肌肤甲错等，为血虚风燥所致，可加刺蒺藜、白鲜皮、荆芥、防风等。

（三）平肝法

在肾病的病程中出现肝阳上亢或肝风内动者，需用平肝法，肾性高血压、尿毒症患者常用。其证候表现有头晕头痛、急躁易怒、失眠多梦、腰痛膝软、颜面潮红、血压升高、舌红少苔、脉细数等，方如加味建瓴汤、镇肝息风汤、羚角钩藤汤、天麻钩藤饮等。其中阴虚阳亢，水不涵木者选用镇肝息风汤（怀牛膝、代赭石、生龙骨、生牡蛎、龟甲、白芍、玄参、天冬、川楝子、茵陈、生麦芽、甘草）；阴虚阳亢，兼有湿热者，可选用天麻钩藤饮（天麻、钩藤、石决明、川牛膝、山栀、黄芩、杜仲、益母草、茯苓、夜交藤、桑寄生）；若在慢性肾衰竭的病程中浊邪化热，邪热炽盛，内扰肝木，肝风内动，患者出现抽搐痉厥，甚至抽搐而呼吸停止，治宜镇痉息风，方用羚角钩藤汤（羚羊角、钩藤、桑叶、菊花、生地、白芍、川贝母、竹茹、茯神、甘草）加减，危急者还可用羚角尖清水磨服，以食匙喂之，每次 1～2 匙，直至抽搐停止 2～3 天后停用；若属邪热伤阴，虚风内动，表现为手指蠕动、神倦瘛疭、肌肉瞤动、舌光红无苔、脉虚数等，宜选用大定风珠、三甲复脉汤等加减。

五、治心法

心肾同属少阴，心属火，肾属水。正常情况下，肾水上济心阴以滋养心火，使心火不致上炎；心火下助肾阳以温暖肾水，使肾水不致泛滥。此即所谓心肾相交，水火既济，共同维护正常的生理活动。在慢性肾病的病程中，特别是慢性肾衰竭的晚期，心脏并发症常见且危重，如尿毒症终末期的尿毒症性心包炎、肾衰竭合并心衰等，所以治心法也属常用。

（一）益气养阴法

用于肾病合并心脏病变属于心气阴两虚证者，可有心悸气短、头晕乏力、活动加重、手足心热、心烦失眠、自汗盗汗、舌质淡苔少而干、脉结代或细数或细弱等。心肌病变、心包炎、心力衰竭等都可出现心气阴两虚证，心气阴两虚也是慢性肾病并发心脏病的基本病变，治宜益气养阴，方用生脉散加炙黄芪（人参或西洋参 6g，麦冬 10g，五味子 10g，炙黄芪 15g）。若患者表现为快速性心律失常，脉细数或有间歇，加苦参、郁金各 15g；若伴有心胸憋闷疼痛，舌紫黯或有瘀斑瘀点，或见苔厚腻，为兼有痰瘀阻滞，可合用瓜蒌薤白半夏汤（瓜蒌 15g，薤白 10g，半夏 10g）加红花 10g，丹参 30g。

（二）益气温阳法

用于肾病合并心脏病变属于心阳虚证者，可有心悸胸闷、自汗气短、畏寒肢冷、舌质淡、脉沉迟或结代或细弱等。心肌病变、心包炎、心力衰竭等都可出现心阳虚，治宜益气温阳，方用桂枝甘草汤（桂枝 10g，炙甘草 10g）加红人参 6g，炙黄芪 15g，制附片 10g。

（三）通心阳泻肺水法

本法主要用于慢性肾衰竭后期合并心衰、尿毒症性心包炎证属心阳衰惫、水凌心肺者，患者可有胸闷憋气、尿少身肿、面青唇紫、咳喘倚息不得平卧，治宜通心阳泻肺水，方用苓桂术甘汤或真武汤合葶苈大枣泻肺汤。服药后患者会出现大便泻水，随着大便泻下，小便也会增多，病情得以缓解，可留人治病，为进一步治疗创造条件。这一治法在慢性肾衰竭的病程中是有运用机会的，一是慢性肾衰竭合并的心衰对洋地黄类的强心剂疗效差，二是有些患者承受不了透析，西医治疗走入困境，用本法治疗常可起死回生。

若病情进一步加重，见四肢厥冷、大汗淋漓、神识昏糊、脉微欲绝等心肾阳气欲脱之证，又当回阳救逆，用真武汤合参附龙牡汤加减。

（四）开窍醒神法

在慢性肾衰竭的病程中若浊邪化热，内闭心窍，致高热神昏、谵语，或舌强不语、烦躁不安者，可用清营汤送服安宫牛黄丸、紫雪丹、局方至宝丹等清心开窍；如属湿盛弥漫，蒙蔽清窍者，则可用菖蒲郁金汤（菖蒲、郁金、炒栀子、鲜竹叶、竹沥水、丹皮、连翘、灯心、木通、玉枢丹、生姜汁）送服苏合香丸以温开。

六、五脏并治法

中医学认为，人体是一个以五脏为核心的有机整体，特别是脏腑之间，在生理上相互联系，病理上相互影响。在肾病病程中，特别是慢性肾病的病程中，往往数脏俱病，所以数脏并治的机会良多。

（一）补益肺脾法

用于肾病病程中肺脾俱虚者。五脏之中，肺主气，司呼吸，外合皮毛；脾主运化，为气血生化之源。五行之中，脾属土，肺属金，脾虚则土不生金，肺气生化无源，肺虚则子盗母气，肺虚及脾，终致肺脾俱虚。慢性肾炎蛋白尿及慢性肾衰竭病程中常见肺脾俱虚，临床表现有疲乏无力、自汗易感冒、声低气怯、纳呆、腹胀、便溏、舌淡苔薄白，或有齿痕、脉弱无力等，可选用香砂六君子汤合玉屏风散；气虚下陷明显者，可用补中益气汤加减。

（二）温补脾肾法

用于肾病病程中脾肾阳虚者。患者表现为纳呆、腹胀、便溏、倦怠乏力、畏寒肢冷、舌淡胖嫩有齿痕、苔白滑、脉细弱等，方用香砂六君子汤加干姜、附子等；若有水肿，可用实脾饮。

（三）滋补肝肾法

用于肾病病程中肝肾阴虚者，慢性肾炎高血压、慢性肾炎血尿等常用本法。患者表现为五心烦热、潮热盗汗、形体消瘦、两目干涩、视物模糊、舌红体瘦少苔、脉细数，方用杞菊地黄汤等。

（四）滋肾健脾法

用于肾病病程中肾阴虚与脾气虚并见者。治法方药与治肾法中的益气养阴法相同。

（五）健脾固肾法

用于肾病病程中脾不统摄、肾失封藏者，多见于慢性肾炎蛋白尿者，方用参芪五子衍宗丸加减。

七、利水法

利水法适用于肾病水肿。利水以淡渗为基础，代表药物如茯苓、泽泻、猪苓之类，代表方如五苓散。由于导致水肿的原因很多，所以临床上应根据辨证，在淡渗利水的基础上配伍病因治疗。

（一）宣肺利水法

用于外邪袭表，肺失宣降所导致的水肿，多用于急性肾炎或慢性肾炎急性发作期的水肿，中医辨证属于风水或皮水者。

《内经》中的“开鬼门”即是宣肺利水法。鬼门指汗孔，开鬼门即发汗法，指通过宣肺发汗而达到利水的目的。《金匮要略》有“风气相击，身体洪肿，汗出乃愈”。《丹溪心法》亦云：“水气在表，可汗。”皆说明宣肺之法能治疗水肿。因为肺为水之上源，若外邪袭肺，肺气被郁，宣降失司，可致水道不通，水溢肌肤而为肿。通过宣肺发汗，恢复肺之宣降功能，使水道通畅，水液能够下输膀胱，水肿自然消退。由此可见，水主要不是随汗而去，而是从小便去，故名宣肺利水法，也有人将此法形象地比称为“提壶揭盖法”。其具体辨证选方用药可参见“治肺法”。

（二）健脾利水法

健脾利水法用于脾气虚弱，运化失司，水湿停聚导致的水肿，中医辨证属于正水，肾病中慢性肾炎水肿和肾病综合征水肿多用此法。

健脾利水法是治疗水肿的正法，古今医家无不推崇。《丹溪心法》云：“水肿因脾虚不能制水，水渍妄行，当以参术补脾，使脾气得实，则自健运，自能升降，运动其枢机，则水自行，非五苓、神佑之行水也，宜补中行湿而利小便，切不可下。”张景岳也提倡此说。但临床实践证明，脾虚水肿者用单纯的健脾益气，疗效并不理想，必须健脾与渗利同用，利水消肿效果才好。其具体辨证选方用药可参见“治脾法”。

若在脾虚水肿的基础上兼有阳虚的表现，患者可见水肿腹胀、纳呆便溏、身重乏力、畏寒肢冷、口淡不渴、舌苔滑腻、脉沉迟等，则需温阳健脾利水，方用实脾饮加减。

（三）温肾利水法

温肾利水法用于肾阳虚弱，阳不化水所致的水肿。肾阳虚衰型水肿可见于慢性肾炎和肾病综合征的水肿，也可见于停用激素后水肿复发者。患者可表现为一身尽肿、腰以下肿甚、按之凹陷，伴有畏寒肢冷、腰膝冷痛、舌体淡嫩、苔白滑、脉沉细或沉弦。临床常用的方剂有真武汤合五苓散、附子五苓散、济生肾气汤等。

《景岳全书》云：“夫所谓化气者，即肾中之气也，即阴中之火也。阴中无阳，则气不能化，所以水道不通，溢而为肿。”可见温肾利水亦是治水之正法。《景岳全书》又说：“水肿证以精血皆化为水，多属虚败，治以温脾补肾，此正法也。然有一等不能受补者，则不得不从半补，有并半补也不能受者，则不得不全用分消。然以消治肿，唯少年之暂病即可，若气血俱败，而复不能受补，则大危之候也。故凡遇此辈，必须千方百计，务求根本，庶可保全……故余治此，凡属中年积损者，必以温补而愈，皆终身绝无后患，盖气虚者不可复行气，肾虚者不可复利水，且温补之所以化气，气化而愈者，愈出自然；消伐所以逐邪，逐邪而愈者，愈出勉强。此其一为真愈，一为假愈，亦岂有假愈而果愈哉！”张景岳认为，中年以上的水肿患者当用温补，温补即可化气利水，不可行气，亦不可渗利。临床实际则不然，这类患者多是虚中夹实，单纯温补并不能化气而利水。我们曾经遇到阳虚水肿的患者，单用温补，不加渗利，结果尿量反而减少，水肿加重，并出现恶心呕吐。因此，温阳不与渗利之剂同用，不利于水肿消退。当水肿消退后，或每日尿量在 1000mL 以上者，这时正虚才是主要的，尚可考虑温补。但在水肿尿少的情况下，邪实正虚相互影响，故要扶正与祛邪、温肾与渗利同用，方能取效。

（四）滋阴利水法

滋阴利水法用于水肿兼有阴虚表现者，如急性肾炎恢复期既有阴虚表现，又可见下肢残留轻度水肿；慢性肾炎肾病型水肿较著而又属于肝肾阴虚者；肾病综合征用激素治疗后导致阴虚而又水肿不消者。前者治疗比较容易，后两者治疗比较困难。常用方如猪苓汤、知柏地黄汤加怀牛膝、车前子，或六味地黄汤加渗利之剂。

（五）清热利水法

清热利水法用于热毒、热郁导致的水肿，或水肿兼有热毒、热郁者。《素问・阴阳应象大论》有“热胜则肿”，《素问・至真要大论》亦有“诸胀腹大皆属于热”，可见热是导致水肿的原因之一。《医学入门》云：“脾病则水流为湿，火炎为热，久则湿热郁滞经络，尽皆浊腐之气，津液与血亦化为水。”《沈氏尊生书》引叶桂语：“夏季湿热郁蒸，脾胃气弱，水谷之气不运，湿着内蕴为热，渐至浮肿腹胀，小水不利，治之非法，水湿久积，逆行犯肺，必生咳嗽喘促，甚则坐不得卧，俯不能仰。”以上均指出湿热郁滞亦可产生水肿。热邪内郁，气滞则胀；气滞水停则胀而兼肿；气滞水停血瘀则肿胀而兼见瘀血之证；若热与湿合，阻滞水道，则水肿与湿热之证并见。肾病水肿多在继发细菌、病毒、寄生虫感染之后，伴有扁桃体炎、咽炎或皮肤疮毒，辨证多属热毒或湿热；若是用激素之后合并感染，则热毒更重。本法常用于肾病水肿合并感染，或肾盂肾炎水肿，常用方有五味消毒饮合五皮饮、桂苓甘露饮（官桂、茯苓、猪苓、泽泻、白术、甘草、滑石、石膏、寒水石）、八正散（萹蓄、瞿麦、车前子、滑石、山栀子仁、甘草、木通、大黄）、萆薢分清饮（《医学心悟》方：川萆薢、石菖蒲、黄柏、茯苓、白术、莲子心、丹参、车前子）等方。

（六）行气利水法

行气利水法用于气滞水停之水肿，或水肿兼有气滞者。中医认为，气行则水行，气滞则水停，水停亦可致气滞，气与水的运行互相影响。《诸病源候论》云：“三焦不泻，经络闭塞，故水气溢于皮肤而令肿也。”陈修园亦谓“气滞水亦滞”。气滞水肿的特征是：水肿兼腹胀，皮肤绷急有弹性，肿甚但按之不凹陷。常用方有大橘皮汤、导水茯苓汤（《奇效良方》方：赤茯苓、泽泻、白术、陈皮、大腹皮、桑白皮、木香、砂仁、槟榔、木瓜、紫苏、灯心、麦冬）、木香流气饮（半夏、陈皮、赤茯苓、甘草、厚朴、青皮、香附、紫苏叶、木瓜、木香、丁香皮、人参、石菖蒲、白芷、白术、麦冬、草果仁、肉桂、莪术、藿香叶、木通、大腹皮、槟榔、生姜、大枣）、鸡鸣散（《证治准绳》方：槟榔、陈皮、木瓜、吴茱萸、紫苏叶、桔梗、生姜）等，或师其法而不用其方，在利水的基础上加用行气药，如木香、砂仁、槟榔、木瓜、陈皮、大腹皮、枳壳等。我们的临床经验表明，无论辨证有无气滞表现，少佐行气之品可提高疗效。

（七）活血利水法

活血利水法用于瘀血所致的水肿，或水肿兼瘀血者。中医认为，水能病血，血能病水，水血交互为病，互为因果。在生理上津血同源，在脉内为血，在脉外流注于组织间者为津，渗出腠理者为汗，渗于膀胱者为尿，说明此数者同源异流。故夺血者无汗、少尿，反之，过汗、多尿则伤血。显然，水血之间是相互转化，相互影响的。张仲景明确指出，血液运行不畅可以引起水肿。唐容川亦指出“血化为水而肿”。《脉经》中以妇人月经病与水肿的先后说明瘀血和水肿的因果关系，即先停经后水肿为瘀血引起的水肿，先水肿后经水断为水肿引起的停经。再者，慢性肾小球疾病的肾组织的病理变化多为增生性改变，即基底膜增厚、组织纤维化、疤痕、肾脏萎缩等，这些病理变化多与中医的瘀血证相关。本法常用于慢性肾炎水肿，尿中纤维蛋白降解产物增高，中医辨证有瘀血征象者。常用方有当归芍药散、桂枝茯苓丸合五皮饮加赤小豆、冬瓜皮等。

（八）注意事项

1. 慢性肾炎水肿从服药到开始利尿一般需 1 ~ 2 周，因此，如果不是病情恶化，要注意守方 2 周，方可看出是否有效；反之，如果服药后病情恶化，往往当天即有不适反应和尿量明显减少。

2. 有的患者温阳利水最初有效，以后效果不明显，此时应注意是否有湿郁化热的趋势。如果出现舌红苔黄或黄腻，应改用清利湿热治疗。

3. 有的患者用药后，水肿消到一定程度便不再消退，或消退后不久水肿又起，主要是血浆蛋白偏低所致，可配以食疗。常用的食疗方有鲤鱼汤、黄芪炖鸡汤等。鲤鱼汤的做法是：取鲤鱼 1 条 500g 左右，去鳞及内脏，加生姜 50g，葱 100g，砂仁 50g，米醋 50g，不放盐，共炖，喝汤吃鱼，每日 1 次或隔日 1 次。

4. 水肿基本消退，或仅残留轻度下肢水肿，此时应转入补虚阶段，不可再行利水，否则徒伤正气，反使病情缠绵不愈。一般补虚应辨其气血阴阳之虚损，随证治之。气虚者宜益气健脾，可用补中益气汤、参苓白术散、香砂六君子汤等；血虚者可用益气养血之剂，如人参归脾汤、当归养血汤、八珍汤等；阳虚者可用温补脾肾之剂，如鹿角胶丸、青娥丸等；阴虚者可用滋养肝肾之剂，如六味地黄汤、归芍地黄汤等；气阴两虚者可用参芪地黄汤；阴阳两虚者可用桂附地黄汤、济生肾气汤等。

八、逐水法

逐水法是用峻下逐水的方药使水饮从大便而去。主要适应证是用常规利水法无效的高度水肿患者。临床上多用于肾衰竭的水肿及一些难治的肾病综合征水肿。具体适应证有以下几种情况：全身高度水肿，正气不虚，病程短，血浆蛋白不太低；或虽有正虚，但尚能耐受攻下者；或病程长，正虚突出，但高度水肿，尿少尿闭，呼吸困难，利尿效果不明显时，仍可应急用之，以留人治病。常用方有卢氏肾炎膏、已椒苈黄丸、禹功散、舟车丸、三白散、千金大腹水冲散（牛黄、昆布、海藻、牵牛子、桂心、葶苈子、椒目）。

服用逐水方药后患者会出现大便泻水，同时小便增多，水肿消退。有的患者水肿消退后不再复发，有的会复发。复发者再用逐水药疗效会减弱，最终会无效。我们的临床经验表明，疗效好的大多是病程短，肾功能损害不太严重，血浆蛋白不太低，无明显心脏并发症等患者，即中医所谓正虚尚不太显著者；反之，病程长，肾功能损害严重等患者，即中医所谓极虚败证者，则疗效不好。一般大便应控制在每天 10 次以内，次数太多则患者身体难以承受。在运用逐水法的同时，或取效后应及时配合扶正利水，以巩固疗效。

逐水的方剂很多，但大多有恶心呕吐、腹痛等胃肠道反应。现在临床上多用单味甘遂研末装胶囊服用。家父肖立渭名老中医在治疗肝硬化腹水时将甘遂用猪肝包，煨熟，烘干研末装胶囊服，可消除胃肠道反应，患者无痛苦，乐于接受。每次服 1g，根据患者的反应增减用量，每天大便次数不宜超过 10 次。另外，1958 年贵阳医学院报道可用卢氏肾炎膏治疗，其具体用法如下：牵牛子 60g，红糖 120g，老生姜 500g，大枣 60g。先将牵牛子炒后研成细面，老生姜去皮，捣烂绞汁，大枣蒸熟去核捣成泥，然后将四药混合，蒸 1 小时，制成膏状，分 8 份，每天 3 次，每次饭前 2 小时服。

逐水法古代用得较多，如《千金要方》《外台秘要》《圣济总录》等皆记录了许多逐水的方法。南宋以后，逐渐强调用健脾和温肾的方法来治疗水肿，如实脾饮、济生肾气汤等，都是这个时期的代表方。朱丹溪说："水肿因脾虚不能制水，宜补中行湿，利小便，切不可下。"明代张景岳亦说："古法治水肿，大都不用补剂，而多用去水等药，微则分消，甚则推逐……不知随消随胀，不数日而复胀必愈甚。"还说："察其果系实邪，则此等治法诚不可废，但必须审证的确，用当详慎也。"说明后世对逐水法有异议。虽然逐水法作用猛烈，易伤正气，滥用弊多利少，但也不能因此废弃，因为在必要时还有使用价值。如有的病例，邪盛正不太虚时，出现大腹水肿，经多方医治难以取效，不用逐水法难以解决患者的痛苦，此时形成背水一战之势，在这种情况下，即使正虚也可以用逐水法，以留人治病。在临床上确有一些水肿的垂危患者，经用逐水法转危为安。我的导师时振声先生曾治女性患者杨某，28 岁，病历号 10136。因慢性肾炎高度水肿，继发性贫血，肾衰竭住院。入院时全身水肿并腹水，腹围 88cm，血压 180/110mmHg，Hb4.4g/dL，NPN97.5mg%，CO_2CP22%，心律 114 次 / 分，心尖区可闻及奔马律。当时患者呼吸困难，咯白色泡沫带粉红色痰，尿少，患者出现心衰的现象，若纠正酸中毒则心衰必然加重，病情危急。当时服卢氏肾炎膏 1 料后，患者大量泻水，3 天后，全身水肿消退，腹围减至 76cm，心衰亦得以纠正，血压降至 120/90mmHg，NPN57.7mg%，CO_2CP51.5%，病情得以缓解，为进一步治疗打下了基础。

九、清热解毒法

用于肾病属于热毒炽盛者，如急性肾炎因疮毒所致者，慢性肾炎因咽部红肿疼痛以致迁延不愈者，慢性肾炎脾肾阳虚过用温补而化热者，肾病综合征用激素后化热或合并感染者，激素抵抗性肾病综合征者等。热毒炽盛证的临床表现有各种化脓性感染，如皮肤感染、痤疮感染、咽部感染、腹膜炎、丹毒等，以及满面通红，咽红咽干咽痛，口苦口干，唇舌红绛，苔黄燥，脉滑数等。常用方是五味消毒饮，若有血热表现，则可同时合用犀角地黄汤。

十、清利湿热法

用于肾病属于湿热或兼有湿热者。见第五章“肾病中的湿热”。

十一、活血化瘀法

瘀血是贯穿于肾病始终的病机，也是慢性肾病持续发展和缠绵难愈的重要因素，所以活血化瘀法的运用具有重要性。见第六章“肾病中的瘀血”。

十二、祛风法

肾病与风邪的关系已经引起学术界的关注，祛风法在肾病中的运用也日益广泛。见第四章“肾病中的风邪”。

十三、降浊法

降浊法是慢性肾衰竭病程中浊邪上犯，患者出现恶心呕吐时的常用治法。恶心呕吐是慢性肾衰竭最常见的症状，如果不能及时解除，会严重影响患者进食和服药，影响患者的营养状况和治疗效果，同时也会导致患者对医生和治疗失去信心。

（一）和胃降浊

浊邪上犯的主要表现是恶心呕吐。若见口黏而腻，或口甜痰多，口多涎沫，舌苔白腻者，为寒湿中阻，宜温化降浊，方如小半夏加苓茯汤（《金匮要略》方：半夏、生姜、茯苓）、吴茱萸汤等；若见口苦口干口黏，舌苔黄腻者，为湿热中阻，宜清化降浊，方如苏叶黄连汤、半夏泻心汤、黄连温胆汤等。

（二）通腑降浊

若在恶心呕吐的同时伴有大便秘结，并见畏寒肢冷，面色委顿，神疲体倦，腹胀纳呆，小便短少，舌淡胖，苔白腻，脉沉迟或沉细无力等，为湿浊化寒，寒实内结，腑气不通，当并用温下，方如温脾汤（《备急千金要方》方：大黄、附子、干姜、人参、甘草）加枳实、厚朴；并见口苦口干口臭，腹胀纳呆，小便不通，舌红苔黄腻，脉滑数或弦滑等，为浊邪化热，热实内结，腑气不通，当并用寒下，方如大承气汤。

（三）注意事项

1. 和胃降浊药宜去渣重煎、浓煎，少量多次频服。

2. 降浊法是“急则治标”的权宜之计，一旦呕吐止，大便通，即宜改用或并用扶正以治其本。

十四、和解法

和解法主要用于慢性肾炎或慢性肾衰竭病程中合并外感或感染而出现发热者。由于慢性肾炎和慢性肾衰竭都有正气虚损的病机，故因合并外感或感染而致的发热需用扶正达邪、和解表里之法，方用小柴胡汤。方中柴胡需用 30g，黄芩 15g，必须用人参 6g，若用党参则需 30g，可加茯苓 30g。

1995 年我国一位很著名的女作家因为慢性肾衰竭尿毒症住在北京一个很著名的医院，在住院的过程中合并感染发热，用过各种抗生素，最著名的西医专家都会过诊，但是发热半个多月不退。实在没有办法，有专家说我们国家不是还有中医吗？要不请中医专家会会诊？最后这个会诊任务交给了我的导师时振声先生，因为时振声先生是我国最著名的中医肾病学家。时先生看过患者后，开的就是小柴胡汤原方，重用柴胡、黄芩，用人参10g。服用1剂药后患者开始退烧，3剂药后体温恢复正常。这让众多的西医专家都觉得不可思议，当然也使许多西医专家改变了对中医的看法和认识。

2003年国庆节，应朋友之邀，我去石家庄会诊。患者裴某，女，70岁。因心衰合并肾衰竭，住河北医科大学第三医院肾病科。经治心衰控制，已透析，但发热半月不愈，用各种抗生素无效，血液培养有金黄色葡萄球菌生长。诊断为慢性肾衰竭合并金黄色葡萄球菌败血症，药敏试验显示对万古霉素敏感，但万古霉素为肾毒性药物，迫于无奈，只得小剂量使用，治疗1周无效。医院已无计可施，告知家属，可能已经没有办法治疗，或者可请中医试试。家属通过熟人请我会诊。诊时患者每天发热，下午甚，可达39℃以上，无汗，不恶寒，时咳嗽，喉中有痰声，痰不易咳出，口不渴，大便3天未解，无食欲，小便尚可，舌黯淡苔白腻稍黄，脉弦细。证属正虚邪恋，不能祛邪外出。治宜扶正祛邪并用，方以小柴胡汤为主。处方：柴胡30g，黄芩30g，白人参10g，半夏10g，生姜10g，大枣4枚，炙甘草6g，杏仁10g，全瓜蒌15g，生大黄6g（后下）。3剂，每天1剂。先用水将药浸泡半小时，用大火煎开，再用小火煎半小时，去滓，将药液浓缩至300mL，分3次服完。服药1剂后，泻下大便3次，体温降至38℃，发热时间明显缩短，食欲增加。服完3剂，体温正常，食欲恢复。

第二章　肾病的常用方剂

肾病的治法已如前述，下面择要介绍肾病的常用方剂。为表述方便，我们仍以常见治法为线索，以法统方，以方统药，顺序介绍肾脏疾病的常用方剂与药物组成。本书中所用剂量为现在临床上的常用量，非各方剂原出处中的剂量。

一、解表类

1. 麻黄汤（《伤寒论》）

【组成】麻黄 10g，桂枝 6g，杏仁 10g，炙甘草 3g。

【功效】发汗解表，宣肺平喘。

【说明】麻黄汤是为太阳病风寒表实证而设，具有较强的发汗解表、散寒驱邪能力。其中麻黄发汗解表、宣肺平喘是为主药；桂枝发汗解肌、温经通阳是为臣药；杏仁协助麻黄平喘，并能监制其升散太过，是为佐药；甘草调和诸药，是为使药。

【临床应用】

（1）肾脏病初起或缓解期，如遇寒邪侵袭，表现为风寒表实证者，可用此方。

（2）某些急性肾炎，寒邪束肺，一身尽肿，咳喘白色痰涎，并有无汗、恶寒者，可以此方为主加减化裁。

【使用注意】肾虚及内热体质，慎用本方。某些肾功能不全的患者，如有适应证候，麻黄可减量，并配以适当的益肾药物。

2. 桂枝汤（《伤寒论》）

【组成】桂枝 10g，白芍 10g，炙甘草 6g，生姜 10g，大枣 4 枚。

【功效】解肌祛风，调和营卫。

【说明】桂枝汤是为太阳病风寒表虚证而设。方中以桂枝解表通阳为主药，以白芍敛阴和营为辅药，二药一散一收，有调和营卫之功。生姜助桂枝散邪，大枣助白芍和营，同为佐药。甘草调和诸药为使药。

【临床应用】肾脏患者多有表虚及营卫不和的病理特征，如遇寒邪侵袭，出现风寒表虚证的几率较多，可以桂枝汤为主化裁治疗。此外，某些表虚体质，经常出现营卫不和的体征，即使不遇外感，也可服用本方以调和营卫，增强体质，防止外邪内犯，病情深化。

【使用注意】风热证候慎用本方。

3. 银翘散（《温病条辨》）

【组成】银花 30g，连翘 30g，桔梗 18g，薄荷 18g，竹叶 12g，甘草 15g，荆芥穗 12g，淡豆豉 15g，牛蒡子 18g，为散，每服 18g。作汤剂时按原方比例酌减剂量。

【功效】辛凉透表，清热解毒。

【说明】本方为辛凉平剂，用于风热表证。方中银花、连翘辛凉透表、清热解毒，共为主药；薄荷、荆芥穗、淡豆豉散邪透热，是为辅药；桔梗、牛蒡子、甘草利咽散结，竹叶、芦根清热生津，均为佐药。甘草兼以为使。

【临床应用】有慢性肾炎类疾病的患者多有阴虚内热的体质素因，如遇外感，极易出现风热表证，如不及时治疗，则可导致肾炎本病复发或加重。因此，银翘散的适应证候及使用机会均较多。临床上要注意发热咽痛，口渴无汗，舌尖红，脉浮数等辨证要点。

4. 柴葛桂枝汤（《幼幼集成》）

【组成】柴胡 3g，葛根 3g，桂枝 3g，白芍 5g，炙甘草 2g，生姜 3g，大枣 5 枚。

【功效】发表解肌，敛阴和营。

【说明】本方原为治小儿伤风、自汗发热之剂，适当化裁后可用于成人外感，三阳同病，症见发热恶寒、头痛身痛、口干恶心、心烦脉弦等症。方中柴、葛、桂解三阳之邪，同为主药；白芍敛阴和营，姜、枣和中散寒，同为佐药；甘草调中益气，是为使药。

【临床应用】肾病外感，寒热错杂兼有营卫不和者可用此方。

5. 麻黄附子细辛汤（《伤寒论》）

【组成】麻黄 6g，熟附子 9g，细辛 3g。

【功效】温肾解表。

【说明】本方为少阴阳虚外感寒邪而设。方中麻黄散寒解表，为主药；附子温肾助阳，为辅药；细辛入肾驱邪，助阳解表，兼为佐使。

【临床应用】肾病日久，元阳亏损，如感外邪，阳虚不能鼓邪外达，症见恶寒、脉沉、无汗等，可用此方化裁。

6. 麻黄连翘赤小豆汤（《伤寒论》）

【组成】麻黄6g，连翘根6g，杏仁9g，生姜6g，炙甘草6g，赤小豆30g，大枣4枚，生梓白皮30g。

【功效】解表、清热、利水。

【说明】本方原为治伤寒病瘀热在里，症见小便不利，身黄等。方中麻黄散寒解表，是为主药；连翘、生梓白皮清热解毒，杏仁降气平喘，赤小豆清热除湿，同为辅药；姜、枣调和营卫，监制诸药之偏，甘草和中解毒，是为佐使。

【临床应用】肾病初起或缓解期，因外感而诱发，证属风水湿热者，症见恶寒、发热、一身尽肿、小便不利，并有咳嗽、咽痛等，可用此方治疗。本方或用于急性肾炎因皮肤感染所致者。

7. 越婢汤（《金匮要略》）

【组成】麻黄9g，生石膏30g，生姜9g，大枣4枚，炙甘草6g。

【功效】解表、清热、宣散水湿。

【说明】本方原为治疗风水郁热，症见风水恶风，一身悉肿，脉浮不渴，续自汗出者。方中麻黄发汗利水，是为主药；石膏清热除烦，是为辅药；姜、枣调和营卫，甘草益气扶正，同为佐使。

【临床应用】急慢性肾炎患者，面目及腰部以上浮肿，伴有恶风、微热口渴者，可用此方治疗。如水肿较重，或一身尽肿，脉不浮而沉者，可加白术，名为越婢加术汤。

8. 防己黄芪汤（《金匮要略》）

【组成】防己9g，黄芪9g，白术6g，甘草3g，生姜3g，大枣1枚。

【功效】益气解表，散风除湿。

【说明】本方主治风水表虚证。方中防己疏风利湿、黄芪益气行水，共为主药；白术健脾利湿，是为辅药；姜、枣、草调和中州，共为佐使。

【临床应用】慢性肾炎患者，水肿较重，风水与里水并存，症见汗出恶风、水肿身重、小便不利、脉浮等，可用此方治疗。

9. 麻桂五皮饮（时振声方）

【组成】麻黄9g，桂枝9g，杏仁12g，陈皮9g，茯苓皮30g，桑白皮15g，大腹皮 15g，牛膝 9g，车前子 30g（包煎）。

【功效】宣散风寒，渗利水湿。

【说明】本方由麻黄汤合五皮饮加减而来，方中以麻黄、桂枝、杏仁宣散风寒，桑皮降肺利水，陈皮、大腹皮行气利湿，牛膝活血导湿，茯苓、车前子渗利水湿，加强肺的宣散，促使通利水道。

【临床应用】适用于急性肾炎或慢性肾炎急性发作，属风水寒证者，症见面目浮肿或面目及全身浮肿、小便不利、畏寒恶风、脉浮苔薄白等，可用此方治疗。

10. 越婢五皮饮（时振声方）

【组成】麻黄 9g，生石膏 30g，杏仁 12g，陈皮 9g，茯苓皮 30g，桑白皮 15g，大腹皮 15g，牛膝 9g，车前子 30g（包煎）。

【功效】宣散风热，渗利水湿。

【说明】本方由越婢汤合五皮饮化裁而来，方中以麻黄、石膏、杏仁宣散风热，桑白皮降肺利水，陈皮、腹皮行气利湿，牛膝活血导湿，茯苓、车前子渗利水湿，亦为宣肺利水之剂。

【临床应用】适用于急性肾炎或慢性肾炎急性发作，属风水热证者，症见面目浮肿或面目及全身浮肿、小便不利、发热口渴、脉浮苔薄黄等，可用此方治疗。

11. 荆防银翘汤（时振声方）

【组成】荆芥 9g，防风 9g，苏叶 9g，陈皮 6g，银花 15g，连翘 9g，淡竹叶 9g，茯苓 15g。

【功效】解表发汗，理气祛湿。

【说明】本方为辛温合辛凉之剂，荆芥、防风、苏叶为辛温解表，银花、连翘、淡竹叶为辛凉解表，茯苓淡渗祛湿，陈皮理气和中，共奏解表发汗、理气祛湿之功效。

【临床应用】外感证，风寒宜辛温解表，风热宜辛凉解表，此乃一般之常法，但临床上有不典型者，或风寒、风热辨证不清者，皆可用之，服后常可遍身染染汗出而热退，表解后脾胃功能亦能迅速恢复。肾炎患者合并外感亦可用之。

12. 加味银翘汤（时振声方）

【组成】银花 30g，连翘 9g，淡竹叶 9g，生地 9g，麦冬 12g，薄荷 6g（后下），生甘草 6g，桔梗 6g。

【功效】宣散风热，养阴利咽。

【说明】银翘汤为《温病条辨》中焦篇下后邪气还表而设，为养阴发汗之剂。方以银翘、竹叶辛凉解表，麦冬、生地增液作汗，本方则合甘桔汤以清热利咽，再加薄荷辛凉宣散，共奏辛凉宣散、养阴清热之效。

【临床应用】慢性肾炎患者外感风热，咽喉肿痛，口燥咽干，或有发热，脉象浮数，舌苔薄黄，舌质较红者可用之。

二、泻火类

1. 二妙散（《丹溪心法》）

【组成】炒黄柏、苍术各等分，为末，每服6g。亦可做汤剂内服。

【功效】清热燥湿，泻火坚阴。

【说明】本方原为治疗湿热下注诸症。方中黄柏苦寒清热，燥湿，坚阴；苍术苦温，健脾燥湿。二药合用，清热燥湿力量较强，并有泻火坚阴之功。

【临床应用】肾为水脏，肾脏为病，气化无权，水湿内生，往往酿生湿热。二妙散入下焦，不但可祛湿热之邪，而且又能坚阴护肾，故为肾病常用之方。但以其组方简单，单用较少，多配伍相关药物应用。本方加怀牛膝，名三妙散，其补肾力量明显加强；加槟榔为四妙散，其理气行水力量有加。此外还可与多种方剂合用，使方药更为切合病机。

2. 通关丸（《兰室秘藏》）

【组成】黄柏（酒洗）、知母（酒洗）各30g，肉桂1g，为水丸，每服6g。亦可为汤剂内服。

【功效】清下焦湿热，助膀胱气化。

【说明】本方又名滋肾丸、滋肾通关丸，是清化下焦湿热、通利膀胱决渎的经典方剂。方中黄柏苦寒泻肾火、坚肾阴；知母苦寒质润，可清火滋阴。二药合用，对下焦湿热有较强的清化作用。加少许肉桂，其意不在温阳，而在微微生火，以助膀胱气化，使决渎有权，水道得畅，邪从小便而出。

【临床应用】本方多用于肾病病程中下焦湿热较重，膀胱气化无权，而见小便涩痛，或尿闭不通等症。并可配以瞿麦、灯心草等药，以助通利之力；如肾虚较重，可与六味地黄丸合用。

3. 大补阴丸（《丹溪心法》）

【组成】炒黄柏、知母（酒炒）各120g，熟地黄（酒蒸）、龟甲（酥炙）

各 180g，猪脊髓适量，蜜丸。也可作汤剂内服。

【功效】滋阴降火。

【说明】本方原治阴虚火旺、骨蒸潮热证。方中知、柏苦寒泻火坚阴，龟、地滋阴潜阳，猪脊髓既补督填精，又制约知、柏苦燥。诸药合用，泻中有补，培本而清源，深得制方之妙。

【临床应用】慢性肾病病程中由于肾脏开阖失司，精微（尿蛋白）大量外泄，易致肾精亏损，阴虚火旺的病理改变，下焦湿热又极难消除，可以此方为主治疗。

4. 八正散（《和剂局方》）

【组成】瞿麦、木通、车前子、萹蓄、滑石、炙甘草、山栀子、大黄各等分，为粗末，每服 6～10g，灯心草为引，煎水送服。也可为汤剂内服。

【功效】清热泻火，利水通淋。

【说明】八正散是治疗热淋的有效方剂。方中瞿麦清热凉血、利水通淋，为主药；木通、萹蓄、车前子、滑石、灯心草清热利湿、通淋利窍，是为辅药；栀子、大黄清热泻火、泄热下行，是为佐药；甘草以其甘温之性，调和诸药，并监制全方苦寒，是为使药。

【临床应用】急性肾盂肾炎或慢性肾盂肾炎急性发作期均会出现下焦湿热证候。症见尿急、尿频、尿痛或小便短赤、小腹胀满，甚或癃闭不通。此时可以本方为主，清热利湿、泻火通淋。

【使用注意】本方以攻邪为主，大队苦寒之品相须为用，久用、过用均有伤阴之弊。临床使用时应注意辨证明确，中病即止；如兼有正虚者，则应注意扶正，或先祛邪后扶正，或组方时配以补虚之品，使攻中寓补，总以切合病机为要。本方内的木通不能误用关木通，因关木通含马兜铃酸，可损害肾功能，现在关木通已经不作药用。

5. 黄芩滑石汤（《温病条辨》）

【组成】黄芩、滑石、茯苓各 10g，大腹皮 6g，白蔻仁、通草各 3g，猪苓 10g。

【功效】清利中下焦湿热。

【说明】本方原为湿温病脾湿内伏，复感时令之邪，湿热蕴于中下焦而设。方中黄芩苦寒清热燥湿，滑石甘寒淡渗利湿，二药相须，使湿热分消，故同为主药。腹皮、蔻仁健脾燥湿，猪苓、茯苓健脾渗湿，是为辅佐。通草引诸药走决渎之窍，导邪外出，是为使药。诸药相伍，对湿温病中下二焦湿遏热伏者甚为合拍。

【临床应用】本方既能清化湿热，又能醒脾导窍，故对慢性肾功能不全者溺毒内蕴，中焦失和，湿热脾虚证候有一定效果。

6. 石韦散（《和剂局方》）

【组成】芍药、白术、滑石、冬葵子、瞿麦各10g，石韦、木通各6g，王不留行、当归、炙甘草各3g。为末，每服6g，小麦煎汤送服。也可作汤剂内服。

【功效】清化湿热，养血缓急。

【说明】石韦散为治“劳淋”而设。劳淋的病机为肾气不足，膀胱有热，遇劳而发。症状为小便淋沥频数，脐腹急痛，或尿如豆汁，或尿出砂石。方中石韦清化湿热、利尿排石是主药；滑石、冬葵子、瞿麦、木通、王不留行清热利湿，是为辅药；白术健脾利湿，当归养血和血，芍药缓急止痛，是为佐药；甘草和中解毒，是为使药。诸药相合，清中寓补，对肝、脾、肾功能失调，下焦湿热证候有一定疗效。

【临床应用】肾病反复发作，肾阴亏损，肝血不足及脾湿不化的患者可以此方为主治疗。本方虽有滋补的一面，但主治方向仍以祛邪为主。辨证要点为小腹拘胀，小溲不利，腰酸乏力，舌质红，苔白厚或黄滑。应用时当根据正虚与邪实的关系适当调整用药。

7. 小蓟饮子（《济生方》）

【组成】生地黄24g，小蓟10g，滑石12g，木通10g，炒蒲黄10g，淡竹叶10g，藕节10g，当归（酒浸）5g，山栀仁10g，炙甘草5g。

【功效】清热利水，凉血止血。

【说明】本方为治疗热结血淋的有效方剂。方中小蓟、生地凉血止血，清下焦结热，同为主药；滑石、木通、淡竹叶、栀子清利下焦，使湿去热清，是为辅药；蒲黄、藕节止血消瘀，当归养血活血，是为佐药；使以甘草缓急止痛，调和诸药。诸药相伍，标本同治，正本清源，故对下焦湿热蕴结，迫血妄行的血淋有较好的疗效。

【临床应用】以血尿为主要临床表现的各种肾脏疾病，辨证属下焦湿热，迫血妄行者，可以此方为主，适当化裁后应用。木通宜用通草代替。

【使用注意】阳气不足，固摄无权所导致的血尿慎用本方。

8. 清营汤（《温病条辨》）

【组成】犀角2～3g（锉末冲服或镑片，先煎，用水牛角代，下同），生地黄15g，玄参10g，竹叶心3g，麦冬10g，丹参6g，黄连5g，银花10g，连翘 6g。

【功效】清营解毒，透热养阴。

【说明】本方治证是温热之邪由气分传入营分，热灼营阴，而气分之邪尚未尽解者。主要症状为身热夜甚，口渴或不渴，烦躁不寐，时有谵语，甚或斑疹隐隐，舌绛而干，脉细数等。方中犀角清营泻热、凉血解毒，是为主药；玄参、生地、麦冬助犀角清营，兼能养阴，是为辅药；黄连、竹叶、连翘、银花清气分之热，并透热外出，是为佐药；丹参活血散瘀，且引诸药入心而清热，是以为使。诸药合用，共奏清营解毒、透热养阴之效。

【临床应用】慢性肾病者，内有阴虚，复感外邪，极易化热入里，甚至深入营血，出现营血热证。清营汤多用于肾病外感后出现的营分有热，而气热未尽者。犀角可用水牛角代替。

9. 犀角地黄汤（《千金方》）

【组成】犀角（锉末冲服或镑片，先煎）2～3g，生地 30g，芍药 12g，丹皮 10g。

【功效】清热凉血，养阴散瘀。

【说明】本方是治疗温病热入血分的经典方剂。温热邪气深入血分，热伤心阴，症见神昏谵语、身热夜甚、渴不欲饮；热迫血妄行，则见吐血、衄血、便血、尿血等症。方中犀角清心火而解热毒，直攻其邪，故为主药；生地清热凉血而滋阴液，并有止血作用，是为辅药；芍药和营泄热，丹皮凉血散瘀，协助犀角加强解毒化斑的作用，为佐使药。四药相伍，方简而效彰，对热入血分之证甚为合拍。

【临床应用】本方解毒凉血力量较强，对肾病病程中出现的外邪化热深入血分的重症来说是首选方剂，但热入营血，多兼心包有热，故临床上多配合开窍药同服。如以血热妄行，吐血、衄血、尿血为主要表现者，应配以凉血、止血散瘀之品；如夹肝风内动，则应配以凉肝息风之药。犀角可用水牛角代替。

10. 犀角汤（《千金方》）

【组成】犀角 3g，羚羊角 2g，前胡、栀子、黄芩、射干各 10g，大黄、升麻各 12g，豆豉 10g。为粗末，每服 6g，水煎服。

【功效】清热、凉血、解毒。

【说明】本方原为治疗热毒流入四肢，历节肿痛而设。实际上，按方药组成分析，其可治卫、气、营、血同热之证。方中犀角清心凉血，羚羊角凉肝清热，对热病深入营血，心肝受邪有强大作用，故同为主药；黄芩、栀子、大黄清泄气分之热，前胡、豆豉散卫分之热，共为辅佐；升麻解毒透热，引以为使。诸药配伍，营血同治，卫气并解，对热邪弥漫，充斥表里者有良好疗效。

【临床应用】犀角汤有强大的清热解毒作用，而且对各个层次的热邪均能清解。因此，在肾病病程中出现的各种热证均有应用此方的机会。其应用的指征是：①外感邪热，逆传心包或有肝风内动证候者；②溺毒化火，深入营血，迫血妄行者；③卫气之热较盛，有深化征象者。

【使用注意】应用本方的热型一定为高热、实热，虚热、低热诸症禁用；此外，犀角、羚羊角因来源于珍稀动物，故临床上多由水牛角、山羊角代替，但剂量要加大。

11. 黄连阿胶汤（《伤寒论》）

【组成】黄连 12g，黄芩 6g，芍药 6g，鸡子黄 1 枚（冲），阿胶 10g（烊）。

【功效】清热育阴。

【说明】本方原为少阴病心烦不寐而设。方中黄芩、黄连苦寒清气分之热，阿胶滋养阴血，鸡子黄清润益阴，芍药和血敛阴。诸药合用，共奏滋水降火之功。

【临床应用】本方以攻邪为主，兼以养阴，对热烁肾阴或阴虚有热者皆可应用。又肾病患者证属肾阴不足者如有心烦不眠，可用本方清心火、滋肾阴，可使心烦不眠迅速消除。但肾病多湿，本方偏于滋腻，故使用时要时时注意勿滞脾、勿助湿，必要时配合化湿理脾之品，以免壅邪之弊。

12. 知柏猪苓汤（时振声方）

【组成】知母 9g，黄柏 9g，猪苓 15g，茯苓 15g，滑石 15g，阿胶珠 9g，泽泻 15g，白芍 30g，生甘草 6g，牛膝 9g，王不留行 30g，车前草 30g。

【功效】养阴清热，利水通淋。

【说明】本方为猪苓汤加味，以知母、黄柏苦寒清热为君，配猪苓汤育阴利水为臣，芍药甘草汤酸甘化阴为佐，牛膝、车前、王不留行引导水湿下行为使，对阴虚兼夹下焦湿热者有较好的养阴清热、利水通淋之效。

【临床应用】本方可用于肾炎合并尿路感染者及急性肾盂肾炎或慢性肾盂肾炎急性发作而有尿频、尿急、尿痛、尿热等症者，应用本方可以迅速控制病情、减轻症状。

13. 清热解毒汤（时振声方）

【组成】银花 30g，蒲公英 30g，玄参 15g，生地 10g，紫花地丁 15g，天葵子 15g，野菊花 15g，蚤休 10g。

【功效】清热解毒。

【说明】本方为《医宗金鉴》五味消毒饮的加味方。五味消毒饮为清热解毒方剂，可用于痈疮疖肿、局部红肿热痛。本方加清热解毒的蚤休，凉血解毒的生地、玄参，清解功效较五味消毒饮尤捷。

【临床应用】肾病综合征患者由于大量应用激素，常常有热毒炽盛的表现，用本方可以清热解毒，减轻激素的副作用，对合并痤疮感染、丹毒、腹膜炎者均可用之。又肾炎有因皮肤感染而诱发，出现大量蛋白尿及水肿者，故本方亦可针对皮肤感染，合五皮饮治之，可使皮肤感染迅速痊愈，蛋白尿及水肿亦可消失。

14. 加减龙胆泻肝汤（时振声方）

【组成】龙胆草 6g，黄芩 9g，生地 12g，丹皮 9g，车前子 15g（包煎），泽泻 9g，柴胡 9g，炒栀子 9g，生甘草 6g。

【功效】泻肝胆实火，清下焦湿热。

【说明】龙胆泻肝汤原为《兰室秘藏》方，本方去木通、当归加丹皮、炒栀子、黄芩、生甘草组成。本方以龙胆草苦寒泻火为君；黄芩、栀子清热，泽泻、车前子利湿为臣；生地、丹皮凉血为佐，避免苦寒化燥及利湿伤阴；柴胡为使以引诸药入肝胆；甘草则调和诸药。方中泻中有补，利中有滋，使肝胆实火得泻，下焦湿热得清。

【临床应用】急性肾盂肾炎或慢性肾盂肾炎急性发作证属下焦湿热显著者，或妇女湿热带下，或头痛目赤、胁痛口苦、耳聋耳肿等肝胆实火上扰者，皆可用之。唯本方大苦大寒，不宜久服，以免伤害脾胃。

15. 加味杏仁滑石汤（时振声方）

【组成】杏仁 9g，滑石 15g，黄芩 9g，黄连 6g，橘红 9g，广郁金 9g，厚朴 9g，半夏 9g，通草 3g，贝母 9g，瓜蒌皮 15g。

【功效】清肺、化痰、利湿。

【说明】杏仁滑石汤为《温病条辨》中焦篇方，用于暑温伏暑，三焦均受，舌灰白，胸痞闷，潮热呕恶，烦渴自汗，汗出溺短者。方以杏仁、滑石、通草宣肺利湿，厚朴苦温以泻湿满，橘红化痰止呕，黄芩、黄连清热燥湿，郁金芳香而开闭，使湿热之邪一并而去。本方则在原方基础上加贝母、瓜蒌以加强化痰作用，使全方变为清肺化痰之剂。因痰热蕴肺，气机不畅，郁金、厚朴可调理气机，开闭降气；因痰热结胸，呼吸不利，黄连、半夏、瓜蒌则辛开苦降，开结通闭；因湿热内阻，小便不利，滑石、通草淡渗利湿，通利水道；合而为清肺、化痰、利湿之剂。

【临床应用】本方用于慢性肾炎或慢性肾衰竭合并肺部感染，或外感风热、外感风寒化热、痰热蕴肺者。

16. 加减竹叶石膏汤（时振声方）

【组成】淡竹叶 9g，生石膏 30g，太子参 15g，法夏 9g，麦冬 15g，生甘草 6g，桔梗 6g，丹皮 9g，炒栀子 9g，益母草 30g，白茅根 30g。

【功效】益气养阴，清热凉血。

【说明】竹叶石膏汤为《伤寒论》方，原方主治“伤寒解后，虚羸少气”之证，以竹叶、石膏之辛寒以散余热，人参、甘草、麦冬、粳米之甘平以益肺安胃、补虚生津，半夏之辛温以豁痰止呕，去热而不损其真，导逆而能益其气。故本方广泛用于热病后气津两伤、余热未尽。本方为竹叶石膏汤去粳米，加桔梗、丹皮、栀子、益母草、白茅根，目的是加强清热凉血的作用，并有利咽之效。

【临床应用】慢性肾炎病程中反复咽痛，每因咽痛可导致尿中蛋白、红细胞增多，本方用后可使咽痛不致反复发生，并可改善尿的变化。慢性肾炎合并外感的恢复期而余热未尽者，亦可用本方治之，可使体温恢复正常，虚烦不寐、气逆欲呕等症消失。

17. 滋肾清热利湿汤（时振声方）

【组成】女贞子 9g，旱莲草 9g，苍术 6g，黄柏 9g，白花蛇舌草 30g，石韦 15g，萆薢 15g，牛膝 9g，车前草 30g。

【功效】滋养肝肾，清热利湿。

【说明】本方为二至丸合三妙散，加白花蛇舌草、石韦、萆薢、牛膝、车前草而成。方以女贞子、旱莲草滋养肝肾为主药，三妙散清热燥湿为辅，白花蛇舌草、石韦、萆薢、车前草清热利湿加强三妙散的作用，是为佐使。全方共奏滋养肝肾、清热利湿之效。

【临床应用】慢性肾炎、慢性肾盂肾炎有湿热者，或急性肾炎恢复期湿热未清者，症见口苦口黏、口干饮水不多、腰膝酸软、尿黄混浊、舌红苔薄腻或黄腻、脉象弦细或沉细等，皆可用之。又乙型肝炎相关性肾炎属阴虚夹湿热者为多，可于本方中加半枝莲 15g，半边莲 15g，虎杖 15g 治之；有瘀血者，酌加丹参、益母草之类，效果较好。

18. 加味玉女煎（时振声方）

【组成】知母 9g，生石膏 30g，生地 9g，麦冬 15g，牛膝 9g，黄连 9g，升麻 9g。

【功效】清胃滋阴。

【说明】玉女煎为张景岳方，原方用于“少阴不足，阳明有余”者，即指胃热阴虚。阳明经脉上行头面，胃热循经上攻，则有头痛、齿痛；热迫血溢，则牙龈出血；胃热阴伤，则烦热干渴、舌红苔干、消谷善饥。方以知母、石膏清泻胃火为主，生地、麦冬甘寒养阴为辅，更佐牛膝引火下行。本方再加黄连清胃，升麻解毒，使胃火得清，阴液得存。

【临床应用】慢性肾炎、慢性肾盂肾炎患者证属阴虚内热者，经常可见胃热上炎而有牙龈肿痛、牙龈出血、头痛烦渴等症者可用之。

19. 菖蒲郁金汤（时逸人方）

【组成】石菖蒲 9g，广郁金 9g，炒栀子 9g，竹叶 9g，银花 9g，丹皮 9g，连翘 9g，菊花 9g，牛蒡子 9g，滑石 15g，竹沥水 15mL，生姜汁 3 滴，玉枢丹 1.5g（冲服），灯心 1.5g。

【功效】清热、化痰、开窍。

【说明】本方原载时逸人《中国时令病学》《温病全书》，最初无银花、菊花、牛蒡子、滑石，但有木通，用于湿热痰浊，蒙蔽心包而神昏谵语者。《时氏处方学》所载为现在方。全方以菖蒲、郁金、玉枢丹芳化开窍，银翘、竹叶、菊花、栀子清热泻火，竹沥、姜汁、牛蒡子辛润化痰，滑石、灯心轻淡利湿，丹皮、郁金凉血化浊。全方共奏清热化痰开窍之功效。

【临床应用】可用于慢性肾衰竭合并肺部感染，属痰壅神昏之证，亦可用于“温邪上受，首先犯肺，逆传心包”之证，凡湿热痰浊蒙蔽心包，神昏谵妄而见高热不退者，均可用之。

20. 导赤清心汤（时逸人方）

【组成】生地 15g，玄参 10g，麦冬 15g，沙参 15g，丹皮 6g，竹叶 9g，莲子心 3g，通草 3g，灯心 1.5g，益元散 9g，茯苓 15g。

【功效】清心泻热，滋阴利湿。

【说明】本方以沙参、生地、麦冬、玄参滋阴生津，竹叶、莲子心清心泻热，丹皮行血滞，益元散、茯苓、灯心、通草利湿。全方共奏清心泻热，滋阴利湿之效。

【临床应用】本方清心泻热，兼能滋阴利湿。肾病血尿患者凡属心火下移小肠者，用本方可使血尿减轻，甚至消失，如本方再加入生侧柏、生地榆、凤尾草、马鞭草等凉血之品，则血尿消失尤捷。本方也可用于湿热邪陷入血分而见心烦谵语、小便短涩赤热、脉虚神倦者，有清热凉血利湿之效。

三、攻下类

1. 大承气汤（《伤寒论》）

【组成】大黄 12g（后下），厚朴 15g，枳实 15g，芒硝 10g（冲）。

【功效】峻下热结。

【说明】大承气汤是治疗阳明腑实证的代表方剂。症见大便秘结，腹部胀满，硬痛拒按，甚则潮热谵语，苔黄厚而干，脉沉实等。方中大黄苦寒泄热通便，荡涤肠胃，为主药；辅以芒硝咸寒泄热，软坚润燥；枳实、厚朴行气散结，推动结热下行，是为佐药。诸药相伍，有较强的攻下泻热作用。

【临床应用】南宋《鸡峰普济方·关格》载有应用大承气汤治疗关格的验案一则，这是用攻下法治疗关格的最早记载。近代据此用通腑泄浊法治疗急慢性肾衰竭，取得了一定疗效。凡溺毒化热，蕴结肠胃，遏阻三焦，而致恶心呕吐，二便闭结者，均可以承气类方剂为主治疗，使溺毒结热从二便而出。

【使用注意】肾病应用本方一定要注意“热实”二字。凡舌、脉、证俱实者始可试用，且中病即止，不可过量。此外，慢性肾衰竭晚期，肾气已败，虽有热结邪实，亦不可轻易使用本方，否则，会加重电解质紊乱和酸中毒，使病情迅速恶化。

2. 大黄附子汤（《金匮要略》）

【组成】大黄 10g，熟附子 12g，细辛 6g。

【功效】温阳通便。

【说明】本方主治寒实内结，阳气不运而致的大便难。方中附子温阳散寒，是为主药；大黄荡涤内结，是为辅药；细辛助附子以祛寒，佐大黄而制寒，是为佐药。三药合用，共奏温下之功。

【临床应用】本方在肾病临床中主要用于阳虚寒盛，溺毒内结者，症见畏寒肢冷、恶心纳呆、大便不通、小便短少、舌淡体胖苔白滑、脉沉迟等。

3. 舟车丸（《丹溪心法》）

【组成】大黄 60g，甘遂、大戟、芫花、陈皮、青皮各 30g，牵牛子 120g，木香 15g，为细末，水泛为丸，每服 6g，白水送下。

【功效】行气、逐水、通便。

【说明】舟车丸主治水气中阻，形气俱实者，症见水肿胀满、气促口渴、二便不利、舌苔厚腻、脉沉实等。方中甘遂、大戟、芫花攻逐脘腹经隧之水，为主药；大黄、牵牛荡涤泻下，为辅药；主辅相须，使水热实邪从二便分消下泄；再以青皮破气散结，陈皮理气燥湿，木香调气导滞，使气畅水行，共为佐使。名以“舟车”者，是形容攻逐之力如顺水之舟，驷马之车，激流勇进之意。张景岳转引此方，又加槟榔、轻粉，轻粉即汞粉，为粗制的氯化亚汞制剂，对肾脏有毒性，不宜使用。

【临床应用】肾病临床应用本方有两种适应证候：一为水肿胀满，属水热互结，形气俱实者；一为溺毒内蕴，二便闭结者。

【使用注意】本方攻伐力猛，不仅逐邪，又易伤正。使用时应掌握脉证俱实，且中病即止，不可久服。

4. 禹功散（《儒门事亲》）

【组成】牵牛子 120g，炒茴香 30g，加木香 30g，为细末，水泛为丸，每服 6g，姜汁调服。

【功效】行气逐水。

【说明】本方以牵牛子荡涤泻下为主，佐茴香、木香调气导滞，构成峻下逐水之剂。

【临床应用】肾病水肿或伴有胸、腹水、二便不利、形气俱实者。

【使用注意】本方攻伐之力较舟车丸为缓，但亦应注意中病即止，不宜久服。体质较差者可与扶正之剂交替使用，以攻补兼施。

5. 十枣汤（《伤寒论》）

【组成】甘遂、大戟、芫花各等分，研细末，每服 1g，大枣 10 枚煎汤调服。

【功效】攻逐水饮。

【说明】十枣汤为逐水峻剂，主治胸水悬饮，胁下有水气。症见咳唾，胸胁引痛，心下痞硬，干呕短气，头痛目眩或胸背掣痛不得息，舌苔滑，脉沉弦等。方中甘遂善行经隧水湿，大戟善泻脏腑水湿，芫花善攻胸胁癖饮。三药皆有毒，且性峻烈，合而用之，其攻邪遂水之力甚雄。使以大枣之甘平，以健脾益气，且监制诸药之毒性，使积水去而正不伤。

【临床应用】肾病水肿，并见二便不利，伴有大量胸、腹积液，且形气俱实者，可以试用。

【使用注意】①本方为峻下逐水之剂，服后一般腹中作痛，二便俱下。因此，应从小量开始，逐渐加重。如泻后精神疲倦，食欲减退，即应停服，待观察 1～2 日后，根据体质及积水情况决定是否续服。②方中三药均有毒，宜醋制为散服，以减少其呕吐的副作用，不宜作煎剂。③体质较差，不任攻下者，可与补正之剂交替服用。④孕妇忌用本方。

四、利湿类

1. 藿香正气散（《和气局方》）

【组成】藿香90g，苏叶、白芷、大腹皮、茯苓各30g，白术（土炒）、半夏曲、陈皮、厚朴（姜制）、桔梗、炙甘草各60g。为末，每服10～12g，生姜、大枣为引煎服。

【功效】解表和中，理气化湿。

【说明】本方为芳香化湿之剂，主治外感风寒、内伤湿滞。方中藿香化湿，理气和中，兼能解表，为主药；苏叶、白芷解表散寒，兼化湿滞，为辅药；佐以厚朴、大腹皮去湿消滞，半夏曲、陈皮理气和胃、降逆止呕，桔梗宣肺利膈；使以茯苓、白术、甘草、大枣益气健脾，以助运化。诸药合用，解外而和内，共奏解表和中、理气化湿之功。

【临床应用】①肾病多湿，复感外邪，而致外寒内湿之证者；②肾病湿浊内盛，遏阻中焦，上扰清阳，表现为头沉、恶心欲吐、纳呆腹胀、脉濡、苔白滑者。

2. 三仁汤（《温病条辨》）

【组成】杏仁18g，滑石20g，白通草6g，白蔻仁6g，竹叶6g，厚朴6g，薏苡仁20g，制半夏18g。

【功效】宣畅气机，清利湿热。

【说明】本方主治湿温初起，或暑湿之邪在气分，症见头痛身重、面色淡黄、胸闷不饥、午后身热、舌白不渴、脉濡者。方中杏仁苦辛开上以通利肺气，白蔻辛苦宣中以化湿舒脾，薏仁甘淡导下以渗泄湿热，三者相须，分清三焦之湿，故同为主药；半夏、厚朴除湿以消痞，行气散满，为辅药；通草、滑石、竹叶清利湿热，为佐使药。诸药配伍，以疏利气机，宣畅三焦，上下分清，故对湿热内蕴，三焦同病者有良好疗效。

【临床应用】肾病应用三仁汤主要有两种适应证候：一为湿热外感，引动内湿，邪阻三焦，决渎不利者；一为脾湿内停，郁而化热，湿热交结，蕴蒸三焦者。

3. 五苓散（《伤寒论》）

【组成】猪苓10g，茯苓10g，白术10g，泽泻12g，桂枝6g。

【功效】化气利水，健脾祛湿。

【说明】本方原治内停水湿，外有风寒之证。方中茯苓、猪苓甘淡渗湿，通利小便，为主药；桂枝辛温，既能温化膀胱寒水而利小便，又能疏散表邪而治表证，为辅药；泽泻甘寒渗泄，白术苦温健脾行湿，均为佐使药。诸药合用，具有化气利水，健脾祛湿的功效。

【临床应用】急、慢性肾炎，表现为全身浮肿、小便不利、脉濡、苔白腻等，病机属三焦不畅，膀胱气化不利者，可用本方治疗。

4. 五皮散（《中藏经》）

【组成】桑白皮、陈皮、生姜皮、大腹皮、茯苓皮各等分，为粗末，每用10g，水煎服。

【功效】化湿健脾，理气消肿。

【说明】本方主治脾虚受湿，气滞水停的水肿，尤以皮水最宜。方中茯苓皮健脾渗湿，为主药；桑白皮降肺行水，大腹皮理气导湿，生姜皮辛散水气，同为辅药；陈皮理气健脾，苦温燥湿，为佐药。五药皆用其皮者，取其散而不滞，走而不守之性。

【临床应用】急、慢性肾炎水肿，证属脾虚受湿，气滞水停者，可用本方治疗。如水肿较重，也可配合五苓散同用，以增强化湿利水之力。

5. 大橘皮汤（《宣明论方》）

【组成】橘皮（去白）、茯苓（去皮）各30g，木香3g，滑石180g，槟榔10g，猪苓（去皮）、泽泻、白术、官桂各15g，甘草6g。为粗末，每服15g，生姜为引，水煎服。

【功效】行气利水。

【说明】本方乃为五苓散加橘皮、木香、槟榔、滑石、甘草而成。原治湿热内盛之心腹胀满、水肿、小便不利、大便滑泻等症。方中五苓散化气利水，橘皮、木香、槟榔导气行水，滑石渗泄水湿，甘草调和诸药。与五苓散相比，本方行气导水之力明显增强，对气郁水停证候尤为适宜。

【临床应用】各类肾炎水肿，辨证属三焦气化不利，气滞水停者，均可以本方为主化裁应用。

6. 导水茯苓汤（《奇效良方》）

【组成】赤茯苓、麦门冬、泽泻、白术各90g，桑白皮、紫苏、槟榔、木瓜各30g，大腹皮、砂仁、木香各23g。为粗末，每服15g，灯心草为引，水煎服。

【功效】行气利水。

【说明】本方是在五皮散的基础上加减化裁而成的，主治遍身水肿，随按随起，喘满倚息，不得转侧，不得平卧，饮食不下，小便秘涩，溺时痛如刀割，尿量极少，色如黑豆者。方中茯苓导水渗湿为主药；泽泻、白术、桑白皮分消三焦之湿，紫苏、槟榔、大腹皮、陈皮、砂仁、木香通利三焦之气同为辅药；麦冬养阴，木瓜柔肝为佐；灯心草引药下行为使。诸药相合，有较强的行气导水之力，且能纠正邪水戕伐正水之弊。

【临床应用】肾病病程中水肿较重，甚至出现胸水、腹水，并有明显的气郁气滞者，可用本方治疗。

7. 疏凿饮子（《济生方》）

【组成】羌活、秦艽、商陆、槟榔、大腹皮、茯苓皮、椒目、木通、泽泻、赤小豆各等分。为粗末，每服12g，生姜为引，水煎服。

【功效】疏风透表，通利二便。

【说明】本方集疏、通于一身，主治遍身水肿、喘息口渴、二便不利的水肿重证。方中羌活、秦艽疏风透表，使在表之水从汗而泄，这是“疏”的一面，佐以生姜、茯苓皮、大腹皮宣开在表之水气；商陆、槟榔通利二便，使在里之水从下而走，这是“凿”的一面，佐以泽泻、木通、椒目、赤小豆通利在里之水。诸药配伍，疏表有利于通里，通里有利于疏表，互为促进，相得益彰，对水气弥漫，充斥内外者，诚有良效。

【临床应用】对肾病病程中出现的遍身水肿，且胸、腹水较重的患者可以试用。方中木通可用通草代替。

8. 真武汤（《伤寒论》）

【组成】熟附子10g，白术6g，茯苓10g，白芍10g，生姜10g。

【功效】温阳利水。

【说明】本方原为治少阴病有水气，腹痛，小便不利，四肢沉重疼痛，自下利等症。方中附子辛热，温壮肾阳，以散寒水，是为主药；白术温运脾阳，健脾制水，是为辅药。二药相配，使肾能主水，脾能制水。更佐茯苓之渗利，生姜之辛散，使水湿分道而消。方中使用芍药者，意在敛阴和营、缓急止痛，一以制约附、术之辛温苦燥，一以填补真阴之耗伤，故亦为佐药。

【临床应用】各类肾炎水肿，如属肾阳不足，寒水内停者，可以本方为主化裁治疗。

9. 实脾饮（《济生方》）

【组成】厚朴（姜制）、白术、木瓜、木香、草果仁、大腹皮、熟附子、茯苓、炮姜各 30g，炙甘草 15g。共为粗末，每服 12g，姜、枣为引，水煎服。

【功效】温补脾肾，扶正利水。

【说明】实脾饮主治因脾阳不足，累及肾阳的水肿，症见全身浮肿，腰以下尤甚，胸腹胀满，身重懒食，手足不温，口不渴，小便清，大便溏，舌苔滑腻，脉沉迟者。方中以附子、干姜为主药，温养脾肾，扶阳抑阴；配以厚朴、木香、大腹皮、草果仁下气导滞，化湿利水；茯苓、白术、木瓜健脾和中，渗湿利水，共为辅药；使以甘草、生姜、大枣调和诸药，益脾温中。诸药相伍，温阳之中偏补脾土，以期脾实水制之效。

【临床应用】肾炎水肿属脾肾阳虚或脾虚湿重者可用本方治疗。本方与真武汤均为温阳利水之剂，但真武汤偏重肾阳，本方则偏重脾阳，是其不同。

10. 春泽汤（《奇效良方》）

【组成】泽泻 10g，猪苓、茯苓、白术各 6g，桂心、人参、麦冬各 5g。渴甚去桂枝，加五味子、黄连各 6g。为粗末，每服 22g，灯心草为引，水煎服。

【功效】益气利水。

【说明】本方由五苓散加人参、麦冬、柴胡等化合而成。原治伏暑发热，烦渴引饮，小便不利诸症。方中五苓散化气行水，使邪水化为正水；人参益气生津，以助虚亏之元气；麦冬养阴生津，以助正水之不足；加一味柴胡者，乃取其和解少阳，沟通表里之意，以使药力上通下达，伏邪外解内消。

【临床应用】本方适当化裁，可用于肾炎水肿属气虚水停者。

11. 猪苓汤（《伤寒论》）

【组成】猪苓 12g，茯苓 12g，泽泻 10g，阿胶 10g，滑石 10g。

【功效】利水、滋阴、清热。

【说明】本方原治阳明病脉浮发热，渴欲饮水，小便不利；或少阴下利六七日，咳而呕渴，心烦不得眠者。方中二苓、泽泻渗利小便，滑石清热通淋，阿胶滋阴养血。五药合方，利水而不伤阴，滋阴而不敛邪，使水气去，邪热清，阴液复，诸症自除。

【临床应用】本方利水之中有滋阴养血之功，为古方中为数较少的滋阴利水方剂之一。慢性肾炎水肿，多有阴虚血亏内热者，可用此方化裁治疗。

12. 萆薢分清饮（《医学心悟》）

【组成】川萆薢 30g，石菖蒲 9g，黄柏 9g，茯苓 15g，白术 9g，莲子心 15g，丹参 15g，车前子 15g（包）。

【功效】清热利湿，分清化浊。

【说明】本方川萆薢清热利湿为主药，菖蒲化浊通心，莲心、丹参入心，再配以黄柏清心泻火、化浊利湿；白术健脾利湿，茯苓、车前子渗湿，以分清化浊；合而为清利化浊之剂。《丹溪心法》的萆薢分清饮为萆薢、石菖蒲、乌药、益智仁，为温暖下元、利湿化浊之剂，虽方名相同，一寒一热，不容混淆。

【临床运用】肾病有湿热者，如症见口苦口黏、胸闷肢沉、尿少黄赤、舌苔黄腻、脉象濡数者，可用本方治疗。

五、固涩类

1. 人参胡桃汤（《济生方》）

【组成】人参 5g，胡桃（取肉）5 个，生姜 5 片。

【功效】固肾纳气。

【说明】本方治肺肾两虚，气不归根而致的胸满喘急、不能睡卧等症。方中人参益气健脾，大补元气；胡桃肉益肾固精，纳气平喘；生姜和中调胃。诸药相合，肺、脾、肾同补，使元气充盛，肾元固秘，肺气有根，故虚喘得平，睡卧得安。

【临床运用】本方益气填精固肾力量较著，临床上可用于肾病迁延不愈，久病肺肾两虚者，症见腰背酸痛、气喘自汗、动则益甚等。

2. 黑锡丹（《和剂局方》）

【组成】黑锡（铅）、硫黄、沉香、小茴香（炒）、木香、阳起石（研、水飞）、胡芦巴（酒浸、炒）、补骨脂（酒浸、炒）、肉豆蔻（面裹、煨）、川楝子（蒸去皮核）、附子（炮去皮脐）各 30g，肉桂 15g。如法炮制，酒糊丸，成人每服 5g，盐水送下。

【功效】温肾纳气。

【说明】本方主治肾阳衰惫，阴寒内盛，虚阳浮越，冲气上逆，或作痰喘，或作奔豚，或为疝痛便滑，或为阳痿胞寒等。方中黑锡辛寒镇水，降逆坠痰；硫黄大热补火，助阳散寒。二药合用，镇摄虚阳，温降逆气，共为主药。附子温肾走而不守，肉桂助阳守而不走，二药合用以补命门真火，共为辅药。胡芦巴、补骨脂、阳起石温肾，小茴香、肉豆蔻暖脾，沉香、木香疏利气机，共为佐药。独取一味苦寒的川楝子，一为监制诸药之温燥，一为疏气下达，引药归肾，故为使药。诸药合用，有较强的温阳镇摄之力。

【临床应用】肾病病程中如出现阴浊内盛，肾阳虚衰，寒水上凌等证，可试用本方治疗。

【使用注意】本方药物重坠，性多温燥，对孕妇及下焦阴亏者均不宜服。黑锡有毒，肾功能不全者不宜使用，可改为代赭石之类入药，仍不宜久服。

3. 水陆二仙丹（《洪氏集验方》）

【组成】芡实、金樱子各等分。

【功效】固肾涩精。

【说明】芡实甘平，金樱子酸平，二药均有固肾涩精之功，相互配伍，其固涩力量更强。主治脾肾虚亏，精关不固，而致男子遗精白浊，女子带下等症。

【临床应用】肾病见大量蛋白尿，辨证属肾气虚亏者可用本方治疗。但肾病病机多较复杂，本方组成单纯，临床上多参入他方同用。

4. 桑螵蛸散（《本草衍义》）

【组成】桑螵蛸、远志、菖蒲、龙骨、党参、茯神、当归、龟甲（醋炙）各 30g，为末，每服 6g。近代多作汤剂内服。

【功效】调补心肾，固精止遗。

【说明】本方主要治疗肾虚不摄、心气不足所致的小便频数或遗尿、滑精、精神恍惚、健忘、舌淡苔白、脉沉迟细弱等症。方中桑螵蛸补肾、固精、止遗，为主药；茯神、远志、菖蒲安神定志，为辅药；党参、当归益气补血，龙骨、龟甲壮水镇摄，同为佐使。诸药合用，有两调心肾，补益气血，安神定志，固精止涩的功效。

【临床应用】慢性肾病病程中出现夜尿频仍、遗精自汗、健忘怔忡等症，辨证属心肾两虚者可用本方为主治疗。

5. 金锁固精丸（《医方集解》）

【组成】沙苑蒺藜、芡实、莲须各 60g，龙骨（酥炙）、牡蛎（煅）各 30g，莲肉煮粉糊丸，为细末，每服 10g，淡盐汤下。也可作汤剂内服。

【功效】固肾涩精。

【说明】本方主治肾关不固，遗精滑泄，腰酸耳鸣，四肢无力等症。方中沙苑蒺藜（沙苑子）补肾填精，为主药；莲子肉、须及芡实固肾涩精，健脾宁心，为辅药；龙骨、牡蛎潜阳固摄，质重入肾，同为佐使。诸药相合，有较强的固肾涩精之力。

【临床应用】本方治疗脾肾虚亏，肾气不固而致的蛋白尿有一定疗效。

6. 真人养脏汤（《和剂局方》）

【组成】人参、当归、白术各 18g，肉豆蔻（面裹、煨）15g，肉桂、炙甘草各 24g，白芍药 48g，木香 42g，诃子肉 368g，罂粟壳 112g。为粗末，每服 6～10g，水煎服。亦可作汤剂内服。

【功效】温中补虚，涩肠止泻。

【说明】本方原治久泻、久痢，下痢赤白，里急后重，脾胃虚寒，脐腹作痛，或滑脱不禁，甚至脱肛，疲倦少食，舌淡白，脉迟细者。方中党参、白术益气健脾，为主药；肉豆蔻、肉桂温补脾肾以止泻，诃子、罂粟壳涩肠固脱，共为辅药；佐以木香调气舒脾，当归、白芍养血和血；使以炙甘草益气和中，调和诸药。诸药配合，功能温中固涩，养已伤之脏气，故名“养脏”。

【临床应用】由于本方有良好的温中补虚、涩肠固脱之效，故慢性肾病迁延不愈证属脾肾阳虚，湿浊内伤肠胃，症见腹痛泄泻者可用本方治疗。此外，为了通腑降浊排毒，各地多用攻下剂治疗，用之不当，可出现中气下陷的脱、泻诸症。此时也可使用本方治疗。

7. 四神丸（《证治准绳》）

【组成】补骨脂 120g，五味子、肉豆蔻（煨）各 60g，吴茱萸 30g，生姜 240g，红枣 100 枚。如法炮制为丸，每服 10～20g。亦可作汤剂内服。

【功效】温肾暖脾，固肠止泻。

【说明】本方主治脾肾虚寒，五更泄泻，或久泻不止，腹中冷痛，不思饮食，食不消化，舌淡苔白，脉沉迟等症。方中补骨脂善补命门真火，以温养脾阳，是为主药；辅以肉豆蔻暖脾涩肠；佐以吴茱萸温中祛寒，五味子酸敛固涩；使以生姜温胃散寒，大枣补脾养胃。诸药合用，共奏温肾暖脾、固肠止泻之效。

【临床应用】本方与真人养脏汤同为温补脾肾、涩肠固脱之剂，但养脏汤偏重补脾，本方则偏重温肾。慢性肾病病程中如出现肾阳虚衰，命火不足而导致的虚寒腹痛泄泻者，可用本方为主治疗。湿浊内盛者当配以分清泄浊之品。

8. 参芪五子衍宗丸（时振声方）

【组成】党参 15g，生黄芪 15g，菟丝子 15g，沙苑蒺藜 9g，枸杞子 9g，覆盆子 15g，车前子 15g（包煎）。

【功效】健脾固肾。

【说明】《证治准绳》的五子衍宗丸由菟丝子、五味子、枸杞子、覆盆子、车前子组成，为补肾固涩之剂，用于肾虚遗精。本方去五味子，加沙苑蒺藜

（沙苑子）则加强固肾的作用。全方以党参、黄芪健脾，菟丝子、枸杞子、沙苑子、覆盆子固肾，车前子利湿以减少因固涩而导致水湿潴留的副作用，合而为健脾固肾之剂。

【临床应用】凡属脾肾气虚的蛋白尿患者，均可用本方治之，又本方亦可用于老年脾肾气虚患者，如见腰酸腿软、气短乏力、夜尿频多、阳痿早泄等症。

六、镇潜类

1. 镇肝息风汤（《医学衷中参西录》）

【组成】怀牛膝 30g，代赭石 30g（先煎），生龙骨 15g（先煎），生龟甲 15g（先煎），白芍 15g，玄参 15g，天冬 15g，生牡蛎 15g（先煎），川楝子 6g，生麦芽 6g，青蒿 6g，甘草 5g。

【功效】镇肝息风。

【说明】本方主治肝肾阴虚，肝阳上亢，甚至肝风内动所致的头目眩晕，目胀耳鸣，心中烦热，面色如醉，或肢体渐觉不利，或口眼渐渐歪斜，甚则眩晕颠仆，不省人事，移时始醒，偏身失用，脉弦长有力者。方中重用牛膝滋养肝肾、引血下行，代赭石平肝潜阳、导气下行，二药同为主药。龙骨、牡蛎、龟甲柔肝息风，重镇潜阳；玄参、天冬，白芍滋养阴液，增水涵木，均为辅药。青蒿、川楝子清泻肝火，麦芽调畅肝气，甘草和中益胃，均为佐使药。诸药相合，共奏镇肝息风之效。

【临床应用】肾性高血压，辨证为阴虚阳亢，水不涵木者用此方有效。

2. 天麻钩藤饮（《杂病证治新义》）

【组成】天麻 10g，钩藤 15g，桑寄生 24g，石决明 24g（先煎），山栀子 10g，黄芩 10g，川牛膝 12g，杜仲 10g，益母草 12g，夜交藤 15g，茯苓 15g。

【功效】平肝息风，滋阴清热。

【说明】本方主治肝阳上亢、肝风内动所致的头痛眩晕，耳鸣眼花，震颤，失眠，甚或半身不遂，舌红，脉弦数等症。方中天麻、钩藤平肝息风，是为主药；辅以石决明潜阳，栀子、黄芩清热，牛膝、杜仲、桑寄生滋养肝肾；益母草活血清肝热，夜交藤养肝安心神，茯苓宁心渗脾湿，皆为佐使。诸药合用，共成滋阴清热，平肝息风之剂。

【临床应用】肾性高血压，属肝肾阴亏有热，下焦有湿，阴虚阳亢者可用此方治疗。本方与镇肝息风汤相比，清热之力较强，潜镇之力不足，兼有宁心、渗湿作用，故对慢性肾炎高血压兼有湿热浊阻者效果较好。

3. 羚羊钩藤汤（《通俗伤寒论》）

【组成】羚羊角 2～3g（先煎），钩藤 10g（后下），桑叶 6g，川贝母 12g，竹茹 15g，生地黄 15g，菊花 10g，白芍 10g，茯神 l0g，甘草 3g。

【功效】平肝息风，清热止痉。

【说明】本方主治肝经热盛，热极动风所致的高热不退，烦闷躁扰，手足抽搐，甚至神昏，发为痉厥等症。方中羚羊角、钩藤清热凉肝，息风止痉，为主药；桑叶、菊花平肝清热，白芍、地黄增液舒筋，共为辅药；贝母、竹茹清化热痰，茯神宁心安神，是为佐药；甘草和白芍化阴柔肝，兼以调和诸药，是为使药。

【临床应用】

（1）肾病阴亏，复感外邪，化热入里，引动肝风，症见神昏、烦躁、身热抽搐者可用本方治疗。

（2）肾性高血压之肾阴不足，肝热较重者可以本方为主化裁治疗。

4. 大定风珠（《温病条辨》）

【组成】白芍 20g，阿胶 10g（烊），生龟甲 12g，干地黄 20g，麻仁 6g，五味子 6g，生牡蛎 12g，麦冬 20g（去心），炙甘草 12g，鸡子黄 2 枚，生鳖甲 12g。

【功效】滋液息风。

【说明】本方主治热灼真阴，虚风内动，症见神倦瘛疭、舌绛苔少、脉气虚弱、时时欲脱者。方中鸡子黄、阿胶滋阴养液以息内风，是为主药；地黄、麦冬、白芍滋阴柔肝，龟甲、鳖甲、牡蛎育阴潜阳，共为辅药；炙甘草、五味子酸甘化阴，麻仁养阴润燥，均为佐使。诸药配合，共奏增液养阴、柔肝息风之效。

【临床应用】本方以养阴为主，祛邪为辅。肾病多以脾肾失调为主，湿热恒多，过用柔剂每有助邪之弊，故本方的应用机会不多。但于下面两种情况，可考虑应用：一为肾病复感外邪，化热伤阴，肝肾被灼，虚风内动；一为过用渗利之剂，阴津大伤，湿浊虽去而热邪留扰。

5. 加减建瓴汤（时振声方）

【组成】生石决明 30g，草决明 6g，怀牛膝 9g，生山药 9g，生地 9g，生杭芍 15g，生龙骨 15g，生牡蛎 15g。

【功效】镇肝息风，滋阴明目。

【说明】张锡纯的建瓴汤由生赭石、生龙牡、生山药、生地、生杭芍、怀牛膝、柏子仁组成，用于肝阳上亢、心神不宁者，为镇肝息风、滋阴安神之剂。本方去生赭石、柏子仁，加生石决明、草决明，为镇肝息风、滋阴明目之剂。方以生石决明、生龙骨、生牡蛎镇肝息风，生地、杭芍、山药滋肾养肝，草决明清肝明目，牛膝引血下行，共奏镇肝息风、滋阴明目之效。

【临床应用】慢性肾炎、慢性肾盂肾炎患者属阴虚阳亢者，多有头目眩晕、目胀耳鸣、视物模糊等症，故本方用之效果颇佳。

七、理血类

1. 桃红四物汤（《医宗金鉴》）

【组成】当归 6g，赤芍药 15g，生地黄 9g，川芎 9g，桃仁 9g，红花 9g。

【功效】养血，活血，调经。

【说明】本方为妇科常用方剂，治妇女月经不调，痛经，经前腹痛，或经行不畅而有血块，色紫黯，或血瘀而致的月经过多及淋沥不净等。方中桃仁、红花活血散瘀，为主药；四物汤柔肝，养血活血，为辅佐。诸药合用，对血虚夹瘀诸症有较好疗效。

【临床应用】本方不仅有养血活血之效，而且还能滋养肝肾、凉血清热，对慢性肾炎瘀热型患者可以化裁应用。

2. 血府逐瘀汤（《医林改错》）

【组成】当归 10g，生地黄 10g，桃仁 12g，甘草 3g，桔梗 5g，川芎 5g，牛膝 10g，红花 10g，枳壳 6g，赤芍 6g，柴胡 3g。

【功效】活血祛瘀，行气止痛。

【说明】本方治疗胸中瘀阻兼有气滞之证。方中当归、桃仁、红花活血祛瘀，是为主药；川芎、赤芍协助主药增强活血之力，是为辅药；生地配当归养血和血，牛膝补肝肾而通血脉，柴胡、枳壳、桔梗疏畅胸中气滞，使气行则血行，均为佐药；甘草调和诸药为使。

【临床应用】血府逐瘀汤由桃红四物汤及四逆散等合化而成，在活血化瘀的基础上又增加了疏肝理气的作用，可谓气血双调之剂。肾病病程中如出现气滞血瘀兼有肾虚的证候，可以本方为主治疗。

3. 大黄䗪虫丸（《金匮要略》）

【组成】大黄（蒸）、黄芩、甘草、蛴螬、䗪虫、白蜜、桃仁、杏仁、芍药、干地黄、干漆、虻虫、水蛭。

【功效】活血化瘀，祛瘀生新。

【说明】本方主治久病入络、干血内结、诸虚劳伤。症见虚极羸瘦，肌肤甲错，两目黯黑等。方中大黄、䗪虫、桃仁、虻虫、水蛭、蛴螬、干漆活血化瘀，芍药、地黄养血补虚，杏仁理气，黄芩清热，甘草、白蜜益气和中。诸药合用，峻剂丸服，祛瘀而不伤正，扶正而不留瘀，为久病血瘀的缓方。

【临床应用】根据本方扶正去瘀的特点，与慢性肾炎正虚夹瘀的病理变化较为吻合，且丸药力缓，可以久服。但临床上多作为辅助用药，配合汤剂内服。

4. 四生丸（《妇人良方》）

【组成】生荷叶、生艾叶、生柏叶、生地黄各等分。

【功效】凉血止血。

【说明】本方主治血热妄行所致的吐血、衄血。方中生柏叶清热凉血止血，为主药；生地黄凉血养阴，为辅药；生荷叶止血散瘀，生艾叶性温，和血止血，且监制诸药之寒，共为佐使。四药均生用，可加强凉血止血的功效。

【临床应用】慢性肾衰竭病程中出现吐血、衄血等症，辨证属血热妄行者，可以本方为主化裁治疗。

5. 黄土汤（《金匮要略》）

【组成】甘草、干地黄、白术、熟附子、阿胶，黄芩各 10g，灶心黄土 30g。

【功效】温阳健脾，养血止血。

【说明】本方主治脾气虚寒所致的大便下血，以及吐血、衄血、妇人血崩，症见血色黯淡，四肢不温，面色萎黄，舌淡苔白，脉沉细无力等。方中灶心黄土有温中、涩肠、止血的作用，是为主药；白术、附子温阳健脾，地黄、阿胶养血止血，四药配伍，刚柔相济，均为辅药；黄芩苦能坚阴，寒能清热，是为反佐；甘草和调诸药，温中补虚，是为使药。

【临床应用】慢性肾衰竭病程中出现便血或吐血，属脾气虚寒，摄血无权者，可以本方为主化裁治疗。

6. 加味当归芍药散（时振声方）

【组成】当归 9g，赤芍 15g，川芎 9g，白术 9g，茯苓 15g，车前子 30g（包煎），丹参 30g，泽兰 9g，肉桂 6g，猪苓 15g，泽泻 10g，牛膝 30g。

【功效】活血利水。

【说明】本方由当归芍药散合五苓散，再加丹参、泽兰、牛膝、车前子组成。当归芍药散为《金匮要略》方，原治妇人怀妊，腹中疞痛，病机为肝脾不和，湿瘀交阻。方以归芍养肝，术苓健脾，川芎活血，泽泻利湿，诸药合用，方简意深，对血、水有较好的调节作用。五苓散为《伤寒论》方，乃化气利水、健脾祛湿之剂，与当归芍药散合用，再加丹参、泽兰、牛膝、车前子加强了活血利水的作用，对瘀血水肿有较好疗效。

【临床应用】肾病水肿，瘀血突出者，可用本方治之；肾性高血压有属脾虚气虚，水湿上扰者，可用本方加生黄芪 15g，防己 15g，亦有较好的降压效果。

7. 滋肾化瘀清利汤（时振声方）

【组成】女贞子 9g，旱莲草 9g，生侧柏叶 30g，马鞭草 30g，白花蛇舌草 30g，石韦 15g，益母草 30g，白茅根 30g，大蓟 15g，小蓟 15g。

【功效】滋肾化瘀，清热凉血。

【说明】本方以二至丸（女贞子、旱莲草）滋养肝肾为主，侧柏叶、马鞭草、白茅根、大蓟、小蓟、益母草活血凉血为辅，再合清热利湿之白花蛇舌草、石韦，共奏滋肾化瘀、清热凉血之效。

【临床应用】凡肾炎血尿，不论肉眼或镜下，中医辨证属肝肾阴虚，阴虚内热，血热妄行者，皆可用本方治之。凡属气虚阳虚出血者，本方忌用。

8. 益气化瘀止血汤（时振声方）

【组成】党参 15g，生黄芪 15g，桂枝 6g，茯苓 15g，赤芍 15g，丹皮 6g，桃仁 9g，刘寄奴 15g，阿胶珠 9g。

【功效】益气健脾，活血止血。

【说明】本方以《金匮要略》桂枝茯苓丸加味组成。桂枝茯苓丸原治妇人瘕病，方以桂枝、赤芍通调血脉，丹皮、桃仁活血化瘀，茯苓健脾利湿，既能活血，又能利水。本方有党参、黄芪以加强健脾益气功能，又有阿胶、刘寄奴以增强活血止血作用，故为益气健脾、活血止血之剂。

【临床应用】凡肾炎血尿，不论肉眼或镜下，中医辨证属脾虚气虚，气不摄血者，皆可用本方治之。凡属阴虚内热出血者，本方忌用。

八、和解类

1. 温胆汤（《千金方》）

【组成】半夏、竹茹、枳实各 60g，橘皮 90g，生姜 120g，甘草 30g。为粗末，每服 10～15g，水煎服。也可作汤剂内服。

【功效】清胆和胃。

【说明】本方主治胆虚痰热上扰，症见虚烦不寐、胸闷、口苦、呕涎等。方中竹茹、枳实清化胆热，疏理少阳，是为主药；半夏、橘皮，和胃降逆化痰，是为辅药；生姜温胃和中，合枳实可和解少阳，合半夏可降逆止呕，是为佐药；甘草调和诸药，益气补虚，是为使药。诸药合用，对胆经有热，胃中有寒，痰浊困阻中焦者有良好疗效。《六因条辨》加黄连名黄连温胆汤，为清化痰热之剂。

【临床应用】肾病水液代谢障碍，湿浊内生，蕴阻三焦，困遏脾胃，郁而化热，影响少阳的疏导之机，出现胸闷、口苦、泛恶、时时欲吐等症时，可以本方或黄连温胆汤治疗。通过清化少阳，和解脾胃，降逆化痰，可使三焦气畅，中焦升降有序，湿浊痰热得化，病情从而缓解。

2. 逍遥散（《和剂局方》）

【组成】柴胡、当归、白芍、白术、茯苓各 30g，炙甘草 15g。为粗末，每服 10g，生姜、薄荷为引，水煎服。近代多作汤剂内服。

【功效】疏肝解郁，健脾养血。

【说明】本方主治肝郁脾虚者，症见两胁作痛、头痛目眩、口燥咽干、疲乏食少，或寒热往来，或月经不调等。方中柴胡疏肝解郁，为主药；当归、芍药补血和营而养肝，为辅药；茯苓、白术、甘草健脾和中，为佐药；生姜和中，薄荷疏肝，均为使药。诸药相合，是疏肝益脾、和营养血的常用方剂。

【临床应用】本方在慢性肾炎缓解期，水湿不重，肾虚不明显，而以肝郁脾虚为主要表现者时可以应用。如有肾虚，可于方中参入益肾之药。

3. 半夏泻心汤（《伤寒论》）

【组成】制半夏 12g，黄芩 10g，干姜 10g，党参 10g，黄连 3g，炙甘草 6g，大枣 4g。

【功效】和胃降逆，开结除痞。

【说明】本方原治小柴胡证因误下而成的痞证，病机为寒热互结，上下不通，虚实错杂。方中重用半夏和胃消痞，降逆止呕，为主药；辅以干姜，助半夏辛开散结以和阴，黄连、黄芩苦降泄热以和阳；佐以党参补虚；使以甘草、大枣扶正以祛邪，协调诸药。全方寒热并用，补泻同施，苦辛开降，对中焦寒热互结的痞证、呕逆诸症有较好疗效。

【临床应用】慢性肾衰竭，脾湿浊阻蕴结中焦，辨证属寒热互结，虚实夹杂，症状以痞满、呕逆或肠鸣下利为主者，可用本方为主化裁治疗。但本方所治，乃一时之结，亦即疾病之标，如痞结缓解，正虚乃现，仍当以扶助脾肾之虚。

4. 加味蒿芩清胆汤（时振声方）

【组成】青蒿 15g，黄芩 9g，陈皮 9g，法半夏 9g，竹茹 6g，牛膝 9g，车前子 30g（包煎），砂仁 6g，茯苓 15g，碧玉散 9g，枳实 6g。

【功效】和解清利。

【说明】本方为俞根初之蒿芩清胆汤加牛膝、车前子、砂仁组成。原方用于三焦湿热之身热无汗、胸脘痞闷、痰多尿少者，以青蒿清芳透达祛邪外出，黄芩苦寒清热兼能燥湿，枳实、竹茹、陈皮、半夏化痰浊、破滞气，碧玉、茯苓清热利湿，使三焦湿热得清，气机通顺畅达，体温下降，诸症悉除。本方再加牛膝、车前使尿量增加，有利于水湿的排除；加砂仁以燥湿开胃，使食欲亦可迅速恢复。

【临床应用】凡慢性肾炎或慢性肾衰竭外感湿热，症见身热无汗、浮肿尿少、舌苔黄腻者，可用本方，有较好的疗效。

5. 加味小柴胡汤（时振声方）

【组成】柴胡 30g，黄芩 15g，茯苓 30g，太子参 15g，法半夏 9g，甘草 6g，生姜 3 片，大枣 4 枚。

【功效】和解表里，清热利湿。

【说明】《伤寒论》中小柴胡汤为少阳病主方，用于寒热往来，为扶正祛邪、和解表里之剂。原方有小便不利，故去黄芩加茯苓。本方的特点在于不去黄芩，再加茯苓，使兼有清热利湿之功效。

【临床应用】慢性肾炎、慢性肾衰竭合并外感，不论是否寒热往来，因本方为扶正祛邪之剂，故均可使用本方治疗。由于肾病患者极易水湿潴留，合并外感后常见尿少浮肿，已有水肿者可使水肿加重，故宜小柴胡汤再加茯苓治之，使尿量增多，浮肿自消。

6. 柴芩双解汤（时逸人方）

【组成】柴胡 15g，黄芩 15g，甘草 3g，葛根 15g，防风 9g，法半夏 9g，生石膏 30g，茯苓 30g。

【功效】和解表里。

【说明】本方用于寒热往来，寒则战栗无汗，热则壮热自汗，为柴葛解肌汤去桔梗、芍药、羌活、白芷，加防风、茯苓组成。全方以柴胡、黄芩开达腠理、清泄里热，葛根、防风解肌宣达，石膏清热除烦，半夏、茯苓化浊利湿，甘草调和诸药，合而为和解表里之剂。

【临床应用】慢性肾炎或慢性肾衰竭患者合并外感而有往来寒热者可用之。

九、补益类

1. 四君子汤（《和剂局方》）

【组成】党参、白术、茯苓、炙甘草各等分，研为细末，每服6~10g，水煎服。现代多作汤剂内服。

【功效】健脾、益气、化湿。

【说明】本方为治疗脾胃气虚的代表方剂。脾虚则运化无力，水湿内生，故症见面色萎黄，言语轻微，食少便溏，四肢无力，脉缓弱等。方中党参甘温，扶脾益胃，补益中气，是为主药；白术苦温，健脾燥湿，扶助运化，是为辅药；茯苓甘淡，合白术以健脾渗湿，为佐药；炙甘草甘温和中，为使药。诸药合用，功专健脾、益气、化湿。

【临床应用】肾病之虚，多以肾虚为主，补肾是为正治。但肾主水，脾制水，肺为水之上源，故水液代谢之病多与三脏有关。在慢性肾病的病程中，特别是慢性肾炎缓解期，有时肾虚并不明显，而以脾虚有湿为主要表现。此时可以本方为主化裁治疗。

2. 补中益气汤（《脾胃论》）

【组成】黄芪15g，党参12g，白术12g，当归10g，陈皮3g，升麻3g，柴胡3g。

【功效】健脾，益气，升阳。

【说明】本方主要用治脾胃气虚，中气下陷之证。症见少气懒言，饮食无味，久泻久痢，或身热有汗，渴喜热饮；或脱肛、子宫下垂；而舌嫩色淡，脉虚大者。方中黄芪补中益气，升阳固表，为主药；党参、白术、炙甘草健脾益胃，为辅药；陈皮理气和中，当归补血和营，为佐药；升麻、柴胡引中气上行，是为使药。

【临床应用】本方有较强的益气升阳、助卫固表之功，临床上可用于慢性肾病而素体脾虚卫表不固者，表现为易患感冒，身倦发热，自汗气短，动则益甚等。对于肾病过用下法所致的泄泻不止，中气下陷者，也可用本方治疗。

3. 大补元煎（《景岳全书》）

【组成】人参6g，炒山药9g，杜仲9g，炙甘草6g，熟地黄9g，当归9g，杞子 9g，山萸肉 9g。

【功效】健脾补肾，益气养阴。

【说明】本方是张景岳根据“阳生阴化”的原理组合而成，主治元气不足，气血大败，精神失守之证。方中人参大补元气、健脾益胃，熟地厚味养阴、滋肾润肺，二药相合，刚柔相济，阳生阴化，为培本生元之大基，故共为主药；山药、炙甘草助人参益气，山萸、杞子助熟地滋阴，共为辅药；当归柔肝养血，为佐药；炙甘草调和刚柔，兼以为使。诸药相合，共奏健脾滋肾，培本助元之功。

【临床应用】慢性肾炎，表现为脾肾气阴两虚，元气不足者可以本方为主治疗。本方为脾肾双补之剂，补力雄厚，以邪少虚多者最为适宜，如夹邪实，当配以祛邪疏利之品，否则有助邪之弊。

4. 六味地黄丸（《小儿药证直诀》）

【组成】熟地黄 240g，山药 120g，山萸肉 120g，茯苓 90g，泽泻 90g，丹皮 90g。蜜丸，每服 10g。也可作汤剂内服。

【说明】本方为滋补肾阴的代表方剂，主治阴虚内热所致的腰膝酸软，头目眩晕，耳鸣耳聋，盗汗遗精，或骨蒸潮热，或手足心热，或消渴，舌红苔少，脉细数等症。方中熟地黄滋肾填精，为主药。山萸肉养肝涩精，山药补脾固精，共为辅药。泽泻清泻肾火，并防熟地之腻；丹皮清泻肝火，并制山萸肉之温；茯苓淡渗脾湿，以助山药之健运，共为佐使。诸药相合，补中有泻，寓泻于补，为通补开合之剂，可肝、肾、脾三阴并补，滋阴而不助邪，为临床滋阴补肾的基础方剂。

【临床应用】肾炎类疾病发病多缘于肾阴不足，发病后肾阴更趋虚亏，且邪实往往内生，而成以阴虚为主的虚实夹杂证。此时如单纯滋阴则往往腻邪，而单纯攻邪则更伤阴，故必须寓泻于补，邪正兼顾。六味地黄丸的组成正是体现了这一机理，故对肾炎类疾病有较多的应用机会。本方不仅可作为丸药单独服用，也可经过化裁作为汤剂内服。本方可用于急性肾炎恢复期、慢性肾炎、隐匿性肾炎、肾病综合征水肿消退以后蛋白尿长期不消，中医辨证属肾阴不足者。本方加知母、黄柏，名为知柏地黄丸（《医宗金鉴》），其滋阴降火之力更大，肾阴亏损而下焦湿热较重的肾脏疾病可以以本方为主治疗；本方加杞子、菊花，名杞菊地黄丸（《医级》），可滋补肝肾而清头明目，常用于肾性高血压属肝肾阴虚型的治疗；本方加麦冬、五味子，名麦味地黄丸（《医级》），在滋阴的基础上又增加了润肺固肾的力量，可用治肺肾阴虚，精微不固的蛋白尿。阴虚水肿者，可用本方加牛膝、车前子，有育阴利水之效。

5. 左归丸（《景岳全书》）

【组成】熟地24g，山药24g（炒），山萸肉12g，枸杞子12g，川牛膝9g，菟丝子12g，鹿角胶2g（炒珠），龟板胶12g（炒珠）。为末，炼蜜为丸，每服10～12g。亦可作汤剂内服。

【功效】滋补肝肾。

【说明】本方为六味地黄丸去泽泻、丹皮、茯苓，加入牛膝、枸杞子、菟丝子及龟鹿二胶而成，为纯甘壮水之剂，有补无泻，主治肝肾精血亏损而见腰膝酸软、眩晕、耳鸣、盗汗、口舌干燥、遗泄不禁、小便自遗等。

【临床应用】本方与六味地黄丸相比，滋补力量大大增强，而渗泄之力则大大减弱。对于各类肾脏疾病阴虚较重，而属虚多邪少者可用本方治疗，而夹湿浊、瘀痰等邪实者不宜单独应用。

6. 肾气丸（《金匮要略》）

【组成】干地黄24g，山药12g，山茱萸12g，茯苓9g，丹皮9g，桂枝3g泽泻9g，炮附子3g，为末，炼蜜为丸，每次10g。亦可作汤剂内服。

【功效】温补肾阳。

【说明】本方乃温阳补肾的代表方剂。主治肾阳不足所致的腰膝酸软、身半以下常有冷感、小便不利或小便反多，以及痰饮、脚气、消渴等证。方中附子、桂枝温肾化气，是为主药；阳虚多在阴虚的基础上发生，“善补阳者，必于阴中求阳”，故以六味地黄丸滋补肾水，以为辅佐。诸药相合，使阳生阴长，肾气自充。但从本方组成来看，桂、附之剂远远小于滋阴之量，故有人认为此方“不在补火，而在微微生火，即生肾气也”。

【临床应用】因金匮肾气丸寓温肾、滋阴、利湿于一体，故对各类肾脏疾病均有较多的应用机会。凡属肾阳虚惫，或肾气亏乏，或阴阳两虚，而致水肿、腰膝酸痛、小便不利等症，均可以本方为主化裁治疗。本方加牛膝、车前子，名济生肾气丸（《济生方》），其利尿消肿之力更强，可用于各种肾病水肿而属肾阳不足，寒水内停者。

7. 右归丸（《景岳全书》）

【组成】熟地24g，山药12g（炒），山茱萸9g，菟丝子12g，熟附子6～18g，肉桂6～12g，当归9g，枸杞子12g，杜仲12g（姜汁炒），鹿角胶12g。炼蜜为丸，每服3～6g。亦可作汤剂内服。

【功效】温阳补肾。

【说明】本方是在肾气丸的基础上，去掉渗泄之丹皮、茯苓、泽泻，而加枸杞子、鹿角胶、菟丝子等益肾温阳之品而成。其温肾填精之力较肾气丸更强，但属纯补无泻，主治肾阳亏虚，命门火衰，年老久病而致气衰神疲、畏寒肢冷、阳痿、滑精、腰酸脚软等症。

【临床应用】本方多用于老年肾病，邪少虚多，而以肾阳虚衰，命火不足为主要证候者；亦可用于过用攻下，阳气被戕，邪去正虚的患者。

8. 加减参苓白术散（时振声方）

【组成】党参 15g，茯苓 15g，白术 9g，莲子肉 9g，莲须 9g，扁豆 15g，苡米 15g，陈皮 9g，山药 9g，砂仁 9g，金樱子 30g，芡实 9g，菟丝子 15g，玉米须 30 ~ 60g。

【功效】健脾固肾。

【说明】本方为参苓白术散去桔梗、甘草合水陆二仙丹，再加菟丝子、莲须、玉米须组成。参苓白术散用于脾虚，本方去桔梗者，因使其主要作用于脾及肾。全方以党参、白术、茯苓、扁豆、山药、苡米甘淡健脾为主，配金樱、菟丝之固肾，莲肉、莲须、芡实之甘涩，砂仁之辛香，共奏健脾固肾之效，为避免固肾使尿量减少，故入玉米须，以增强渗利作用。

【临床应用】凡慢性肾炎、隐匿性肾炎见蛋白尿长期不消，中医辨证属脾肾气虚者可以用之。本方是脾肾气虚偏脾气虚为主者，参芪五子衍宗丸是脾肾气虚偏肾气虚为主者，各有侧重，临证时可选择应用。

9. 参芪二仙汤（时振声方）

【组成】党参 15g，生黄芪 15g，仙茅 15g，仙灵脾 15g，茯苓 15g，菟丝子 15g，补骨脂 9g，鹿角霜 9g，车前子 30g（包煎），砂仁 9g，蔻仁 9g，狗脊 15g，川牛膝 10g。

【功效】健脾利湿，温补肾阳。

【说明】本方以党参、黄芪甘温健脾，砂仁、蔻仁辛香醒脾，仙茅、仙灵脾、补骨脂、鹿角霜温补肾阳，狗脊、牛膝温壮腰膝，再加茯苓、车前子甘淡渗湿，共奏健脾利湿、温补肾阳之效。

【临床应用】脾肾阳虚水肿严重者，可用真武汤、实脾饮；无明显水肿者，可用本方。凡慢性肾炎见蛋白尿长期不消，中医辨证属脾肾阳虚，症见畏寒肢冷、腰脊冷痛、气短乏力、纳差腹胀、下肢发沉或微肿、大便溏泄、小便清长、舌体胖大淡嫩有齿痕、脉象沉弱者可用之。

10. 加味参芪地黄汤（时振声方）

【组成】党参 15g，生黄芪 15g，生地 9g，山萸肉 9g，山药 9g，泽泻 15g，丹参30g，泽兰9g，牛膝9g，车前子30g（包煎），丹皮9g，茯苓15g。

【功效】益气滋肾，活血渗利。

【说明】本方为六味地黄汤加党参、黄芪，再加丹参、泽兰、牛膝、车前子所组成。方中以参芪地黄汤益气滋肾，丹参、泽兰、牛膝活血，车前子、茯苓、泽泻利湿。

【临床应用】慢性肾炎或慢性肾衰竭，中医辨证属气阴两虚者，即既有脾虚、气虚的表现，又有肾阴不足的征象，可用本方治之。由于慢性肾炎或慢性肾衰竭的病程较久，多兼夹瘀血、水湿，故在益气滋肾的基础上配以活血渗利之品，其效尤佳。

十、祛风类

1. 羌活胜湿汤（《脾胃论》）

【组成】羌活6g，独活6g，防风9g，川芎9g，蔓荆子9g，藁本9g，炙甘草3g。

【功效】祛风胜湿。

【说明】本方原用于太阳经气不舒，脊痛项强，腰似折，项似拔，上冲头痛，肩背痛不可回顾者。以羌活、防风、藁本发散太阳经的风邪，配独活以驱伏湿，防止内外合邪，以蔓荆子、川芎以清头风、止头痛，炙甘草以调中。食后如身重、腰沉沉然，经中有湿热也，更加黄柏、附子、苍术。

【临床应用】慢性肾炎属脾虚湿盛者，可用本方祛风胜湿，兼能治腰脊疼痛、项强头痛。

2. 升阳除湿汤（《脾胃论》）

【组成】羌活6g，防风6g，升麻6g，益智仁9g，神曲9g，麦芽9g，猪苓9g，柴胡6g，苍术9g，陈皮6g，半夏6g，泽泻9g，甘草3g，生姜3片，大枣4枚。

【功效】升阳除湿。

【说明】本方原用于脾胃虚弱，不思饮食，肠鸣腹痛，泄泻无度，四肢困弱者，即《内经》所谓“湿胜则濡泻”。方中升麻、柴胡助清阳上行，羌活、防风、苍术祛风胜湿，猪苓、泽泻淡渗利湿，陈皮、半夏行气化湿，神曲、麦芽导滞和中，益智仁温中止泻，甘草调中和胃，姜枣调和营卫，共奏升阳除湿之功效。

【临床应用】慢性肾炎属脾虚泄泻者，用之以升阳除湿、健脾止泻。

3. 补脾胃泻阴火升阳汤（《脾胃论》）

【组成】人参 3g，黄芪 9g，苍术 6g，炙甘草 3g，羌活 6g，升麻 6g，柴胡 9g，黄芩 6g，黄连 6g，生石膏 15g。

【功效】升阳气，泻阴火。

【说明】本方原用于脾胃阳气不足而下陷，阴火有余则上乘，伤及脾胃，脾精不能输布，其他四脏均受影响，火与元气不两立。故以党参、黄芪、白术、甘草甘温健脾，升麻、柴胡升发阳气，羌活祛风胜湿，黄芩、黄连、石膏泻阴火。全方以参芪、升柴、羌术之辛甘升浮，石膏、芩连之甘苦沉降，一升一降，使阴火得泻、阳气升发，恢复脾胃功能，运行气血，通利九窍。本方与半夏泻心汤有类似之处，半夏泻心汤以人参、甘草、大枣健脾和中，黄芩、黄连合半夏、干姜辛开苦降，湿热得除，脾气恢复；本方以党参、黄芪、白术、甘草健脾和胃，升麻、柴胡升发阳气以助健脾，黄芩、黄连与羌活亦是辛开苦降以除湿热，再加石膏以清胃火，共奏升阳气、泻阴火之功。

【临床应用】本方可用于慢性肾炎或慢性肾衰竭属脾胃湿热，症见痞满呕恶、不思饮食者。

第三章　肾病的常用中药

一、解表药

1. 麻黄

【药材】为麻黄科多年生草本状小灌木草麻黄及木贼麻黄或其他含麻黄碱的同属植物的干燥茎枝。

【性味归经】辛、微苦，温。入肺、膀胱经。

【功效】发汗解表，宣肺平喘，利水。

【临床运用】

（1）用于伤寒表实证。常与桂枝相须为用，如麻黄汤。

（2）用于咳嗽、气喘。如寒邪咳喘，可与杏仁、甘草同用；寒饮迫肺者，可与细辛、干姜、五味子、半夏等同用；肺热咳喘者、常与石膏、杏仁、甘草等同用。

（3）用于“风水”表实证，症见浮肿尿少、身热恶寒等，可见于急性肾炎或慢性肾炎急性发作等患者中，常与白术、生姜、甘草等同用。

【用法用量】一般入煎剂，用量为 3 ~ 10g。

【现代研究】据报道，麻黄干浸膏对实验性慢性肾衰竭的大鼠有明显的改善作用。对大鼠血中的血肌酐（SCr）、尿素氮（BUN）、甲基胍（MG）、胍基琥珀酸（GAS）等均有显著的抑制作用，并能明显改善高磷低钙的尿毒症状态。此一研究为麻黄在肾病中的应用开辟了广阔的前景。但麻黄碱有升压作用，故血压高患者应慎用。

2. 桂枝

【药材】为樟科常绿乔木肉桂的嫩枝。

【性味归经】辛、甘，温。入心、肺、膀胱经。

【功效】发汗解肌，温经通络，通阳化气。

【临床运用】

（1）解肌散寒：对于肾病患者复感寒邪出现肺卫表证者可用本品治疗。表现为伤寒表实证者可配麻黄，如麻黄汤；表现为中风表虚者可配白芍，如桂枝汤；对于一般外感寒邪可配苏叶、防风、杏仁、生姜等治疗。

（2）通阳化气：对肾炎水肿、尿少因于膀胱气化不利者，可用该品配白术、茯苓、猪苓、泽泻，即五苓散；或加用党参，即春泽汤。尿毒症期患者由于浊阻三焦，出现水凌心肺者，可用桂枝配伍茯苓、白术、甘草等，即苓桂术甘汤化裁治疗，有一定效果。

（3）温阳救逆：肾病晚期出现阴阳俱竭，甚至心阳欲脱者，可用桂枝、附子与生脉散等合用，以温阳固脱。

【用法用量】入煎剂，用量为 6 ~ 12g。

【现代研究】实验提示桂枝是五苓散中的主要利尿成分之一，其作用方式可能似汞撒利。同时桂枝有强心作用。

3. 紫苏

【药材】为唇形科一年生草本植物紫苏的叶茎。

【性味归经】辛，温。入肺、脾经。

【功效】发表散寒，行气宽中。

【临床运用】

（1）用于肾病复感寒邪，外内合邪，症见寒热恶心、头痛身痛等症。可配合杏仁、前胡、生姜等，方如杏苏散。

（2）用于肾病浊邪内阻，中焦升降失司，症见恶心纳差、时时欲呕等。可辅以黄连、竹叶、砂仁等以和中降逆止呕。

【用法用量】入煎剂、丸剂或散剂。用量为 3 ~ 10g。

【现代研究】

（1）紫苏煎剂及浸剂能扩张皮肤血管，刺激汗腺分泌，有解热作用。

（2）紫苏能促进消化液的分泌，增加胃肠蠕动。

4. 防风

【药材】为伞形科植物防风的根。

【性味归经】辛、甘，温。入膀胱、肺、脾经。

【功效】祛风胜湿，发散寒邪。

【临床运用】

（1）慢性肾炎外感寒邪，症见项脊强痛、恶风憎寒、身痛无汗或伤风咳嗽、鼻塞流涕等皆可用之。

（2）用于风疮疥癣、皮肤瘙痒、湿疹瘾疹等。

【用法用量】入煎剂，用量为 3 ~ 10g。

【现代研究】

（1）解热作用：对人工发热家免，经口给予防风煎剂或浸剂，有明显解热作用，煎剂作用较浸剂尤佳。

（2）镇痛作用：小鼠灌服防风 50% 乙醇浸出液（蒸去乙醇），能明显提高痛阈（电刺激鼠尾法），皮下注射亦有效。

（3）抗菌作用：新鲜防风榨出液体外试验，对绿脓杆菌及金黄色葡萄球菌有用。防风煎剂对溶血性链球菌及痢疾杆菌也有一定的抗菌作用。

5. 细辛

【药材】为马兜铃科多年生草本植物北细辛或华细辛的全草。

【性味归经】辛，温。入肺、肾经。

【功效】发表散寒，祛风止痛，温肺化饮。

【临床运用】

（1）细辛不仅能发散在表之寒邪，而且能祛除入里之寒邪，尤能引药入肾，故对肾病外感，表现为恶寒、发热，或无热、脉沉者，可配麻黄、附子，方如麻黄附子细辛汤。

（2）肾病浊水内停，上凌心肺，表现为咳嗽、心悸、气逆、痰多清稀者，可用本品配伍干姜、半夏、五味子、竹茹、橘皮等，以温肺化饮降浊。

【用法用量】入煎剂，用量为 3 ~ 4.5g；外用适量。

【现代研究】

（1）镇静、镇痛作用：细辛挥发油腹腔注射有明显的中枢抑制作用，细辛挥发油对家兔灌胃有镇痛作用，细辛煎剂灌胃对小鼠也有镇痛作用。

（2）解热、抗炎作用：细辛挥发油灌胃对人工发热家兔有解热作用，并能使正常动物的体温降至正常以下。华细辛对大鼠有抗炎作用。

（3）提高机体新陈代谢功能：从细辛分离的消旋去甲乌药碱具有肾上腺素能 β 兴奋剂样的广泛生理作用，因而有强心、扩张血管、松弛平滑肌、增强脂质代谢及升高血糖等功效。

（4）抗组胺及抗变态反应：从北细辛甲醇浸出液的水不溶性分离部分中，发现其中所含甲基丁香油酚、kakuol、N- 异丁基十二碳四烯酰胺和去甲乌药碱等 4 种成分，均可明显抑制组胺所致豚鼠离体回肠的收缩，细辛的水或乙醇提取物均能使速发型变态反应总过敏介质释放量减少 40% 以上。

（5）毒性：细辛浸出液的毒性大于水煎剂。其挥发油大剂量时可使动物中枢神经系统先兴奋，后麻痹，继而呼吸随意运动减弱，反射消失，最后死于呼吸麻痹。细辛挥发油中所含黄樟醚毒性较大，系致癌物质。细辛对肾脏有一定毒性，故肾功能不全者慎用。

6. 桑叶

【药材】为桑科落叶小乔木植物桑树的叶。

【性味归经】苦、甘，寒。入肺、肝经。

【功效】疏风清热，清肝明目。

【临床运用】

（1）肾病复感热邪，表现为热邪犯肺者，或以本品配合菊花、连翘、玄参、薄荷等药治疗。

（2）肾病病程中出现肝肾阴亏，肝阳上亢证候时，可以本品配合菊花、磁石、女贞子、旱莲草等化裁治疗。

【用法用量】入煎剂，用量为 6 ~ 12g。

【现代研究】

（1）抗菌作用：鲜桑叶煎剂对金黄色葡萄球菌、乙型溶血性链球菌、白喉杆菌和炭疽杆菌均有较强的抗菌作用，对大肠杆菌、伤寒杆菌、痢疾杆菌、绿脓杆菌也有抗菌作用，还有杀灭钩端螺旋体的作用。

（2）降血糖作用：桑叶和其所含的脱皮固酮有实验性降血糖的作用，脱皮固酮可促进葡萄糖转变为糖原，但不改变正常动物的血糖水平。

（3）降压降脂作用：稀释液静注可出现暂时性血压下降；能促进人体蛋白质合成，排除体内胆固醇，降低血脂。桑菊饮能提高巨噬细胞吞噬指数，使嗜酸性细胞增多。

7. 菊花

【药材】为菊科多年生草本植物菊及其变种的头状花序。

【性味归经】甘、苦，微寒。入肺、肝经。

【功效】疏散风热，清热解毒，平肝明目。

【临床运用】

（1）清肺热：本品质轻性寒，清透之力较强，可用于肾炎患者外感热邪，常以本品配伍桑叶、薄荷、连翘、桔梗、杏仁、芦根等，即桑菊饮化裁治疗。风水兼热者可配伍宣肺利水药同用。

（2）平肝降压：对肾性高血压患者因肝肾阴虚、肝阳上亢而致的眩晕、头痛等症，我们常以本品与天麻、地龙、钩藤、生地、白芍、生龙骨、生牡蛎等同用。

【用法用量】入煎剂，用量为 6 ~ 15g。

【现代研究】

（1）抗病原微生物作用：菊花水浸剂或煎剂，体外试验对多种致病菌及流感病毒 PR_8 和钩端螺旋体均有一定的抑制作用。

（2）解热的作用：菊花浸膏灌胃，对人工发热兔有解热作用，认为与其对中枢的抑制作用有关。

（3）降压的作用：菊花有降压作用。菊花煎剂对离体兔心有显著的扩张冠脉、增加冠脉流量的作用。

8. 薄荷

【药材】为唇形科多年生草本植物薄荷的茎叶。

【性味归经】辛，凉。入肝、肺经。

【功效】清宣肺热，清利头目，透疹。

【临床运用】

（1）治疗外感热邪初期：可与清热解毒药配合应用，如银翘散。

（2）治疗咽喉肿痛：对慢性肾炎出现上焦有热，表现为反复咽部肿痛者，可以本品配合菊花、桔梗、玄参、甘草等化裁治疗。

【用法用量】入煎剂宜后下，用量为 3 ~ 9g。

9. 牛蒡子

【药材】为菊科两年生草本植物牛蒡的成熟种子。

【性味归经】辛、苦，寒。入肺、胃经。

【功效】清宣肺热，解毒透疹，利咽消肿。

【临床运用】

（1）肾病外感后，表现为热邪犯肺可以本品配合其他清热药合用。

（2）肾病热毒较重，表现为疮疡肿毒者，可与清热解毒药配伍应用。

【用法用量】入煎剂，用量为 3 ~ 10g；外用适量。

【现代研究】牛蒡子对金黄色葡萄球菌、皮肤真菌有抑制作用；有利尿解毒的作用，所含牛蒡甙有通便、治疮毒之效。

10. 蝉蜕

【药材】为蝉科昆虫黑蚱（蝉）羽化时的蝉壳。

【性味归经】甘，寒。入肝、肺经。

【功效】清热利咽，清肝明目。

【临床运用】

（1）外感热邪，可与薄荷、牛蒡子、连翘等药配合应用。

（2）肾病中出现肝阳上亢或肝风内动者，可以本品分别配合平肝潜阳、柔肝息药物疗。

【用法用量】入煎剂，用量为 3 ~ 10g。

【现代研究】

（1）抗惊厥及镇静作用：蝉蜕及以蝉蜕为主的五虎追风散煎剂，对实验性破伤风家兔均有明显的抗惊厥作用，并能显著抑制小鼠的自发运动，非常显著地延长环已巴比妥对小鼠的麻醉时间。此外，尚认为蝉蜕具有一定的镇痛作用。

（2）解热作用：蝉蜕煎剂有一定的解热作用，并认为此作用以头脚为强，全蝉蜕次之，蜕身为差。

（3）蝉蜕对多种皮肤过敏疾患有较好疗效。

11. 浮萍

【药材】为浮萍科多年生水生小草本植物紫浮萍的全草。

【性味归经】辛，寒。入肺经。

【功效】发汗解表，利水消肿。

【临床运用】

（1）肾病复感外邪，表现为热邪犯肺，咽喉疼痛者，可以本品配合其他清热药治疗。

（2）急性肾炎或慢性肾炎急性发作，表现为风水浮肿，且有热象者，或以本品伍用白茅根、赤小豆、冬瓜皮、连翘、汉防己等药，以宣肺清热、利水消肿。

【用法用量】入煎剂，用量为 3 ~ 10g；外用适量，煎汤熏洗。

【现代研究】浮萍有利尿作用。本品煎剂及浸剂经动物实验表明有微弱的解热作用。

12. 柴胡

【药材】为伞形科多年生草本植物柴胡（北柴胡）和狭叶柴胡（南柴胡）的根。

【性味归经】苦、辛，微寒。入心包络、肝、三焦、胆经。

【功效】和解退热，疏肝解郁，升举阳气。

【临床运用】

（1）适用于慢性肾炎复感外邪，出现邪入少阳证候者，如症见寒热往来、胸胁苦满、头晕目眩等。可与黄芩、半夏、甘草等同用，方如小柴胡汤。

（2）慢性肾功能不全，正虚与邪实均明显，出现攻补两难的局面时，可以柴胡剂和解少阳、疏通表里、通达上下，有一定效果。方如小柴胡汤合当归芍药散。

【用法用量】入煎剂，用量为 3 ~ 10g。

【现代研究】

（1）中枢神经系统作用：许多研究指出，柴胡对中枢神经系统有良好的镇静镇痛、解热、降温与镇咳等作用。

（2）抗炎作用；据报道，柴胡皂甙有抗炎性渗出和炎性肉芽肿的作用，实验证明柴胡皂甙的抗炎强度与强的松龙相似。单味柴胡及其复方也有相似的抗炎作用。有人推测柴胡皂甙的抗炎作用是通过刺激肾上腺，促进肾上腺皮质系统功能所致。

（3）对免疫功能的影响：据报道，北柴胡对体液免疫和细胞免疫均有增强作用。

（4）对尿毒症和氮质血症有效：据报道，以柴胡中山萘甙作为活性成分的胡枝子酊用于治疗轻型尿毒症及由其他原因引起的氮质血症有效。

二、清热药

（一）清热解毒药

1. 金银花

【药材】为忍冬科多年生半常绿缠绕性木质藤本植物忍冬的花蕾。

【性味归经】甘，寒。归肺、胃、大肠经。

【功效】清热解毒。

【临床应用】

（1）慢性肾炎病程中反复感染外邪，致使热毒内蕴，症见咽喉反复肿痛、口舌生疮，或皮肤疮肿等，应及时清解热毒，截断病势发展。我们常以本品合玄参、蒲公英、天葵子、紫花地丁等为主组方治疗，收效颇佳。

（2）因本品轻清，有疏透之功，故对肾病患者外感热邪，表现为肺热者，常以本品为君药的银翘散化裁治疗。

【用法用量】入煎剂，用量为 10 ~ 30g。

【现代研究】

（1）抗病原微生物作用：金银花有较广的抗菌谱，对痢疾杆菌、伤寒杆菌、大肠杆菌、百日咳杆菌、白喉杆菌、绿脓杆菌、结核杆菌、葡萄球菌、链球菌、肺炎双球菌均有抑制作用。据报道，其水浸剂比煎剂作用强，叶煎剂比花煎剂作用强。若与连翘合用，抗菌还可互补。其水煎剂对流感病毒、孤儿病毒、疱疹病毒及钩端螺旋体均有抑制作用。

（2）抗炎及解热作用：本品煎剂稀释至 1∶1280 浓度，仍能促进白细胞的吞噬功能。本品提取液有明显抗炎性渗出及增生作用。早期报道本品有明显的解热作用。

（3）据临床报道，用金银花配菊花制成银菊饮当茶饮，治疗高血压及动脉硬化症有良好疗效。

2. 连翘

【药材】为木樨科落叶灌木植物连翘的果实。

【性味归经】苦，微寒。归肺、心、胆经。

【功效】清热解毒，消痈散结。

【临床应用】

（1）本品味苦性寒，轻清上浮，清疏兼顾，常与金银花同用，如银翘散，用于外感热邪初期。

（2）本品入心，以清泻心火见长，故前人誉为“疮家要药”，且具散结之力，遇肾炎患者伴发疮毒或咽喉肿痛之症，我们常以本品与金银花、紫花地丁、蒲公英、射干、桔梗等同用。

（3）张山雷谓：“连翘为清心之品，兼通小肠，又能泄膀胱，利小水，导下焦之湿热。”我们对急性肾炎或慢性肾炎急性发作之水肿，表现为风水肺热者，常以连翘配麻黄、赤小豆等，即麻黄连翘赤小豆汤化裁，每收良效。

【用法用量】入煎剂，用量为 10 ~ 30g；外用适量。

【现代研究】

（1）连翘有广谱抗菌及抗病毒作用。据称连翘酚为其抗菌的主要成分。

（2）连翘及其复方制剂均有明显的抗炎作用及解热作用。

（3）连翘煎剂灌胃对家鸽有实验性镇吐作用。

（4）100% 连翘注射液对麻醉犬 0.25g/kg 静注，有显著而肯定的利尿作用。所含齐墩果酸有轻微的利尿作用。

（5）本品及所含的有效成分有一定的强心、降压及中枢兴奋作用。

3. 紫花地丁

【药材】为堇菜科多年生草本植物紫花地丁的全草。另外，同属多种植物也常作本品入药。

【性味归经】苦、辛，寒。入心、肝经。

【功效】清热解毒，消痈肿。

【临床应用】张山雷谓："地丁专为痈肿疔毒通用之药。"我们对肾病患者毒热内蕴而致的口舌生疮、皮肤疮毒、咽喉肿痛诸症，常以本品与蒲公英、银花等配伍应用，方如五味消毒饮。

【用法用量】入煎剂，用量为 15 ~ 30g。外用适量。

4. 蒲公英

【药材】为菊科多年生草本植物蒲公英的全草。同属多种植物亦常作本品入药。

【性味归经】苦、甘，寒。入肝、胃经。

【功效】清热解毒，利湿健胃。

【临床应用】

（1）清热解毒：蒲公英原为治乳痈专药，我们取其解毒散结之功，常用含有本品的五味消毒饮及银蒲玄麦甘桔汤化裁治疗慢性肾炎病程中的上焦及全身热毒、疮肿。

（2）清热利湿：本品兼利湿的作用，肾病病程中如出现三焦湿热，或肝胆不利等证，可配合本品治疗。

【用法用量】入煎剂，用量为 15 ~ 30g；外用适量。

【现代研究】

（1）本品煎剂或浸剂对金黄色葡萄球菌、溶血性链球菌、卡他双球菌的抑制作用较强，其乙醇提取物对钩端螺旋体有抑制或杀灭作用，对多种皮肤真菌及疱疹病毒有一定的抑制作用。

（2）本品煎剂在体外能显著提高人外周血淋巴细胞母细胞转化率，提示本品有激发机体免疫功能的作用。

（3）据载，蒲公英有利尿、利胆及保肝作用，以及健胃和轻泻作用。

5. 野菊花

【药材】为菊科多年生草本植物野菊的全草及头状花序。

【性味归经】苦、辛，微寒。入肺、肝经。

【功效】清热解毒，平肝降压。

【临床应用】

（1）野菊花有较强的清热解毒作用，常与金银花、紫花地丁、天葵子、蒲公英等组成五味消毒饮，治热毒壅盛之咽喉肿痛、口舌生疮、牙龈肿痛、皮肤疮毒诸症。

（2）本品有平肝降压的作用，对肾病高血压表现为肝阳上亢或肝经火热型者，可以本品配合有关方药治疗。

【用法用量】入煎剂，用量为 15 ~ 30g。

【现代研究】

（1）本品对葡萄球菌、链球菌、痢疾杆菌、大肠杆菌、结核杆菌、白喉杆菌及流感病毒均有抑制作用。

（2）野菊花的乙醇流浸膏水溶液腹腔注射或灌胃，对实验动物有明显的降压作用。全草制剂的降压作用较差，水提者基本不降压。

（3）野菊花水煎醇沉乙酸乙酯提取物有扩张冠状动脉，改善心肌缺血的功能，并能使肾血流量增加 51.5%，肾血管阻力降低 47.1%。

（4）体外试验表明，本品 1∶1280 浓度的煎剂有促进人体白细胞吞噬金黄色葡萄球菌的作用，但其水蒸馏液则无此作用。

6. 天葵子

【药材】为毛茛科植物天葵的块根。

【性味归经】甘、苦，寒。入脾、小肠、膀胱经。

【功效】清热解毒，消肿散结。

【临床应用】

（1）用于痈疽肿毒、疔疮瘰疬，有排脓定痛，消肿散结之效。

（2）用于热毒壅盛之咽喉肿痛、丹毒红肿灼痛、痤疮感染等症。

【用法用量】入煎剂，用量为 10 ~ 15g。

7. 半边莲

【药材】为桔梗科植物半边莲的带根全草。

【性味归经】甘，平。

【功效】清热解毒，利水消肿。

【临床应用】

（1）用于疔疮肿痛、无名肿毒、毒蛇咬伤、咽喉肿痛等症。

（2）用于黄疸、水肿、鼓胀。

【用法用量】入煎剂，用量为 15 ~ 30g（鲜品 30 ~ 60g，捣汁或捣敷）。

【现代研究】

（1）利尿作用：麻醉犬静脉注射浸剂 0.1g/kg，呈显著而持久的利尿作用，同时伴有血压下降。同样剂量灌入十二指肠也有利尿作用，但不引起降压，剂量增至 10 ~ 20 倍，才有降压作用。

（2）抑菌作用：煎剂对金黄色葡萄球菌、伤寒杆菌、副伤寒杆菌、大肠杆菌、绿脓杆菌及福氏痢疾杆菌有抑制作用。

8. 半枝莲

【药材】为马齿苋科植物大花马齿苋的全草。

【性味归经】苦，寒。

【功效】清热解毒。

【临床应用】用于咽喉肿痛、湿疹疮疡、痈疽疔疮、毒蛇咬伤等症。

【用法用量】入煎剂，用量为15～30g（鲜品30～60g，捣汁或捣敷）。

【现代研究】

（1）利尿作用：浸剂经乙醚提取的结晶对动物有利尿作用。

（2）抑菌作用：煎剂对金黄色葡萄球菌、福氏痢疾杆菌、伤寒杆菌、大肠杆菌、绿脓杆菌有抑制作用。

9. 山豆根

【药材】为豆科蔓生性矮小灌木植物柔枝槐（广豆根）的根及根茎。

【性味归经】苦，寒。入肺经。

【功效】清热解毒，利咽喉。

【临床应用】

（1）本品苦寒沉降，能直折上炎之火毒，对热毒壅盛之咽喉红肿疼痛可选用之。若处于外感热邪初期，不可早投本品，以防遏邪抑肺。

（2）本品有一定的抗癌作用，可用于肿瘤患者。

【用法用量】入煎剂，用量为6～10g；外用适量。

【现代研究】

（1）本品的有效成分苦参碱溶液对乙型链球菌、痢疾杆菌、变形杆菌、大肠杆菌、金黄色葡萄球菌及绿脓杆菌均有较好的抑制作用。

（2）本品所含的苦参总碱及氧化苦参碱有升高白细胞作用。

（3）本品所含山豆根总碱有良好的抗心律失常作用。

（4）本品水浸及酒浸剂，对多种实验性肿瘤有抑制作用。

10. 马勃

【药材】为马勃科马勃菌的子实体。

【性味归经】辛，平。入肺经。

【功效】清热解毒，利咽。

【临床应用】本品能清利咽喉，且兼宣散郁热，为利咽要药。凡热毒壅盛及肺气郁闭导致之咽喉红肿疼痛，均可以本品配合射干、金银花、连翘、甘草等组合化裁治疗。方如银翘马勃汤。

【用法用量】入煎剂，用量为 2 ~ 4g，须包煎。外用适量。

11. 射干

【药材】为鸢尾科多年生草本植物射干的根茎。同科植物蝴蝶花、鸢尾等也以本品入药。

【性味归经】苦，寒。入肺、肝经。

【功效】清热解毒，祛痰利咽。

【临床应用】

（1）射干为解毒利咽之要药，对上焦火热、肺气闭阻之咽喉肿痛、声音不开，常以本品与牛蒡子、玄参、连翘等化裁治疗，方如射干消毒饮。

（2）肾病病程中出现邪水内停，上凌于肺，而致咳而上气、喉中痰鸣者，可以射干配合麻黄、细辛、半夏、五味子等化饮降气，方如射干麻黄汤。

【用法用量】入煎剂，用量为 10 ~ 12g。

【现代研究】本品对咽喉疾患中的某些病毒有抑制作用，并能消除上呼吸道的炎性渗出物，并有解热止痛作用。

（二）清热凉血药

1. 水牛角

【药材】为牛科动物水牛的角。

【性味归经】苦、咸，寒。入心、肝、胃经。

【功效】清热凉血，泻火解毒。

【临床应用】

（1）紫癜性肾炎及多种慢性肾病病程中出现的吐血、衄血、尿血、便血、皮肤斑疹等辨证属血热妄行者，可以本品配合其他清热凉血药组方治疗。

（2）肾病病程中出现火热炽盛，心肝受邪，而致高热不退、神昏谵语、惊厥抽搐等，可用水牛角配合清心泻热、凉肝定惊之品组成方剂治疗。

【用法用量】入煎剂，用量为 10 ~ 30g，多锉碎先煎；也可研末吞服，每次 3 ~ 6g。

【现代研究】

（1）小鼠灌服水牛角煎剂可明显缩短出血时间。

（2）水牛角乙醚或 95% 乙醇浸膏，对大鼠均有明显的镇静作用。小鼠灌服本品煎剂，似能延长士的宁的潜伏期和小鼠的生存时间，动物反应率和死亡率也均有下降。

（3）大鼠灌服水牛角煎剂或腹腔注射水牛角乙醚提取物，可使肾上腺中抗坏血酸的含量较对照组下降20%，外周血液中嗜酸性粒细胞减少40%～60%。据此推测，本品制剂对垂体—肾上腺皮质系统有兴奋作用。

【注意事项】水牛角原为犀角的代用品，其性味功效与犀角大致相同。近年来由于犀角作为珍稀动物已禁止捕猎，犀角也禁止药用，故水牛角的应用大为增加。

2. 玄参

【药材】为玄参科多年生草本植物浙玄参和北玄参的根。

【性味归经】甘、苦、咸，寒。入肺、胃、肾经。

【功效】滋阴降火，凉血解毒。

【临床应用】

（1）玄参质重性寒而多液，为清补肾经之要药。我们治肾炎患者伴发的咽干、喉痛之症，常选用本品，其义有三：①咽干因肾阴亏损、津液难以上承所致者，玄参能滋肾阴且能启肾水上行而润咽喉；②阴亏火炎灼伤咽喉而疼痛，本品具降火之功。③风热夹毒壅滞上焦而致咽喉肿痛，玄参可清热解毒而利咽喉。我们清利咽喉的常用方玄麦甘桔汤即以本品为主药。

（2）肾病病程中出现热入营血，可与清热、凉血及开窍之品为方治疗。方如清营汤。

【用法用量】入煎剂，用量为10～30g。反藜芦。

【现代研究】

（1）降压、强心作用：本品的水浸液、醇浸液和煎剂对麻醉犬、猫、兔等有降压作用，口服玄参煎剂对肾性高血压犬的降压作用较健康犬更明显。多种玄参属植物的浸剂，均有强心作用。

（2）中枢抑制作用：多种玄参属植物的浸剂有镇静、抗惊作用。

（3）解热及抗病原微生物作用：北玄参的乙醇提取物及所含的甲氧基肉桂酸对注射伤寒疫苗所致的家兔发热有很好的退热作用。含玄参的养阴清肺汤等方剂在体内对白喉杆菌有很高的抑菌杀菌能力，在体外对白喉毒素也有很高的“中和”能力。玄参浸剂在体外对一些皮肤癣菌有一定的抑制作用。

（4）其他作用：有一定的降血糖作用。

3. 牡丹皮

【药材】为毛茛科多年生落叶小灌木植物牡丹的根皮。

【性味归经】苦、辛，微寒。入心、肝、肾经。

【功效】清热凉血，活血散瘀。

【临床应用】

（1）肾病病程中出现热入血分的各种血证，可以本品配伍栀子、赤芍、生地、小蓟等药予凉血止血。因丹皮具凉血散瘀之性，用于热证出血有止血而不留瘀之功。

（2）肾病病程中伴发的各种瘀热证候，可以本品配伍活血化瘀之药组方治疗。

（3）据临床观察，本品有一定的凉肝降压之效，可试用于肾性高血压。

【用法用量】入煎剂，用量为 6～12g。

【现代研究】

（1）体外试验表明：本品煎剂对枯草杆菌、大肠杆菌、伤寒杆菌、副伤寒杆菌、变形杆菌、绿脓杆菌、葡萄球菌、溶血性链球菌、肺炎球菌、霍乱弧菌等均有较强的抗菌作用，对流感病毒有抑制作用。

（2）本品的有效成分牡丹酚及多种甙类有抗炎作用。

（3）本品煎剂对原发性高血压和肾型高血压犬有明显的降压作用。

（4）牡丹酚有镇痛、镇静、抗惊及解热作用。

4. 紫草

【药材】为紫草科多年生草本植物紫草及新疆紫草的根。

【性味归经】甘，寒。入心、肝经。

【功效】凉血，解毒，透疹。

【临床应用】

（1）本品能凉血解毒，可用于慢性肾病血热内壅或外邪感染所致的疮毒疖肿、咽喉肿痛，分别配合清热解毒及清透利咽之药组方治疗。

（2）本品又有活血利尿之功，对下焦湿热蕴结，膀胱决渎不利者，可于清热利湿之剂中参入本品，以助祛邪通利之功。

【用法用量】入煎剂，用量为 3～10g；外用适量。

【现代研究】本品对心脏有明显的兴奋作用，有对抗垂体促性腺激素及绒毛膜促性腺激素的作用，有解热作用。

5. 赤芍

【药材】为毛茛科多年生草本植物毛果赤芍（川赤芍）和卵叶芍药或芍药的根。

【性味归经】酸苦，微寒。入肝经。

【功效】清热凉血，祛瘀止痛。

【临床应用】

（1）慢性肾病病程中出现的各种血分瘀热，或热入营血诸证，可以本品配合有关药物组方化裁治疗。配合丹皮、栀子、大蓟、小蓟、茜草等，有凉血止血之效。

（2）本品又可活血利水，对于肾病瘀水交结，膀胱气化不利出现的水肿、下焦湿热诸证可化裁使用。

（3）本品又为调经要药，对各种女性肾病患者出现月经不调，或月经与他证互为因果者，可以本品配合有关药物治疗。

【用法用量】入煎剂，用量为 6 ~ 15g。

【现代研究】

（1）赤芍有镇静、镇痛的作用，尤其对缓解肠痉挛引起的腹痛有明显作用。

（2）赤芍有扩张冠状动脉的作用。

（3）赤芍的抗菌谱与丹皮相似。苯甲酸为其抗菌的主要成分。

6. 凤尾草

【药材】为凤尾蕨科植物凤尾草的全草或根。

【性味归经】味淡，微苦，性寒。入肝、肾二经。

【功效】凉血止血，清热利湿，消肿解毒。

【临床应用】

（1）用于吐血、衄血、便血、尿血、血淋等症。

（2）用于痈肿疮毒、咽喉肿痛、黄疸、痢疾等症。

【用法用量】入煎剂，用量为 15 ~ 30g（鲜品 30 ~ 60g，捣汁或捣敷）。

7. 白茅根

【药材】为禾本科植物白茅的根茎。

【性味归经】甘、寒，入肺、胃、小肠经。

【功效】凉血止血，清热通淋。

【临床应用】

（1）用于吐血、衄血、咯血、尿血、血淋、崩漏下血等血证。

（2）用于五淋疼热、小便不利。

（3）也可用于黄疸、肺热喘急、胃热哕逆等症。

【用法用量】入煎剂，用量为 15 ~ 30g（鲜品 30 ~ 60g，捣汁）。

【现代研究】

（1）利尿作用：正常兔口服煎剂有利尿作用，在用药 5 ~ 10 天时最明显，20 天左右即不明显。利尿作用可能与白茅根中含丰富的钾有关。

（2）抗菌作用：煎剂在试管内对福氏、宋内氏痢疾杆菌有明显的抑菌作用，但对志贺氏及舒氏痢疾杆菌却无作用。

8. 大蓟

【药材】为菊科植物大蓟的全草或根。

【性味归经】甘，凉。入肝、脾、肾三经。

【功效】凉血止血，消肿祛瘀。

【临床应用】

（1）用于吐血、衄血、尿血、血淋、血崩等血证。

（2）用于痈疡肿毒、疔疖疮痈、汤火烫伤。

【用法用量】入煎剂，用量为 10～30g，外用捣敷。

【现代研究】

（1）降压作用：水浸剂、乙醇－水浸出液应用于狗、猫、兔等均有降压作用。

（2）抗菌作用：体外试验大蓟根煎剂和全草蒸馏液在 1∶4000 浓度时能抑制人型结核杆菌的生长，酒精浸剂 1∶30000 时对人型结核杆菌即有抑制作用，但水煎剂的抑菌浓度要比此大。

9. 小蓟

【药材】为菊科植物小蓟的全草或根。

【性味归经】甘，凉，入肝、脾、肾三经。

【功效】凉血止血，消肿祛瘀。

【临床应用】

（1）用于吐血、衄血、尿血、血淋、便血、血崩等血证。

（2）用于疔疮痈肿。

【用法用量】入煎剂，用量为 10～30g，外用捣敷。

【现代研究】

（1）止血作用：小鼠口服剂 5g/kg，可使出血时间明显缩短。

（2）抗菌作用：煎剂在方试管内对溶血性链球菌、肺炎球菌及白喉杆菌有一定的抑制作用。酒精浸剂 1∶30000 时对人型结核杆菌有抑制作用，但水煎剂对结核杆菌的抑菌浓度要比此大。

10. 侧柏叶

【药材】为柏科植物侧柏的嫩枝与叶。

【性味归经】苦、涩，寒。入心、肝、肾经。

【功效】凉血止血，清热解毒。

【临床应用】

（1）凡吐血、衄血、尿血、肠风、血痢、崩漏等一切血证属血热者皆可用之。

（2）可用于痄腮、丹毒等肿痛热毒之证。

【用法用量】入煎剂，用量为10～30g；外用，可煎水洗，捣敷或研末调敷。

【现代研究】

（1）醇浸剂在试管中对结核杆菌的生长有抑制作用，较水煎剂强。对肺炎球菌、卡他球菌有抑制作用。

（2）提取物对小鼠有镇咳作用（氨水法）、祛痰（酚红法）作用。

（3）可协同戊巴比妥钠之麻醉作用，明显减少动物的自主活动，有中枢镇静作用。可舒张离体肠段的平滑肌，且可明显解除组织胺与乙酰胆碱所致的肠痉挛，还可明显扩张兔耳血管，降低血压。

11. 地榆

【药材】为蔷薇科植物地榆的根及根茎。

【性味归经】苦、酸，寒。入肺、肾、肝、大肠经。

【功效】凉血止血，清热解毒。

【临床应用】

（1）用于吐血、衄血、血痢、尿血、崩漏等血证。

（2）用于面疮赤肿焮痛、疖肿痈肿、无名肿毒、瘰疮溃烂、金疮烧伤等。

【用法用量】入煎剂，用量为10～30g；外用捣汁或研末敷用。

【现代研究】

（1）止血作用；家兔口服地榆炭煎剂，使凝血时间明显缩短；小鼠腹腔注射地榆炭煎剂，可使出血时间缩短；蛙后肢灌流试验可见血管收缩。

（2）抗菌作用：地榆在试管内对金黄色葡萄球菌、乙型溶血性链球菌、肺炎球菌、脑膜炎球菌与白喉杆菌、痢疾杆菌、大肠杆菌、伤寒杆菌、副伤寒杆菌、绿脓杆菌及人型结核杆菌都有抑制作用，对于某些真菌也有不同程度的抑制作用。应用试管内直接接触的方法证明，煎剂在0.5mg/mL时对亚洲甲型流感病毒有效，也可能与其中所含鞣酸有关。

（3）对实验性烫伤有治疗作用：给兔或狗用热水烫伤Ⅱ～Ⅲ度，外用炒地榆粉，可见创面渗出减少，比较干燥，而且感染与死亡均较少。

12. 茜草

【药材】为茜草科植物茜草的根及根茎。

【性味归经】苦，寒。入心、肝经。

【功效】凉血止血，行血去瘀。

【临床应用】

（1）用于吐血、衄血、尿血、便血、血崩等血证。

（2）用于跌打损伤、瘀滞肿痛，或经闭。

【用法用量】入煎剂，用量为 10 ~ 15g。

【现代研究】

（1）茜草根温浸液能扩张蛙足蹼血管，并稍能缩短家兔的血液凝固时间。

（2）茜草根在试管内对金黄色与白色葡萄球菌、卡他球菌、肺炎球菌及流感杆菌均有一定的抑制作用。对大肠杆菌、甲型及乙型链球菌无效。

（3）茜草根煎剂对小鼠有明显的止咳和祛痰作用（氨水喷雾引咳法），但加酒精沉淀后，滤液即无效。

（三）清热泻火药

1. 石膏

【药材】为单斜品系的硫酸钙矿石。

【性味归经】辛、甘，大寒。入肺、胃经。

【功效】清热泻火，除烦止渴。

【临床应用】

（1）肾病病程中出现气分热盛，表现为高热不退、口渴、烦躁、脉洪大甚至神昏谵语，可以本品配合知母等治疗，方如白虎汤。

（2）外邪感染，化热入里，出现肺热壅盛证，症见寒热身痛、咳嗽气喘等，可以本品配伍麻黄、杏仁等治疗，方如麻杏石甘汤。

【用法用量】入汤剂宜先煎、生用，用量为 15 ~ 60g；外用多煅用，适量。

【现代研究】生石膏可抑制发热时过度兴奋的体温调节中枢，有强而快的退热作用，但不持久；有一定的镇静、镇疼作用；能降低血管的通透性，增强吞噬细胞的功能，有一定的消炎作用。

2. 知母

【药材】为百合科多年生草本植物知母的根茎。

【性味归经】苦、甘，寒。入肺、胃、肾经。

【功效】清热泻火，滋阴润肺。

【临床应用】

（1）用于气分热盛，症见高热烦躁、口渴欲饮、脉洪大等。常与石膏相须为用，方如白虎汤。

（2）用于阴虚火旺，骨蒸潮热，或夜热早凉，常与黄柏相须为用，方如知柏地黄丸。

（3）慢性肾病病程中，如出现肾阴亏损，或下焦湿热诸证，也可以本品配合滋肾养阴或清利湿热之品组方治疗。故本品在肾病中的应用机会颇多。

【用法用量】入煎剂，用量为6～15g。

【现代研究】知母煎剂对痢疾杆菌、伤寒杆菌、副伤寒杆菌、大肠杆菌、霍乱杆菌、变形杆菌、绿脓杆菌、葡萄球菌、溶血性链球菌、肺炎双球菌、百日咳杆菌，以及常见的致病性皮肤真菌有抑制作用；其乙醇及乙醚浸膏有抗结核杆菌的作用；有解热、祛痰及利尿作用；水浸提取物有降低血糖作用；有保护肾上腺皮质免受外源性皮质激素的抑制、影响血中肾上腺皮质激素含量变化。中等量的知母浸膏能麻痹呼吸中枢，使血压下降，并能使心脏麻痹，大剂量可导致呼吸、心跳停止。

3. 天花粉

【药材】为葫芦科多年生宿根草质藤本植物栝蒌的干燥块根。

【性味归经】苦、微甘，寒。入肺、胃经。

【功效】清热生津，消肿排脓。

【临床应用】

（1）用于热病口渴，或肺燥痰咳等症，可分别与清热生津及润肺化痰之药组方治疗。

（2）用于痈肿疮疡，偏于热盛者，常与连翘、蒲公英、金银花、浙贝等配伍。

【用法用量】入煎剂，用量为6～15g。

【现代研究】本品煎剂对溶血性链球菌、肺炎双球菌、白喉杆菌有一定的抑制作用，天花粉蛋白有致流产和抗早孕作用，尚有一定的抗癌作用。

4. 栀子

【药材】为茜草科常绿灌木植物栀子的成熟果实。

【性味归经】苦，寒。入心、肝、肺、胃、三焦经。

【功效】泻火除烦，清热利湿，凉血解毒。

【临床应用】

（1）肾病复感外邪，表现为气分热盛者，可以栀子配黄连等清热泻火除烦。如热在胸膈，表邪未尽，可以本品配合豆豉等透邪泄热、除烦解郁，如栀子豉汤。

（2）肾病病程中出现三焦湿热蕴阻，决渎不利等证候时，可以栀子配合芳化清利之品，以泻热除湿、疏通水道。

（3）肾病病程中出现热毒、实火引起的吐血、衄血、尿血、疮毒等症，常以栀子配合凉血解毒之品组方治疗。

【用量】入煎剂，用量为 3 ~ 10g；外用适量。

【现代研究】栀子对金黄色葡萄球菌、溶血性链球菌、脑膜炎双球菌、卡他球菌、钩端螺旋体及多种皮肤真菌有抑制或杀灭作用，能抑制体温中枢而有退热作用，其煎剂及醇提取物有降血压作用，有护肝和利胆的作用。

5. 黄连

【药材】为毛茛科多年生草本植物黄连或其同属植物的根茎。

【性味归经】苦，寒。入心、胆、肝、胃、大肠经。

【功效】清热燥湿，泻火解毒。

【临床应用】

（1）清胃止呕：慢性肾衰竭因湿浊内蕴，郁而化热，犯及中焦，而致脾胃升降失常出现脘痞纳呆、呕恶频繁、舌苔黄腻等症，我们常用本品与苏叶同用煎汤呷服，名苏叶黄连汤；若痰多或形体偏胖者，则以黄连与竹茹、陈皮、枳实、姜夏等同用，则和胃止呕之力更强，方如黄连温胆汤；如寒热并存者，可以黄连与桂枝合用，方如进退黄连汤。

（2）清心除烦；部分肾炎患者表现为心肾不交，水火失济，我们常以黄连配伍阿胶、白芍、黄芩、鸡子黄等，即黄连阿胶汤化裁，有交通心肾、清心除烦之效。尿毒症期，由于浊毒内扰神明，可出现神昏谵语、烦躁不安、身热夜甚诸症，可以黄连与水牛角、丹参、玄参、连翘、生地、麦冬等同用，以清心凉营，方如清营汤。

（3）解毒止血：对肾病伴发疮毒患者，可以黄连与清热解毒药同用；又尿毒症患者因热迫血妄行而有出血倾向者，可以本品与大黄、黄芩同用，方如三黄泻心汤。

【用法用量】入煎剂，用量为 6 ~ 10g。

【现代研究】

（1）黄连具有很广的抗菌范围，对痢疾杆菌、伤寒杆菌、大肠杆菌、白喉杆菌、百日咳杆菌、绿脓杆菌、结核杆菌、葡萄球菌、脑膜炎双球菌、肺炎双球菌等均有抑制作用；此外，对钩端螺旋体、阿米巴原虫、各流感病毒及各种致病皮肤真菌有抑制作用。

（2）黄连的有效成分小檗碱可使胃、肠平滑肌兴奋，对豚鼠离体回肠低浓度有致痉作用，高浓度呈解痉作用。

（3）小檗碱在体内、体外均可加强白细胞的吞噬能力，有良好的利胆、扩张末梢血管、降压及和缓的解热作用，还有抗癌作用。

6. 黄芩

【药材】为唇形科多年生草本植物黄芩的根。

【性味归经】苦，寒。入肺、胆、大肠经。

【功效】清热燥湿，泻火解毒。

【临床应用】

（1）清泻肺热：黄芩善泻上焦实火，凡肾病病程中出现肺部感染，表现为上焦热盛者，可以本品配合石膏、栀子等组方治疗；痰热较重者可加桑白皮、地骨皮等以清肺化痰。

（2）清解少阳：肝胆有热，熏蒸少阳，导致少阳枢机不利，可用黄芩配合柴胡、茵陈、栀子等清解少阳，疏利肝胆。

（3）清热解毒：肾病病程中出现的热毒疮肿，可以黄芩配合黄连、栀子、金银花、连翘等治疗。

【用法用量】入煎剂，用量为 3～6g。

【现代研究】

（1）对伤寒杆菌、痢疾杆菌、绿脓杆菌、百日咳杆菌、葡萄球菌、溶血性链球菌、肺炎双球菌、流感病毒、皮肤真菌等有抑制作用。

（2）动物实验有解热、镇静、降压、利尿、利胆、解痉等作用。

（3）黄芩的有效成分黄芩甙与黄芩素有抗变态反应的作用。

（4）其另一有效成分汉黄芩素据报道有较强的抗癌作用。

7. 黄柏

【药材】为芸香科落叶乔木植物黄檗（关黄柏）和黄皮树（川黄柏）的树皮。

【性味归经】苦，寒。入肾、膀胱、大肠经。

【功效】清湿热，泻火毒，退虚热。

【临床应用】

（1）黄柏苦寒，善清下焦湿热，并能坚阴燥湿，故对肾病病程中出现的湿热蕴结下焦，决渎不利，而兼肾阴亏损的证候为必用之药。常配合知母、生地、山萸肉、云苓、泽泻、丹皮等，即知柏地黄汤。决渎不利，等组方治疗。

（2）黄柏又具清热解毒之性，可水肿明显者可配合汉防己、川萆薢、滑石、车前子用治肾炎患者并发感染、疮疡等。多与黄连、栀子同用，方如黄连解毒汤。

（3）黄柏又善退虚热，泻肾经妄动之火，故对肾炎患者出现阴虚火旺证候者，可以本品配合龟甲、熟地等组方治疗，方如大补阴丸。

【用法用量】入煎剂，用量为 6～12g。清实火多生用，退虚热多盐水炒用。外用适量。

【现代研究】

（1）黄柏的抗菌谱与抗菌效力与黄连类似；对某些皮肤真菌也有抑制作用，但其效力较黄芩弱。

（2）对血小板有保护作用，外用可促进皮下渗血之吸收。

（3）有利胆、利尿、扩张血管、降血压及退热作用，但效力不及黄连。黄柏酮有降低血糖的作用。

8. 夏枯草

【药材】为唇形科多年生植物夏枯草的果穗或全草。

【性味归经】苦、辛，寒。入肝、胆经。

【功效】清肝火，散郁结。

【临床应用】肾病用夏枯草主要取其清肝降压的作用。肾病性高血压，凡表现为肝火较盛，肝阳偏亢者，常以本品配合决明子、菊花、黄芩、栀子、泽泻等组方治疗。

【用法用量】入煎剂，用量为 6～15g。

【现代研究】

（1）本品水浸出液、乙醇－水浸出液及 30% 乙醇浸出液，对麻醉动物有降压作用；犬静注本品煎剂 100mg/kg，有明显的降压作用，但易产生快速耐受现象。肾型高血压犬，服药 2 周也有一定的降压作用，但不持久。实验证明，本品茎、叶、穗及全草均有降压作用，但穗的作用较弱。有人认为，静注夏枯草的降压作用与其中所含无机盐有密切关系。

（2）有一定的利尿作用和抗菌作用。

9. 莲子心

【药材】睡莲科多年生水生草本植物莲的子实中的青嫩胚芽。

【性味归经】苦，寒。入心经。

【功效】清心泻火。

【临床应用】本品功专清心泻火，在肾病中主要用于高热神昏谵语及心火亢盛所致的烦躁不安等症。常与玄参、麦冬、水牛角等同用，方如清宫汤。

【用法用量】入煎剂，用量为 2～3g。

【现代研究】莲子心的生物碱有强心、降压等作用。

10. 淡竹叶

【药材】为禾本科多年生草本植物淡竹叶的叶。

【性味归经】甘、淡，寒。入心、胃、小肠经。

【功效】清热，除烦，利尿。

【临床应用】

（1）肾病病程中复感热邪，邪热在肺者，可在金银花、连翘、薄荷等药中参入本品，以增强清热之力，方如银翘散；如气分之热，阴分不足，则常以本品配合生石膏、知母、麦冬等组方治疗，方如竹叶石膏汤。

（2）对心经实热所致的烦躁口渴、口舌生疮、小便短赤、淋涩疼痛等症，常与生地、木通同用，方如导赤散。重者可加莲子心。

【用法用量】入煎剂，用量为 3～10g。

【现代研究】本品有利尿作用，并能增加尿中氯化物的排出。对实验性发热，有解热作用。

附：禾本科植物簧竹、苦竹、淡竹等多种竹之叶，称为竹叶，其功效、主治与淡竹叶同。

11. 荷叶

【药材】为睡莲科多年生草本植物莲的叶片。

【性味归经】苦，平。入肝、脾、胃经。

【功效】清热解暑，升发清阳，止血。

【临床应用】本品入胃，善清胃中秽浊之邪，并能升发清阳之气，故对肾病病程中湿浊蕴阻，内犯脾胃，脾胃升降失常，表现为恶心纳差、时时欲吐等症时，可以本品与半夏、竹茹、陈皮等组方治疗。此外，本品有凉血止血作用，对肾病后期的各种出血证候，均可参入本品治疗。荷叶尚有利水之功，肾病浮肿属阳水者可以本品组方治疗。

【用法用量】入煎剂，用量为 10～15g。鲜者用一角（一张的四分之一）。

【现代研究】荷叶的浸剂和煎剂在动物实验中能直接扩张血管，引起中等程度的降压。

12. 白花蛇舌草

【药材】为茜草科耳草属植物白花蛇舌草的全草。同属植物伞房花耳草（水线草）也做本品入药。

【性味归经】甘、淡，凉。入胃、大肠、小肠经。

【功效】清热，解毒，活血，利水。

【临床应用】本品为治疗肾炎的常用草药。由于肾炎病机包括有热毒、血瘀、湿停诸方面，而白花蛇舌草具有清热解毒、活血利水之功，故常以本品配入各种复方中应用。但证属虚寒者一般不用本品。

【用法用量】入煎剂，用量为 15 ~ 30g。

【现代研究】

（1）抗炎作用：本品能增强动物白细胞吞噬细菌的能力；对兔实验性阑尾炎的治疗效果显著，可使病兔体温下降，白细胞下降，炎症基本吸收。其抗炎作用，主要是刺激网状内皮系统增生和增强吞噬细胞活力等所致。

（2）增强肾上腺皮质功能作用：腹腔注射本品制剂 0.16g（生药），能明显降低胸腺重量，提示本品有增强肾上腺皮质功能的作用。

（3）抗肿瘤作用：临床上本品用于癌症治疗有一定的疗效，一般用量须大（30 ~ 60g），但本品抗肿瘤的实验结果颇不一致，有待进一步研究。

13. 大黄

【药材】为蓼科多年生草本植物掌叶大黄（北大黄）、唐古特大黄或南大黄的根状茎。

【性味归经】苦，寒。入脾、胃、大肠、肝、心包经。

【功效】泻火解毒，攻积导滞，活血祛瘀。

【临床应用】近年来肾病对大黄的临床应用颇为广泛。一般认为，本品能通腑泄浊，可使尿毒症患者的浊邪从大便而出。我们对慢性肾衰竭终末期的患者施用本法，效果不佳，反而可能使全身情况加速恶化，故以早期应用为宜。具体用法是：①生用后下，配入复方中入煎剂服用，用量为 6 ~ 10g。若为脾肾阳虚积滞不去，可与附子、干姜、人参、甘草同用，即温脾汤。若属里热内结可与芒硝、枳实等同用。若气阴两虚兼浊邪滞留，则于参芪地黄汤中酌加生军。②口服大黄粉，每次 1.5 ~ 3g，每日 1 ~ 2 次。以保持大便通畅，不干不稀为宜。③大黄煎剂保留灌肠。通过临床观察，应用大黄后，部分患者血尿素氮水平下降，临床症状改善。但大黄终属峻下之品，不可过用、久用，一般当中病即止，以防重伤正气。如果慢性肾衰竭患者大便溏薄，则应慎用本品，以免“虚虚”之弊。此外，大黄又具凉血止血之功，凡慢性肾炎病程中出现的各种出血证候，属血热妄行者，可用本品配合相关药物治疗。

【用法用量】入煎剂，用量为 3 ~ 12g。如生用或后下，则药力较峻，如熟用或同煎，则药力较缓。大黄粉口服，用量为 1 ~ 3g，可装胶囊吞服。

【现代研究】

降低血尿素氮水平：多数人认为大黄有降低尿素氮的作用，日人长泽哲郎证实，大黄提取物腹腔注射对大鼠血清尿素氮降低作用最为明显。刘恒志通过临床观察发现部分尿毒症患者服用大黄后并不腹泻而疗效肯定，故认为大黄可能是通过神经体液免疫系统的调节，改善肾功能，促使体内毒素的排出或减少其毒害作用，并指出大黄的解毒与其有降解血内中分子量含氮化合物的作用有关；又观察到用大黄 1 ~ 2 天后患者微汗出，且逐渐扩大汗出部位，汗出后一身轻快，血中尿素氮同时下降，病情减轻，从而认为汗出致营卫相通，体液能顺利地循行于全身，使蓄积在全身组织中的毒物得以从汗腺或其他途径排出。

三、祛湿药

（一）芳香化湿药

1. 藿香

【药材】为唇形科一年生草本藿香属植物藿香或刺蕊草属植物广藿香的全草。

【性味归经】辛，微温。入脾、胃、肺经。

【功效】化湿和中，解暑，发表。

【临床应用】

（1）本品为芳化湿浊的要药，又有和胃止呕之效，而各类肾病特别是慢性肾衰竭往往以湿浊为首要贼邪，故藿香在肾病中有广泛的应用机会。凡湿浊内阻，涉及上、中二焦者，均可于方中配入藿香，代表方如藿香正气散、藿朴夏苓汤等。

（2）藿香又能发散表邪，内化湿滞，对各类肾病患者复感暑湿之邪，外见表证者，可以藿香配合其他芳化之品解其暑湿。

【用法用量】入煎剂，用量为 3 ~ 10g，鲜用加倍。

【现代研究】藿香对胃肠神经有镇静作用，可抑制胃肠道的过激蠕动，并能促进胃液分泌，帮助消化。藿香能扩张微细血管，略具发汗作用。对常见致病性皮肤真菌有抑菌作用。

2. 佩兰

【药材】为菊科多年生草本植物兰草的全草。

【性味归经】辛，平。入脾、胃经。

【功效】芳香化湿，辛散表邪。

【临床应用】佩兰功效与藿香略同，临床上两药往往相须配用，以治湿困脾胃、暑湿表证等，可以增强药力。此外，佩兰又为治脾瘅的要药。脾瘅为古代病名，主要症状为口中甜腻，苔白而黏，吐出浊沫；病机为湿热中阻，秽浊上泛所致。由此可知佩兰除陈腐、辟秽浊的作用尤胜藿香。我们试用于慢性肾衰竭各期的患者，如配伍得当，确有辟秽化浊之效。

【用法用量】入煎剂，用量为 3 ~ 10g，鲜者加倍。

【现代研究】实验证明，佩兰所含挥发油对流感病毒有抑制作用。

3. 白豆蔻

【药材】为姜科多年生草本植物白豆蔻的种子。

【性味归经】辛，温。入脾、胃经。

【功效】化湿健胃，温中止呕，行气宽中。

【临床应用】

（1）肾病水湿弥漫三焦，表现为头痛而沉，肢体酸痛，胸闷脘痞，大便稀溏，小便不利，或浮肿尿少。常以本品配薏苡仁、茯苓、通草等药，方如三仁汤。

（2）湿浊陈腐之气蕴阻中焦，脾胃升降失常，表现为胸腹痞满，胃口不开，愠愠欲吐等，可以本品配藿香、半夏、陈皮、生姜等芳化和中止呕。我们的经验是，肾功能不全的患者，往往有湿浊化热，蕴阻中焦，并涉及少阳肝胆之证，我们常以温胆汤加白豆蔻、石菖蒲等芳化之品，有一定疗效。

【用法用量】入煎剂，用量为 3 ~ 10g，宜后下。也可入散剂，用量为 1 ~ 3g。

【现代研究】白豆蔻为芳香性祛风健胃药，能促进胃液分泌，增强肠管蠕动，制止肠内异常发酵，驱除胃肠内积气，并有止呕的作用。

4. 砂仁

【药材】为姜科多年生草本植物阳春砂和缩砂的干燥成熟果实。

【性味归经】辛，温。入脾、胃、肾经。

【功效】化湿行气，温脾止泻，安胎。

【临床应用】

（1）醒脾和胃：本品芳香行气、醒脾开胃，凡脾胃虚弱、湿浊上泛而见的纳呆、呕恶之症，皆宜选用本品，如香砂六君子汤。又本品与莱菔子同用，即消胀散，我们用于湿浊中阻、脘腹胀满者有一定效果。

（2）理气导滞：慢性肾病患者经常出现阴虚与水浊并存的局面，此时单纯滋阴，必能滞邪；单纯祛湿，又易伤阴。我们每以六味地黄丸类滋阴渗湿，并加苍术、防己等燥湿利水，同时加砂仁、枳实等理气导滞，使补而不滞，泻而不伐。

【用法用量】入煎剂，用量为3～6g，宜后下。

【现代研究】本品水煎剂能使兔离体小肠紧张性降低，这种舒张效应可被乙酰胆碱所拮抗，故可能有拮抗乙酰胆碱的收缩效应。

5. 石菖蒲

【药材】为天南星科多年生草本植物石菖蒲的根茎。另有菖蒲（白菖）、细叶菖蒲或阿尔泰银莲花（九节菖蒲）等均以本品入药。

【性味归经】辛，温。入心、胃经。

【功效】芳香化湿，健胃，开窍。

【临床应用】

（1）本品芳香化湿而又健胃，对肾病湿浊中阻，脾胃升降失常所导致的脘痞、胸闷、恶心、纳差、呕吐等症，可以本品配合半夏、枳实、云苓、陈皮等，方如十味温胆汤。

（2）石菖蒲有一定的开窍醒神作用，对于尿毒症浊邪蒙蔽清窍，清阳不升所致的神识昏迷、舌苔厚腻等症，可与郁金、半夏、远志等配伍；痰热壅闭者，可与牛黄、竹沥等配伍。

【用法用量】入煎剂，用量为6～15g。

【现代研究】

（1）本品水煎剂及挥发油对小鼠有镇静作用，能减少自发活动，加强戊巴必妥的催眠作用。挥发油有安定作用，或对抗麻黄碱的中枢兴奋作用，解除独居小鼠的攻击行为并降低体温。水煎剂尚能对抗戊四氮对小鼠的抗惊厥作用。

（2）本品内服能促进消化腺分泌，制止肠胃异常发酵及缓解肠胃平滑肌痉挛。

（二）利水渗湿药

1. 茯苓

【药材】为多孔菌科寄生植物茯苓菌的菌核。其外面剥下来的黑皮称茯苓皮，内部色白者称为白茯苓、色淡红者称为赤茯苓、抱松根而生者称为茯神。

【性味归经】甘、淡，平。入心、脾、肺、膀胱经。

【功效】利水渗湿，健脾补中，宁心安神。

【临床应用】

（1）利水渗湿：水肿是肾病患者的一个重要症状，水湿是肾病病理的一个重要环节。茯苓甘淡性平，水湿无论偏寒偏热，水肿无论风水里水均可运用茯苓治疗，故其在肾病患者中应用相当广泛。如通阳利水的五苓散，行气利水的导水茯苓汤、五皮饮，温阳化饮的苓桂术甘汤等方均以本品为主要药物。

（2）健脾宁心：茯苓又具健脾宁心之力。凡脾土不运，水湿困脾，或水气凌心之证，可以本品作为配伍之用。方如四君子汤、参苓白术散等。

【用法用量】入煎剂，用量为 12 ~ 30g。一般茯苓皮长于利水消肿，白茯苓长于健脾渗湿，赤茯苓长于渗利湿热，茯神长于安神宁心。

【现代研究】

（1）利尿作用：茯苓有缓慢而持久的利尿作用，能促进钠、氯、钾等电解质的排出。有人曾以 25% 茯苓醇浸剂 0.5g/kg，连续 5 天腹腔注射于家兔，具有明显的利尿作用，其作用强度与汞撒利（0.1mg/kg）肌注相似。有人认为茯苓煎剂无明显利尿作用。

（2）镇静作用：茯神煎剂腹腔注射，能明显降低小鼠的自发活动，并能对抗咖啡因所致小鼠过度兴奋作用。小鼠腹腔注射茯苓煎剂对戊巴比妥的麻醉作用有明显的协同。

（3）其他：含有茯苓的复方（党参、白术、茯苓）煎剂有促进细胞免疫与体液免疫的作用，茯苓有降低血糖的作用。

2. 猪苓

【药材】为多孔菌科寄生植物猪苓菌寄生于枫、槭、桦及槲树根的菌核。

【性味归经】甘、淡，平。入肾、膀胱经。

【功效】利水渗湿。

【临床应用】本品利水渗湿之力大于茯苓，凡水肿、尿少诸症常以本品为主或作配伍之用，如五苓散、猪苓汤等。唯本品利尿伤阴，故不易过用久用。此如《本草备要》所云："行水利窍，与茯苓同而不补，耗津液，多服损肾昏目。"

【用法用量】入煎剂，用量为 9 ~ 15g。

【现代研究】

（1）猪苓有较强的利尿作用，能促进钠、氯、钾等电解质的排出。有人推测其机理是抑制了肾小管对电解质和水的重吸收。

（2）猪苓多糖有抗癌作用，并有提高机体免疫功能的作用。

（3）有降低血糖的作用。

3. 泽泻

【药材】为泽泻科多年生沼泽植物泽泻的块茎。

【性味归经】甘、淡，寒。入肾、膀胱经。

【功效】利水，渗湿，泄热。

【临床应用】

（1）利水渗湿：本品气味俱薄，淡渗利湿，性寒而兼能泄肾与膀胱之火，且无伤阴之虞。临床常以本品与茯苓、猪苓、车前子等同用，用于水湿潴留诸证。

（2）分清泄浊：肾性高血压引起的眩晕，辨证属痰湿中阻、清阳不升者，我们常以本品与白术合用，即《金匮》泽泻汤，健脾利湿以升清阳，每获良效。

【用法用量】入煎剂，用量为 10 ~ 15g。

【现代研究】

（1）正常人和动物试验均证明泽泻有显著的利尿作用，能增加尿量、尿素与氯化物的排泄；对肾炎患者，其利尿作用更为显著。

（2）有降低血清胆固醇，抗动脉粥样硬化的作用；有抗脂肪肝的作用；有轻度降低血糖的作用。

（3）本品一般用量无毒性反应，但在大剂量醇浸剂的动物长期毒性试验中，病理检查发现小鼠的肝细胞和肾近曲小管细胞有不同程度的浊肿和变性，给药组比对照组明显，大剂量组比小剂量组明显。此一结果揭示，对肾病患者的用量应控制在常规剂量之内。

4. 车前子

【药材】为车前科多年生草本植物车前的种子。

【性味归经】甘，微寒。入肺、膀胱、小肠、肾、肝经。

【功效】利水通淋，清热明目。

【临床应用】

（1）利水消肿：车前子利水渗湿之力较著，且有宣散、清化之功，《本草汇言》归纳为“能散、能利、能清”。遇肾炎水肿常以本品与猪苓、茯苓、泽泻等药配伍同用。如因感受外邪，肺气失宣而导致的风水浮肿、尿少症加重者，投以本品更为相宜。

（2）利湿通淋：如属下焦湿热决渎不利，小便淋涩疼痛者，可以本品与木通、滑石等配伍，以清化湿热、利水通淋，方如八正散。《本草备要》指出，“凡利水之剂多损于目，唯此能解肝与肠之热，湿热退而目清矣”。说明本品利水而无伤阴之弊。

【用法用量】入煎剂，用量为 6 ~ 15g。需包煎。车前草，即车前的全草，其性味功效与车前子相似，但用量宜大，一般 10 ~ 30g，鲜者加倍。

【现代研究】

（1）利尿作用：实验结果颇不一致。有认为车前子及全草均有显著的利尿作用，同时亦能增加尿素、氯化物、尿酸等排泄量；但又有报道指出车前子煎剂无论对大鼠、家兔、健康人均无明显利尿作用。

（2）祛痰镇咳作用：车前子与全草均能促进气管、支气管的黏液分泌，有明显祛痰作用，并有一定的镇咳作用。

（3）抗菌作用：车前草对伤寒杆菌、副伤寒杆菌、佛氏痢疾杆菌、大肠杆菌、金黄色葡萄球菌、绿脓杆菌及某些皮肤真菌均有抑制作用。

5. 滑石

【药材】为单斜晶系鳞片状或斜方柱状的一种天然矿石滑石。

【性味归经】甘、淡，寒。入胃、膀胱经。

【功效】利水通淋，清解暑热。

【临床应用】慢性肾炎病程中凡湿热蕴结膀胱、决渎不利而导致水肿，或尿急、尿频、尿痛，均可以滑石配伍清热利湿之品组方治疗，代表方如黄芩滑石汤。此外，滑石有清解暑热之功，凡长夏暑湿较重之时，肾病患者或有暑热外感，或有湿热内困，均可以本品配伍治疗。

【用法用量】入煎剂，用量为 6 ~ 15g。

6. 薏苡仁

【药材】为禾本科多年生草本植物薏苡的成熟种仁。

【性味归经】甘、淡，微寒。入脾、胃、肺、大肠经。

【功效】利水渗湿，健脾止泻，清热排脓。

【临床应用】

（1）健脾祛湿：慢性肾炎患者表现为脾虚湿困，症见下肢浮肿、小便不利、食少便溏等，可以本品配合茯苓、猪苓、泽泻、车前子等组方治疗。

（2）清利湿热：肾炎患者由于长期脾虚湿停，遇长夏之季易为湿热所困，内湿与外湿相合，湿热胶着难解，临床表现为午后发热、身热不扬、身重肢困、胸脘痞满、纳呆便溏或浮肿尿少、苔厚腻等。我们习用三仁汤开上、畅中、导下而祛湿清热，方中薏苡仁能疏导下焦，清化湿热。

【用法用量】入煎剂，用量为 15 ~ 45g。

7. 冬瓜皮

【药材】为葫芦科一年生草本植物冬瓜的果皮。

【性味归经】甘，微寒。入肺、胃、大肠、小肠经。

【功效】利水消肿。

【临床应用】主要用于肾病患者水湿逗留而见水肿尿少者。如急性肾炎以水肿为主者，表现为面部或全身水肿，或合并胸水、腹水、尿少，血压升高，尿检有变化，常与陈皮、桑白皮、生姜皮、大腹皮等同用，即五皮饮加味，从宣气利水入手治疗，一般水肿多能消退。

【用法用量】入煎剂，用量为 15 ~ 30g。

8. 汉防己

【药材】为防己科多年生缠绕藤本植物粉防己的块根。

【性味归经】大苦、辛，寒。入肺、膀胱经。

【功效】利水消肿，祛风止痛。

【临床应用】汉防己味苦、辛，性寒而长于下行，为利水消肿之要药。《金匮》治风水表虚证的防己黄芪汤，治皮水的防己茯苓汤，攻逐水饮的己椒苈黄丸皆以本品为主要药物。临床上各类肾炎水肿及胸水、腹水，均可配伍本品治疗。如慢性肾炎肾病型（肾病综合征）的水肿，辨证属脾虚水停者，我们常以黄芪、白术、甘草等配伍本品治疗，以益气利水，每获良效。

【用法用量】入煎剂，用量为 10 ~ 20g。

【现代研究】汉防己甲素有消炎、抗过敏、解热、镇痛、扩张血管和明显的降压作用，还能刺激垂体 – 肾上腺系统而使皮质功能亢进。汉防己乙素也有类似汉防己甲素的作用而较弱。

9. 冬葵子

【药材】为锦葵科一年生草本植物冬葵的种子。

【性味归经】甘，寒。入大肠、小肠经。

【功效】利水通淋，润肠下乳。

【临床应用】本品性寒滑利，前人谓之能“达诸窍”。本品不仅利水以消肿，且兼能通便，故对肾病水肿兼大便干结者用之尤宜，常与猪苓、茯苓、车前子等渗湿利水药同用。又《肘后方》载关格胀满、大小便不通，可单用冬葵子水煎治疗。我们在尿毒症患者出现小便癃闭、大便秘结时，常用本品作为配伍之用，取其通利二便之功。冬葵子又为通淋之要药，凡属各类泌尿系感染，证属湿热下注膀胱，三焦决渎不利者，均可以本品与车前子、海金沙等药合用，以利尿通淋。

【用法用量】入煎剂，用量为 10 ~ 30g。

10. 木通

【药材】为木通科落叶木质藤本植物白木通的木质茎和马兜铃科藤本植物木通马兜铃（关木通）或毛茛科常绿攀援性灌木小木通（川木通）的藤茎。

【性味归经】苦，寒。入心、小肠、膀胱经。

【功效】清热利水，通乳。

【临床应用】本品为苦寒清利之品，能降心火，导湿热下行从小便而出。肾炎水肿属湿热内蕴者，可用本品与车前子、栀子、瞿麦、滑石、萹蓄、大黄、生甘草、灯心草同用，即八正散。又导赤散则是以木通配伍生地、竹叶、生甘草梢，具清心利水之功。

【用法用量】入煎剂，用量为 6～12g。

【现代研究】实验提示，木通有显著的强心及利尿作用。有人曾用复方木通注射液（木通、泽泻、夏枯草）治疗肝硬化、心性及肾性水肿 600 多例次，均有良好的利尿效果，且对双氢克尿噻无效者，亦有明显的利尿作用。关木通中所含的马兜铃酸有肾毒性，可导致急性肾衰竭，现已不用，所以用木通时一定要慎重，要确认不是关木通。

11. 赤小豆

【药材】为豆科一年生攀援草本植物赤小豆的种子。

【性味归经】甘、酸，平。入心，小肠经。

【功效】清热利水，散血消肿。

【临床应用】赤小豆性善下行，通利水道，俾水湿下出而消肿。对肾炎水肿以下肢为著者，既可以用赤小豆煮烂单服，亦可配入诸利湿剂中运用。此外，由于血与水的关系甚为密切，水能病血，血亦能病水，往往导致血水交阻而同病。赤小豆兼具利水散血之功，且能清热解毒，颇为切合慢性肾炎水肿的机理，故较为常用。李时珍曾指出，“赤小豆和鲤鱼、鲫鱼、黄雌鸡煮食，并能利水消肿”。我们对慢性肾炎肾病型（肾病综合征）的水肿患者在药治的同时，常配以食疗，主要选用赤小豆、黄芪、生姜与鲤鱼或鲫鱼或母鸡炖服，不仅可增强利水之力，且疗效巩固。

【用法用量】入煎剂或单煮服，用量为 20～45g。

12. 玉米须

【药材】为禾本科玉蜀黍属植物玉米的花柱和柱头。

【性味归经】甘，平。入肾、膀胱、肝、胆经。

【功效】利尿消肿，平肝利胆。

【临床应用】

（1）利尿消肿：本品利尿祛湿之力较强，治疗肾炎水肿、小便不利可配合冬瓜皮、赤小豆等同用，也可单味煎汤频服。

（2）平肝降压：本品又有平肝降压之功，对肾性高血压，单味煎服即有效果。如属肝阳上亢者，可配合平肝潜阳之品组方治疗；属浊邪上扰者，可配合天麻、泽泻、白术、半夏等组方治疗。

【用法用量】入煎剂，用量为 15 ~ 30g，鲜者加倍。

【现代研究】玉米须有利尿，降血压，促进胆汁分泌，增加血中凝血酶原和加速血液凝固的作用。对于慢性肾炎水肿和肾病综合征，本品尚有改善肾功能和减轻蛋白尿等作用。

13. 石韦

【药材】为水龙骨科植物石韦的叶。

【性味归经】苦、甘，凉。入肺、膀胱经。

【功效】利水通淋，清肺泄热。

【临床应用】

（1）用于血淋、石淋、热淋，有利水通淋、清利下焦湿热之作用。

（2）用于肺热咳嗽，或因肺热气壅引起癃闭、小便不通者。

（3）可用于崩中漏下、痢疾等症。

【用法用量】入煎剂，用量为 10 ~ 30g。

【现代研究】

（1）石韦的药理试验表明有镇咳、祛痰、平喘作用。

（2）石韦煎剂在体外对金黄色葡萄球菌及变形杆菌有抑制作用。

14. 萆薢

【药材】为薯蓣科植物粉背薯蓣、叉蕊薯蓣、山萆薢或纤细薯蓣的块茎。

【性味归经】苦，平。入脾、肾、膀胱三经。

【功效】祛风胜湿，清热利水。

【临床应用】

（1）用于风湿顽痹、腰膝疼痛、骨节疼痛、遍身顽麻等症。

（2）用于白浊茎痛、小便不利、湿热疮毒。

【用法用量】入煎剂，用量为 10 ~ 30g。

【现代研究】

（1）山萆薢根茎中含薯蓣皂甙、薯蓣皂素毒甙，有杀昆虫的作用，薯蓣皂甙还有抗真菌（须癣毛菌）的作用。

（2）苏联产同属植物高加索薯蓣对兔的实验性动脉粥样硬化有治疗作用。其皂甙有拟胆碱样作用，能扩张末梢血管、降低血压、增强胃肠平滑肌的运动，并能升高血糖，对抗小鼠的化学性惊厥，以及提高大鼠胃肠等各种组织的通透性。

（三）攻逐水湿药

1. 甘遂

【药材】为大戟科多年生草本植物甘遂的根。

【性味归经】苦，寒。有毒。归肺、肾、大肠经。

【功效】攻逐水湿，消肿散结。

【临床应用】本品为泻水逐饮之峻药，尤长于泻胸腹之积水，适用于水湿壅盛所致的水肿、腹满、气急喘促、大小便不利且形气俱实者。单用即有效。复方常与大戟、芫花等同用，如十枣汤。本品药性峻烈，不宜久用，中病即止。

【用法用量】多入丸散剂，每次 1 ~ 2g，醋炒入药。反甘草。

【现代研究】据报道，甘遂泻下的有效成分为不溶于水的黄色树脂状物，故作丸散较好。临床报道用甘遂末加入少许麝香和适量面粉，水调成糊状敷中极穴，治疗小便不通有良效。

2. 大戟

【药材】为茜草科多年生草本植物红芽大戟（红大戟）和大戟科多年生草本植物大戟（京大戟）的根。

【性味归经】苦，寒。有毒。入肺、大肠、肾经。

【功效】泻水逐饮，消肿散结。

【临床应用】本品攻水逐饮之性与甘遂相似，多用于胸水、腹水、水肿、喘满等症且形气俱实者。多与甘遂、芫花同用。

【用法用量】入煎剂，用量为 2 ~ 3g。入丸散每次 2g。反甘草。

【现代研究】动物实验，红大戟和京大戟的水煎浓缩液灌胃均有泻下作用。京大戟的泻下与毒性作用均比红大戟强。

3. 芫花

【药材】为瑞香科灌木植物芫花（紫芫花）的花蕾。

【性味归经】苦，寒。有毒。入肺、大肠、肾经。

【功效】泻水逐饮，杀虫疗疮。

【临床应用】本品泻水逐饮之功与甘遂、大戟类似而其力稍逊，以泻胸胁之水饮积聚见长，适用于水肿、腹满、喘咳等症。常与甘遂、大戟、大枣等同用。如治水肿腹胀，加枳壳效果更好。

【用法用量】入煎剂，用量为 2 ~ 3g；散剂每次服 1g。反甘草。

【现代研究】本品内服后能刺激肠黏膜，使肠蠕动增加而致泻，同时有利尿作用（小剂量利尿，大量反而抑制利尿）。芫花与甘草同用，其利尿、泻下作用均受抑制，并能增强毒性。

4. 牵牛子

【药材】为旋花科一年生攀援草本植物裂叶牵牛或圆叶牵牛的成熟种子。

【性味归经】苦，寒。有毒。入肺、肾、大肠经。

【功效】泻下去积，逐水退肿，杀虫。

【临床应用】本品泻下之力颇强，又能通利小便，可使水湿从二便排出而消肿。适用于肠胃实热壅滞，大便不通及水肿腹胀等症，单用本品为末服有效。治水肿胀满实证，常与甘遂、大戟、大黄等同用，如舟车丸。

【用法用量】入煎剂，用量为 3 ~ 6g；入散剂，用量为 2 ~ 3g。

5. 商陆

【药材】为商陆科多年生草本植物商陆的根。

【性味归经】苦，寒。有毒。入肺、大肠、肾经。

【功效】泻下利水，消肿毒。

【临床应用】本品能通利大小便，长于行水，适用于水肿胀满、大便秘结、小便不利等症。单用有效，亦可与茯苓、槟榔、赤小豆等同用，如疏凿饮子。

【用法用量】入煎剂，用量为 3 ~ 10g。

【现代研究】本品有泻下作用和利尿作用（但大剂量反引起尿量减少），毒性较大，过量可引起先兴奋后麻痹，甚至死亡。临床报道本品对各种病因引致的急、慢性肾炎及心性水肿、腹水症均有良效。

四、活血化瘀药

1. 丹参

【药材】为唇形科多年生草本植物丹参的根。此外，各地尚有甘肃丹参、褐毛丹参、滇丹参及三对叶丹参等也以本品入药。

【性味归经】苦，微寒。入心、心包、肝经。

【功效】活血祛瘀，凉血安神。

【临床应用】丹参是重要的活血化瘀之药，活血之外又兼养血之功，故《妇人明理论》有“一味丹参功同四物”之说。上海第一人民医院曾将丹参注射液静滴用于治疗慢性肾功能不全，取得了较为满意的效果。我们在临床中对慢性肾炎及慢性肾衰竭患者有瘀血指征者，常用丹参、赤芍、桃仁、鸡血藤等参入复方治疗。

【用法用量】入煎剂，用量为 15 ~ 30g。反藜芦。

【现代研究】有扩张冠状动脉、降压、改善血液循环、降低血中的胆固醇、提高免疫功能、镇静等作用。

2. 益母草

【药材】为唇形科草本植物益母草的全草，种子亦入药，名茺蔚子。

【性味归经】辛、苦，微寒。入肝、心、膀胱经。

【功效】活血利水。

【临床应用】

（1）活血祛瘀：对慢性肾炎患者有瘀血征象者，我们常以益母草配入复方中用之，以利疏通血脉，改善肾功能。同时，我们还观察到益母草对减少尿蛋白亦有一定的作用。

（2）活血利水：血不利则为水，水不利亦可致血脉瘀阻。本品活血利水并进，对各类肾病表现为瘀水交阻者，我们常以本品配白茅根作为对药参入复方用之。

【用法用量】入煎剂，用量为 15 ~ 30g。单用可用至 60g。

【现代研究】有人对慢性肾炎各型进行血清及尿纤维蛋白降解产物（FDP）含量的测定，发现尿毒症患者血清和尿中的 FDP 含量最高，且持续不降，说明慢性尿毒症存在凝血过程和纤溶活性增强的倾向，使用某些活血养血中药（益母草、当归、川芎、赤芍等）能抑制已发生的免疫反应，并能促进血液循环，提高滤过率和抗凝血作用，有利于增生性病变的转化和吸收。有人在临床实践中发现，益母草是通过活血化瘀达到改善和增加肾脏的血流量，从而使肾小球和肾小管得到修复和再生，使纤维化逆转，以消除炎症病变和尿中蛋白，恢复肾功能。

3. 桃仁

【药材】为蔷薇科落叶乔木植物桃或山桃的种仁。

【性味归经】辛、苦，平。入肝、肺、大肠经。

【功效】活血祛瘀，润肠通便。

【临床应用】桃仁为活血祛瘀之要药，前人谓其“凡血滞诸证，用之立通”。临床上桃仁常与红花、赤芍、丹参等协同应用。我们治疗慢性肾炎和慢性肾衰竭患者，兼夹瘀血者，常用方剂如理气活血的血府逐瘀汤，温通活血的桂枝茯苓丸，益气活血的补阳还五汤等，均伍用桃仁。此外，本品能润肠通便，对血滞便秘者尤宜。

【用法用量】入煎剂，用量为 10 ~ 15g。

【现代研究】实验提示本品所含的桃仁醇提取物有显著的抑制凝血作用。

4. 红花

【药材】为菊科二年生草本植物红花的花。

【性味归经】辛，微温。入肝、心经。

【功效】活血祛瘀。

【临床应用】本品性温而气兼辛散，功善活血祛瘀，走而不守，迅利四达。前人有“不宜大剂独任”之诫。故临床用之疏通活血，仅投小剂即可。我们对肾病夹有瘀血的患者常选用本品作为配伍之用。红花与桃仁常同用，二者之别在于红花治瘀血偏于散在全身无定处者，桃仁治瘀血偏于局部有形或在下腹者。

【用法用量】入煎剂，用量为 3 ~ 10g。

【现代研究】

（1）抗凝血作用：实验表明，本品对凝血过程的内在凝血酶原及凝血酶－纤维蛋白的反应具有显著的抑制作用。

（2）有降低血压的作用，且维持时间较长；对缺血缺氧性脑病有保护作用。

5. 川芎

【药材】为伞形科多年生草本植物川芎的根茎。

【性味归经】辛，温。入肝经。

【功效】止痛，活血，行气。

【临床应用】本品为血中气药，活血兼能行气。慢性肾炎兼有气滞血瘀者可伍用本品，方如桃红四物汤、血府逐瘀汤等。阴虚火旺者慎用。

【用法用量】入煎剂，用量为 3 ~ 10g。

【现代研究】本品能抑制大脑活动和麻痹神经中枢，故有镇痛、镇静、镇痉等作用，还能兴奋延髓呼吸中枢、血管运动中枢，能直接扩张周围血管使冠状动脉血流量和下肢血流量增加，降低血压。

6. 马鞭草

【药材】为马鞭草科多年生草本植物马鞭草的地上部分。

【性味归经】辛、苦，微寒。入肝、脾、膀胱经。

【功效】活血祛瘀，利尿解毒。

【临床应用】本品兼具活血祛瘀、利尿消肿之功，近年来在急慢性肾炎的治疗中应用较广。无论肾病各期，凡具血水交阻指征者，均可伍用本品。用于活血祛瘀，常与赤芍、丹参等合用；用于活血利水，常与泽兰、益母草、泽泻等合用。

【用法用量】入汤剂，10～30g，应浓煎。外用适量。

7. 泽兰

【药材】为唇形科多年生草本植物地瓜儿苗或毛叶地瓜儿苗的全草。

【性味归经】辛，微温。入肝、膀胱经。

【功效】活血祛瘀，利尿退肿。

【临床应用】本品活血之力较强，凡慢性肾炎具备瘀血征象者，皆可伍用；又具利水之功，各类肾病浮肿兼有瘀血指征者，用之最宜。对妇女患者兼月经不调如后期、闭经、痛经、经量少有块色黯等症，我们常以本品合入当归芍药散或桂枝茯苓丸，以活血利水兼施，收效较为满意。

【用法用量】入煎剂，用量为 10～15g。

8. 刘寄奴

【药材】为菊科植物奇蒿的全草。

【性味归经】苦温，入心、脾经。

【功效】活血通经，止血消肿。

【临床应用】

（1）为活血药，可用于妇女经闭，产后血瘀及尿血便血。

（2）为金疮要药，用于跌打损伤、疮口肿痛、金疮出血。

【用法用量】内服入煎剂，用量为 6～10g，或入散剂。外用：鲜品捣敷或研末撒于疮口。

五、补益药

（一）益气药

1. 人参

【药材】为五加科多年生草本植物人参的根。野生者称野山参，由于加工不同，又有生晒参、红参、白参、糖参、参须等不同，人工培植者称园参。

【性味归经】甘、微苦，微温。入脾、肺、心经。

【功效】大补元气，补脾益肺，生津，安神。

【临床应用】

（1）益气补虚：慢性肾炎病程多较长，久病必虚。对临床表现为神疲嗜睡、乏力身倦、少气懒言、舌淡胖边有齿痕、脉虚弱等气虚证者，我们首选人参作为益气补虚之用。若属气阴两虚，多用参芪地黄汤，以益气养阴兼以渗利，以图缓功，每收良效。

（2）益气生血：肾炎后期，患者每具血虚征象，如面色萎黄无华，眼睑及唇甲苍白，心悸气短，头目眩晕，舌淡脉细等，须以补血为治。李东垣谓："仲景以人参为补血者，盖血不自生，须得生阳气之药乃生，阳生则阴长，血乃旺矣。"据此我们常以人参、黄芪等药配入补血剂中，且宜常服，以图缓效。

（3）固脱救急：人参大补元气，可挽救气脱危证。当尿毒症终末期患者卒然出现虚脱，汗出、脉微欲绝之症时，可以大剂人参 15 ~ 30g 煎汤顿服或配以制附片 6 ~ 12g 煎汤送服。

（4）益气解表：慢性肾炎患者病久多具脾肾气虚，卫外不固，此时虽极欲避免外感却又往往极易罹患外感，导致外邪缠绵难退，治疗应以益气解表法，常用方如人参败毒散、参苏饮等，皆以人参为君药。

【用法用量】人参为名贵药材，入煎剂多另煎兑入，用量为 6 ~ 12g；也可研粉冲服，剂量酌减。救脱时须大剂煎服，可用至 15 ~ 30g。

【现代研究】近年来对人参的研究较多，对肾病有关者主要有：

（1）刺激造血器官，升高周围血液的红细胞和血红蛋白水平，从而改善贫血状况。

（2）促使血清抗体产生，提高免疫功能，从而阻断肾脏病变的继续恶化，有利于组织的修复。

（3）提高尿中肌酐的排泄量。

（4）抗休克，对血压有双向调节作用。

（5）有强壮、抗衰老的作用。

（6）能提高血清钙，显示其在药理上与抗惊厥药有协同作用。

2. 党参

【药材】为桔梗科多年生草本植物党参及同属多种植物的根。

【性味归经】甘，平。入脾、肺经。

【功效】补中益气。

【临床应用】党参是重要且常用的益气健脾之品，其益气之性与人参相似，唯其力较弱，因价格便宜，常为人参的代用品。临床上本品用于治疗肾病多起到以下作用：

（1）益气健脾：脾气虚系慢性肾炎和慢性肾衰竭患者的主要病机之一，临床表现为神疲乏力、纳差便溏等症，可以党参配伍白术、茯苓、炙甘草、山药、陈皮、砂仁等健脾理气之品，如四君子汤、参苓白术散等；也可与养阴药同用，组成益气养阴方剂，方如大补元煎、参芪地黄汤等。对蛋白尿长期不愈，证属脾气虚弱，升清无权，而致精微下泄者，我们重用党参与黄芪取得了一定的疗效。

（2）益气补血："脾为气血生化之源""气旺血生"，因此，在治疗血虚或气血两虚证时，常以党参等益气健脾药与补血药同用，方如归脾汤与八珍汤。《本草正义》言党参为"健脾运而不燥，滋胃阴而不湿，润肺而不犯寒凉，养血而不偏，鼓舞清阳，振动中气，而无刚燥之弊"。我们在临床上观察到，部分患者重用久用党参后现咽干、口燥、喉痛诸症，说明党参仍有刚燥的一面，因而对兼有阴虚之证，在党参的用量与配伍上尤当斟酌。对此，我们常用性味甘平，益气兼能生津的太子参代替党参，可无刚燥伤阴之弊。

【用法用量】入煎剂，用量为 10 ~ 30g。

【现代研究】本品能提高网状内皮细胞的吞噬功能，兴奋神经系统，增强机体得抵抗力；又能使红细胞及血红蛋白增加，可用于缺铁性、营养不良性贫血；还能扩张周围血管及抑制肾上腺素而呈降压作用。另据报道，本品配黄芪治疗肾炎蛋白尿有效。

3. 黄芪

【药材】为豆科多年生草本植物黄芪和内蒙黄芪的根。

【性味归经】甘，温。入脾、肺经。

【功效】补气升阳，固表止汗，托里生肌，利水消肿。

【临床应用】

（1）补气升阳：黄芪益气之中兼具升提之力，故气虚下陷之证用之颇宜。对慢性肾炎气虚较重者，常以黄芪与党参同用，其益气作用更强；中气下陷者常伍以升麻、柴胡，如补中益气汤。对某些蛋白尿迁延不愈，证属脾虚气弱、升清无权者，我们常重用本品，并伍以党参，可以取得一定疗效。

（2）益气固表：肾病多有表虚，卫阳不振，不仅表疏自汗，而且易感外邪。我们常备用玉屏风散，重用黄芪，辅以白术，少佐防风，补散兼施，常服可实表以御风寒。

（3）益气生血：慢性肾炎血虚诸症常以黄芪为君，辅当归等补血之品成方，如当归补血汤。

（4）利水消肿：水肿属气虚水停者，临床可见乏力神疲、气短懒言、舌淡胖嫩边有齿痕、脉弱无力等，我们常选用防己黄芪汤、防己茯苓汤。上方均以本品与利湿健脾药相伍，每收良效。

【用法用量】入煎剂，一般用量为 10 ~ 30g。

【现代研究】

（1）利尿作用：人体试验证明，黄芪有中等利尿作用，可增加尿量和氯化物的排泄。临床剂量（0.2g/kg）即可增加尿量61%，排钠量增加14.5%。动物实验也证实其利尿作用，但与剂量有关，如大鼠皮下注射0.5g（生药）/kg，可有利尿作用，但0.25g/kg则无利尿作用，而1.0g/kg反可使排尿百分率减低。

（2）对实验性肾炎的作用：每日给大鼠服黄芪粉4～5g，连续3日后给大鼠注射兔抗鼠血清，造成肾毒血清性肾炎，3日后作尿蛋白测定，结果表明黄芪能显著减轻尿中蛋白的量，病理观察亦证明黄芪组肾脏病变减轻。

（3）对免疫功能的作用：黄芪煎剂能增加小鼠网状内皮系统的吞噬功能；黄芪可提高患者白细胞诱生干扰素的能力；正常人服用黄芪全草干浸膏片后，IgM、IgE显著增加，感冒易患者服用黄芪后可明显提高鼻分泌液中IgA、IgG的含量，以上说明黄芪有促进体液免疫的作用。

（4）其他：黄芪能兴奋中枢神经系统，有加强正常心脏收缩的作用，对因中毒或疲劳而衰竭的心脏，强心作用更加显著。黄芪还可扩张血管，降低血压，对实验性肝炎有保护作用等。

4. 西洋参

【药材】为五加科植物西洋参的根。主产美国、加拿大，我国已引种成功。

【性味归经】甘、微苦，凉。入心、肺、胃经。

【功效】益气养阴，清虚火，生津液。

【临床应用】本品性凉，长于滋阴兼能益气，而无助火之弊。故肾病临床中凡气阴两虚之证，兼有内热者，用西洋参比用人参更为相宜。至于补气救脱，则远非本品所能胜任。

【用法用量】入煎剂，宜单煎兑服，用量为2.5～6g。

【现代研究】西洋参对大脑有镇静作用。由于其所含皂甙主要是人参二醇，而人参三醇含量很少，故其作用与人参相似而有些不同。如人参三醇主要兴奋中枢神经系统、心脏、扩张血管；人参二醇主要为抑制作用，对代谢的作用较明显。二者都有抗应激、促进蛋白质合成等作用。

5. 白术

【药材】为菊科多年生草本植物白术的根茎。

【性味归经】苦、甘，温。入脾、胃经。

【功效】补脾益气，燥湿利水，固表止汗。

【临床应用】

（1）补脾益气：黄宫绣谓："白术为脾脏补气第一要药。"本品甘香而温，能补脾益气以助运化，对脾胃虚弱所致的少食腹满、泄泻等症有健脾止泻、增进食欲的功效。我们宗洁古枳术丸之意与枳实配为散剂，作为慢性肾炎和慢性肾衰竭患者健脾消食之用。又四君子汤、参苓白术散、归脾汤、补中益气汤等常用补脾方剂，亦均配有白术。白术与苍术同为健脾燥湿之品，但白术偏守，健脾益气之力较强；苍术性燥，升散燥湿之力较优。白术与人参、党参相较，人参、党参重在益气补虚，而白术则偏于健脾助运。

（2）健脾运湿：肾炎水肿主要与肺、脾、肾三脏有关，其中脾脏转输不利，制水无权是较为重要的环节。白术健脾运湿，且有燥湿之功，故诸利水方剂中常选用之。如治风水的越婢加术汤，通阳利水的五苓散，温阳行水的实脾饮，皆有白术入方，即取其健脾运湿之功。

【用法用量】一般多入煎剂，用量为 10 ~ 15g。

【现代研究】白术有降低血糖，促进胃肠分泌的作用；有明显而持久的利尿作用，且能促进电解质特别是钠的排出，其利尿作用可能是由于抑制肾小管重吸收的机能；有保护肝脏，防止肝糖原减少的作用；所含挥发油有抗肿瘤的作用。

6. 山药

【药材】为薯蓣科多年生蔓性草本植物薯蓣的块根。

【性味归经】甘，平。入脾、肺、肾经。

【功效】补脾胃，益肺肾。

【临床应用】

（1）健脾益气：肾病综合征患者，由于长期丢失血浆白蛋白，临床多表现为神疲乏力、肢体肿重、纳差便溏、舌淡胖边有齿痕、脉虚等脾气虚证，我们习用参苓白术散，重用山药。对尿蛋白长期不愈辨证属脾肾气虚，升清固精无权者，我们常用芡实合剂（芡实、怀山药、金樱子、黄精、百合、茯苓、菟丝子、枇杷叶、党参），方中以山药伍用健脾补肾固涩之品，可以获效。

（2）脾肾气阴两补：山药甘平多汁，益气之中兼能滋养肺、肾之阴，故对慢性肾炎表现为肺肾或脾肾气阴两虚者用之甚宜，方如参芪地黄汤。山药与白术同为健脾益气药，山药偏润而兼有养阴作用，白术偏燥而具燥湿之功。两药同中有异，当权衡选用。历代医家有将山药归入补脾阴类者，是对中医药理论的开掘和发展。

【用法用量】入煎剂，用量为 15 ~ 30g。

7. 黄精

【药材】为百合科多年生草本植物金氏黄精和东北黄精或多花黄精的根，

同属若干种植物的根亦以本品入药。

【性味归经】甘，平。入脾、肺经。

【功效】补脾，润肺，益精。

【临床应用】本品甘平质润，临床补气而不燥，养阴而不腻，广泛用于慢性肾炎气阴两虚型患者。偏于气虚者可与黄芪、党参等配伍为方，偏于阴虚者可与沙参、麦冬、玉竹等配伍为方，肝阳偏亢者还可与滋阴潜阳之类的药物同用。

【用法用量】入煎剂，用量为10~15g。

【现代研究】黄精的水浸出液、乙醇-水浸出液和30%乙醇浸出液有降低麻醉动物血压的作用，黄精醇制剂可增加在位犬心冠脉流量。本品对肾上腺素引起的血糖过高有抑制作用。对防止动脉硬化及肝脏脂肪浸润有一定作用。

8. 甘草

【药材】为豆科多年生草本植物甘草的根及根茎。

【性味归经】甘，平。入心、肺、脾、胃经。

【功效】补中益气，清热解毒，润肺止咳，缓急止痛，缓和药性。

【临床应用】

（1）补中益气：本品炙用则气微温，善能补脾胃、益心气。凡肺、脾、心气虚之证，多配以炙甘草，如四君子汤、补中益气汤、炙甘草汤等。

（2）清热解毒：本品生用能清热解毒。慢性肾炎病程中出现的各种内、外邪热，均可配伍生甘草。如疮疡肿毒，可与金银花、连翘、蒲公英、紫花地丁等同用；咽喉肿痛，可与桔梗、牛蒡子等合用；心火上炎，可与黄连、竹叶等配伍。

（3）调和药性：慢性肾炎邪气较盛须用大剂峻烈药物攻伐时，多配以甘草缓和药性；处方中多类药物同用时，也多以甘草为使调和诸药。甘草反甘遂、大戟、芫花、海藻，凡方中有此等药物者，一般不加甘草。

【用法用量】入煎剂，用量为3~10g。

【现代研究】

（1）皮质激素样作用：甘草次酸有类肾上腺皮质激素作用，能促进体内水及钠盐潴留和钾离子排出，有抗利尿作用，可用于轻症阿狄森氏病，长期服用可引起水肿，这是水钠潴留的副作用。

（2）抗炎作用：甘草具有保泰松或氢化可的松样的抗炎作用，其抗炎成分为甘草甜素和甘草次酸。甘草次酸对大白鼠的棉球肉芽肿、甲醛性脚肿、皮下肉芽肿性炎症等均有抑制作用。

（3）对免疫功能的影响：甘草甜素能抑制蛋清所致的豚鼠过敏反应；抑制

组织胺释放剂引起的肥大细胞脱颗粒，从而阻止过敏介质的释放。

（4）解毒作用：甘草浸膏及甘草甜素对水合氯醛、士的宁、乌拉坦和可卡因、苯砷、升汞等的毒性有较明显的解毒作用，对印防己毒素、咖啡因、乙酰胆碱、毛果芸香碱、烟碱、巴比妥类等解毒作用次之。甘草甜素对河豚毒、蛇毒有解毒效力。甘草制剂配合抗癌药喜树碱、农吉利碱等，具有解毒增效作用。

（5）甘草反海藻、大戟、甘遂、芫花的研究：现代实践表明，在治疗甲状腺肿时，海藻与甘草同用，未见不良反应。实验报道，甘草 3.3g/1.5kg 和芫花、大戟、甘遂、海藻各 6.6g/kg 的煎剂给兔灌胃，无论单味应用或与甘草合用，各组动物均无不良反应。而小鼠急性毒性实验表明：戟、遂、芫、藻与甘草合用，毒性增强。另有报告指出，甘草与甘遂配伍，小剂量降低其毒性，大剂量有相反作用。

（二）补阳药

1. 鹿茸

【药材】为脊椎动物鹿科梅花鹿或马鹿等雄鹿头上尚未骨化而带毛的幼角。

【性味归经】甘、咸，温。入肾、肝经。

【功效】壮肾阳，益精髓，强筋骨，补督脉。

【临床应用】

（1）补肾壮阳：鹿茸有较强的补肾壮阳作用。凡肾病后期，阴虚及阳，肾阳大衰，表现为畏寒肢冷、腰酸头晕、夜尿频仍、身体软弱诸症，均可以于方中参入本品治之。

（2）益精生髓：鹿茸为血肉有情之品，可直入督脉，益精生髓。故肾病中由于浊毒内犯、精微下泄造成的督脉受损，精髓不足之证，可以本品与补肾生精之品合用。另外，由于精血同源，凡各类肾性贫血，均可与方中参以鹿茸，以助生血之功。

【用法用量】一般入丸散剂，或研细末吞服，用量为 1 ~ 2g。

【现代研究】

（1）强壮作用：本品含多种氨基酸，对人体有强壮作用，可提高机体的工作能力，减轻疲劳，改善睡眠，促进食欲，改善营养不良及蛋白质代谢障碍，改善糖酵解和三羧酸循环的能量代谢，故认为能改善阳虚状态下的能量代谢低下的病理变化。

（2）对循环系统的影响：大剂量鹿茸精使心缩幅度变小，心率减慢，并使外周血管扩张，血压降低；中等剂量鹿茸精引起离体心脏活动明显增强，心缩幅度增大，心率加快，使心每搏输出量及每分输出量都增加，对疲劳心脏的恢复更为明显，对节律不齐的离体心脏能使节律恢复正常；小剂量鹿茸精对心血管系统无明显作用。

（3）其他：增强肾脏的利尿机能和胃肠的运动及分泌机能；提高离体子宫的张力和加强其节律性收缩；促进健康人淋巴细胞的转化，增强免疫功能；促进红细胞、血红蛋白、网状红细胞的新生；促进创伤性骨折和溃疡的愈合等。

附：鹿角、鹿角胶、鹿角霜

鹿角是梅花鹿和各种雄鹿已成长骨化的角，鹿角胶为鹿角煎熬浓缩而成的胶体物，鹿角霜为鹿角熬胶后所存残渣。其性味功用与鹿茸相似，唯药力较弱，通常可作为鹿茸之代用品，用量相对加大。

2. 补骨脂

【药材】为豆科一年生草本植物补骨脂的种子。

【性味归经】辛、苦，大温。入肾、脾经。

【功效】补肾助阳，止泻。

【临床应用】本品性较温热，善温肾助阳，大补命门真火，对于肾病综合征患者阳虚较重者，可与温阳利水之品合用；对于慢性肾炎及慢性肾衰竭阴阳俱衰，下元虚惫者，可与补阴药同用，能阴阳两补，助肾气化。

【用法用量】入煎剂，用量为 3 ~ 10g。

【现代研究】补骨脂对离体和在位心脏都有扩张冠状动脉的作用；对心肌耗氧量无明显影响；能兴奋心脏，提高心脏作功率；能缩短出血时间，减少出血量，有止血作用；有抗着床及雌激素样作用。补骨脂的有效成分为补骨脂乙素。

3. 淫羊藿

【药材】又称仙灵脾，为小檗科多年生草本植物淫羊藿和箭叶淫羊藿或心叶淫羊藿的全草。

【性味归经】辛，温。入肝、肾经。

【功效】补肾壮阳，强筋健骨，祛风除湿。

【临床应用】淫羊藿为温补肾阳之品，且具祛风除湿之效。因此对阳虚型肾病者，某些结缔组织病累及肾脏，同时具有全身痹证症状者，均可伍以本品治疗。淫羊藿又有兴阳振痿之功，某些肾功能不全并发阳痿的患者也可用本品治疗。此外，本品有降血压的作用，某些肾病性高血压，辨证属阴阳失调者，可与仙茅相须为用，方如二仙汤。

【用法用量】入煎剂，用量为 10 ~ 15g。

【现代研究】本品煎剂或醇提物对动物有降低血压的作用，这主要是由于末梢血管的扩张，还有血管运动中枢的抑制。它能增加冠状动脉血流量，但心肌耗氧量也增加。甲醇提取物有中枢性镇咳作用，对大鼠蛋清性关节炎有“消炎”作用。口服能使高血糖大鼠的血糖下降。其提取物有雄激素样作用，而无雌激素样作用。

4. 仙茅

【药材】为仙茅科多年生草本植物仙茅的根茎。

【性味归经】辛，温。有小毒。入肾、脾经。

【功效】壮肾阳，温脾阳，祛寒湿。

【临床应用】本品温肾祛湿之效略同淫羊藿，在临床上多相须为用，方如二仙汤。此外，仙茅又可温脾阳，故对慢性肾病表现为脾肾阳虚者，症见畏寒、肢冷、少食、泄泻等，可与白术、干姜、补骨脂等组方治疗。

【用法用量】入煎剂，用量为 3 ~ 10g。

【现代研究】本品对性腺机能有强壮作用，可振奋精神，促进消化，增进食欲。本品有小毒，入药剂量不宜过大。其中毒症状为舌肿大，可用大黄、玄明粉水煎服，或用三黄汤解毒。

5. 肉苁蓉

【药材】为列当科一年生寄生草本植物肉苁蓉的带鳞叶的肉质茎。

【性味归经】甘、咸，温。入肾、大肠经。

【功效】补肾益精，润肠通便。

【临床应用】肉苁蓉性较温柔，《本草汇言》言其为“养命门，滋肾气，补精血之药。此乃平补之剂，温而不热，补而不峻，暖而不燥，故有从容之名”。我们在治疗慢性肾炎属阴阳两虚类型者时，常于方中伍用本品，或入汤剂煎服，或作丸剂小量久服，而无温燥之弊。另外，本品有润肠通便之效，大便干结者用之最宜，脾虚便溏者慎用。

【用法用量】入煎剂，用量为 10 ~ 15g。

【现代研究】肉苁蓉水浸出液、乙醇浸出液等有降低血压的作用，还能促进小鼠唾液分泌。据报道，本品还可作为膀胱炎、膀胱出血及肾脏出血之止血药。

6. 菟丝子

【药材】为旋花科一年生寄生性蔓草菟丝子的成熟种子。

【性味归经】辛、甘，平。入肝、肾经。

【功效】补肝肾，益精髓。

【临床应用】本品性平，既能补阳，又能益阴，《本草正义》指出其"善滋阴液，而又敷布阳和"，故对各类肾虚证候均可配伍应用。此外，菟丝子有固肾之效，对于肾虚泄泻及顽固性蛋白尿属肾气不固者，也可配用。

【用法用量】入煎剂，用量为 10～15g。

【现代研究】本品浸剂、酊剂能增强离体蟾蜍心脏的收缩力，降低麻醉犬的血压，抑制肠运动，兴奋离体子宫。

7. 益智仁

【药材】为姜科多年生草本植物益智的成熟果实。

【性味归经】辛，温。入脾、肾经。

【功效】补肾固精，温脾止泻，缩尿。

【临床应用】本品以温脾肾，祛寒湿见长。故对慢性肾炎属脾肾阳虚、寒湿内阻者用之甚宜。温脾阳多配合草豆蔻、干姜等同用，温肾阳多与肉豆蔻、补骨脂等为伍，祛寒湿则须参以苍术、茯苓等药。另外，益智仁又有固精缩尿之力，可用于慢性肾功能不全而夜尿频仍者。

【用法用量】入煎剂，常用量为 3～10g。

8. 续断

【药材】为山萝卜科多年生草本植物续断或川续断的根。

【性味归经】苦，温。入肝、肾经。

【功效】补肝肾，强筋骨，止血，安胎，通利血脉。

【临床应用】续断既能补肝肾、强腰膝，又能通利血脉，慢性肾炎肾虚兼血瘀患者用之颇宜。此类患者多有腰膝酸痛，经久不愈的特点，用药时多以本品配合杜仲、牛膝等同用，且宜久服，方可收效。

【用法用量】入煎剂，10～15g。

【现代研究】续断有安胎作用。近人有将其用于肾移植后的中医药治疗，效果尚待证实。

9. 杜仲

【药材】为杜仲科落叶乔木植物杜仲的树皮。

【性味归经】甘，温。入肝、肾经。

【功效】补肝肾，强筋骨，安胎。

【临床应用】本品补肝肾，强腰膝，又有较好的降压作用，临床上多用于肾病久病不愈之阴阳失调，下焦亏损较重，水不涵木，肝阳上亢的患者，多与桑寄生、牛膝、何首乌同用。如兼夹湿热者可与苍术、黄柏、车前子等同用。《本草汇言》记载："凡下焦之虚，非杜仲不补；下焦之湿，非杜仲不利；足胫之酸，非杜仲不去；腰膝之疼，非杜仲不除。"

【用法用量】入煎剂，用量为 5 ~ 15g。

【现代研究】杜仲煎剂有良好的降低血压的作用，对胆固醇硬化的家兔的降压作用比正常家兔明显。其降压作用，炒杜仲比生杜仲强，煎剂比酊剂强。醇浸液灌服可降低大鼠血清总胆固醇。杜仲各种制剂对动物有利尿作用，大剂量煎剂对动物有镇静和镇痛作用。

10. 狗脊

【药材】为蚌壳蕨科植物金毛狗的根茎。

【性味归经】苦、甘，温。入肝、肾经。

【功效】补肝肾，除风湿，健腰脚，利关节。

【临床应用】

（1）用于腰背酸痛，膝痛脚软，寒湿周痹，风湿骨痛。

（2）用于虚寒性尿频失溺、冲任虚寒、带下纯白、老人尿多等症。

【用法用量】内服入煎剂，用量为 6 ~ 10g。或熬膏，或入丸剂。

11. 牛膝

【药材】为苋科植物牛膝的根。

【性味归经】苦、酸，平。入肝、肾经。

【功效】散瘀消肿，益肝肾，强筋骨。

【临床应用】

（1）用于腰膝骨痛、足痿筋挛、腿软酸麻、寒湿痿痹等症。

（2）用于经闭难产、胞衣不下、产后瘀血腹痛、跌打损伤、恶血流结等症。

【用法用量】入煎剂，用量为 10 ~ 15g。

【现代研究】

（1）对子宫的作用：流浸膏或煎剂对离体家兔子宫不论已孕或未孕都能发生收缩，对收缩无力的小鼠离体子宫则使收缩加强。对猫的未孕子宫呈弛缓作用，而对已孕的子宫则发生强有力的收缩。对已孕或未孕的豚鼠子宫多呈弛缓作用，对狗的子宫则作用不定。

（2）对肠管的作用：煎剂对小鼠离体肠管呈抑制作用。对豚鼠肠管有加强收缩的作用。静脉注射对麻醉犬及正常或麻醉兔的胃运动，于短暂兴奋后转为抑制。

（3）对心血管的作用：麻醉犬、猫、兔静脉注射煎剂或醇提取液均有短暂的降压作用，血压下降时伴有呼吸兴奋。降压作用主要与组织胺释放有关。此外，对心脏抑制、外周血管扩张也有一定的作用。

（4）利尿作用：对麻醉兔及狗静脉注射煎剂或醇提取液均有轻度利尿作用。

（三）养血药

1. 当归

【药材】为伞形科多年生草本植物当归的根。

【性味归经】甘、辛，温。入肝、心、脾经。

【功效】补血活血，润肠通便。

【临床应用】当归味甘而重，功专补血；气轻而辛又能行血。故古人誉其为“血中圣药”。慢性肾炎及慢性肾衰竭者多有面色萎黄、唇爪无华、头晕心悸、舌淡脉细等血虚见证，且久病入络，易致脉络瘀滞。本品补血活血，静中有动，与证甚宜，故可参伍使用。单纯阴血不足者可配伍熟地、白芍、川芎等，方如四物汤；气血两虚者可加以参、术、苓、草，即八珍汤；以“气为血帅”“气足血旺”，故临床上单纯补血时也可加入黄芪等益气之品，方如当归补血汤。

本品又有润肠通便之功，故血虚便秘者用之最宜，脾虚便溏者则当慎用。

【用法用量】入煎剂，用量为 10 ~ 15g。

【现代研究】当归注射液可降低麻醉犬的血压，扩张冠脉、脑及外周血管，减少心肌耗氧量；对清醒高血压犬，则使血压短暂上升后随之以较持久的降压。其有效成分阿魏酸钠对实验性血栓形成有明显的抑制作用。当归煎剂有促进非特异性免疫功能的作用。此外，当归还有镇痛、镇静、抗炎、降低血管渗透性等作用。

2. 白芍

【药材】为毛茛科多年生草本植物芍药的根。

【性味归经】苦、酸，微寒。入肝经。

【功效】养血敛阴，柔肝平肝。

【临床应用】

（1）养血敛阴：慢性肾炎类疾病多伴不同程度的阴血亏虚，常以白芍、当归、地黄等药滋阴养血。其中当归与白芍多为对药同用，二者同为养血之品，但当归辛温而性动，白芍酸寒而性静，合用则动中有静，补而不守，寒温适中，相得益彰。

（2）平肝柔肝：部分肾炎及慢性肾衰竭患者由于持续性高血压，临床常见头晕、头目胀痛、耳鸣，甚则肌肉搐动、舌干质红少苔、脉弦等，此为肝肾阴亏，木失涵养，肝阳上亢，虚风内动。我们常重用白芍，并伍以当归、川芎，天麻、杭菊花、生龙骨、生牡蛎、地龙等养血平肝之品组方治疗，每收良效。

【用法用量】入煎剂，用量为 10 ~ 30g。

【现代研究】本品有镇静、镇痛、解热、抗炎及抗惊厥作用，对胃肠及子宫平滑肌有解痉作用，芍药甙还能抑制大鼠的血小板聚集及实验性胃溃疡的形成。本品含苯甲酸，对肝功能不良者不宜长期大量服用。芍药之名，初载《本经》，从陶弘景开始，分为赤、白两芍。白芍偏于养血益阴，赤芍偏于行血散瘀。若需补散兼施，则可将赤、白芍同用。

3. 阿胶

【药材】为马科动物驴的皮，经漂泡去毛后熬制而成的胶块。

【性味归经】甘，平。入肺、肝、肾经。

【功效】补血止血，滋阴润肺。

【临床应用】阿胶为血肉有情之品，乃补血要药，临床上多以本品与熟地、当归、白芍等同用治疗血虚证，特别是由各类出血证候导致的血虚。由于本品养血中又具有止血之性，故用之最宜。此外，阿胶与黄连同用，有交通心肾、水火既济之效，常用于肾炎患者出现的虚烦不眠、口疮舌糜而证属肾阴亏虚，水火失济，心肾不交者，方如黄连阿胶汤。

【用法用量】入煎剂，多烊化入药，用量为 10 ~ 15g。

【现代研究】阿胶有加速血液中红细胞和血红蛋白生成的作用；能改善动物体内钙的平衡，促进钙的吸收，有助于血清中钙的存留。动物实验表明，注入阿胶溶液能升高血压，对抗创伤性休克，并有预防进行性肌营养障碍的作用。

（四）滋阴药

1. 生地（附：熟地）

【药材】为玄参科多年生草本植物怀庆地黄或地黄的根。

【性味归经】甘、苦，寒。入心、肝、肾经。

【功效】滋阴清热，凉血止血。

【临床应用】

（1）滋阴补肾：本品性寒而味厚，在滋阴补肾的同时，兼具清热之功，故对肾炎类疾病表现为肝肾阴虚，心火内扰者，可以生地为主，配合其他滋阴降火类药物治疗，方如六味地黄丸；如兼夹下焦湿热者，可配合苦寒清热燥湿之品，方如知柏地黄丸；阴阳两虚者，可参入温阳之品，方如金匮肾气丸；水气内阻者，可兼以利水，方如济生肾气丸。上述方剂，均以六味地黄丸为基础方。实际上，我们在肾病的临床中，观察到六味地黄丸有广泛的适应证候，因此该方的应用机会也颇多。

（2）凉血止血：肾炎患者由于湿热蕴于下焦，热伤血络，临床可见尿血之症，若兼尿频、尿急、尿痛则为血淋，此时多用小蓟饮子化裁治疗。该方即重用生地凉血止血，并伍以其他利水通淋之品。尿毒症晚期出现的出血倾向，如因水亏火亢，热迫血妄行者，可重用生地配以水牛角、丹皮、赤芍，即犀角地黄汤。

（3）清营护阴：尿毒症期，肾病及心，热扰神明，出现心烦躁扰，身热夜甚，时有谵语，甚或神昏，舌绛而干，脉细数等危症时，我们常选用清营汤以清营泄热、凉血护阴，方中亦当重用本品。

【用法用量】入煎剂，宜久煎则无便溏之虞，用量为 15 ~ 45g。

【现代研究】六味地黄复方对肾性高血压大鼠有明显降低血压、改善肾功能、减少病死率的作用，生地及以生地为主的滋阴泻火复方（生地、知母、甘草）具有对抗地塞米松对脑垂体 - 肾上腺皮质系统的抑制作用，地黄有强心及降血糖作用，其乙醇提取物能缩短兔凝血时间而有止血作用。

附：熟地

熟地是将生地（干地黄）加酒反复蒸晒而成。味甘，性微温。入肝、肾经。其主要功效为滋阴补血。《珍珠囊》谓熟地“主补血气，滋肾水，益真阴”。故凡阴血亏虚之证，皆作为配伍之用。

熟地与生地皆为滋阴补肾养血之品，但熟地补而兼温，生地补而兼清，临床可酌情选用。此外，二地皆有滋腻碍胃之弊，加之虚人脾胃多弱，故用时宜配砂仁或苍术、白术，以防泥膈之虞。熟地入煎剂也应久煎，用量为 15 ~ 30g。

2. 何首乌

【药材】为蓼科多年生草本植物何首乌的块根。

【性味归经】苦、甘，涩，微温。入肝、心、肾经。

【功效】制首乌补肝肾，益精血；生首乌滋阴通便，解疮毒。

【临床应用】制首乌主要用于慢性肾炎之阴血不足，肝肾亏损诸证，常与熟地、枸杞子、菟丝子等为伍；如属水不涵木，肝阳上亢，可以本品与桑寄生、女贞子、生龙骨、生牡蛎等同用，具有滋阴潜阳之效，可用于肾性高血压。生首乌有解毒散结、通便泻下的作用，对于肾病病程中出现的结热便秘有效。便溏脾虚者慎用。

【用法用量】入煎剂，用量为 10 ~ 15g。

【现代研究】本品能使动物血糖先升高后降低；能降胆固醇，阻止胆固醇在肝内沉积，缓解动脉粥样硬化的形成。生首乌能促进肠管蠕动而有缓泻作用。

3. 枸杞子

【药材】为茄科落叶灌木植物宁夏枸杞和枸杞的成熟果实。

【功效】养阴补血，益精明目。

【临床应用】

（1）补益肝肾：李时珍谓："枸杞子生精益气，乃平补之药。"对肾炎患者属肝肾亏损，阴血不足者，常以本品配合首乌、当归、女贞子等同用；如属气阴两虚者，可以本品与人参、熟地、山萸肉、山药、杜仲、当归、炙甘草等为伍，方如大补元煎。

（2）益精明目：肝肾乙癸同源，精血互生互化，而目为肝窍，得血能视。慢性肾炎患者因肝肾亏损，精血不充，目失所养，临床常现视物昏花、目涩羞明之症。枸杞子益精明目，可以本品配伍菊花、生地、山萸肉、山药、丹皮、茯苓、泽泻等，即杞菊地黄丸。

【用法用量】入煎剂，用量为 10 ~ 15g。

【现代研究】枸杞子有降低血糖的作用。宁夏枸杞子能增强小鼠网状内皮系统的吞噬能力。

4. 女贞子

【药材】为木樨科常绿乔木女贞的成熟果实。

【性味归经】甘、苦，凉。入肝、肾经。

【功效】补肾滋阴，养肝明目。

【临床应用】女贞子为平补肝肾之品，滋补之力虽不如生熟二地，但其优点为养阴而不滋腻，无碍脾胃。对阴虚兼有脾胃虚弱的肾病患者，我们常以本品与旱莲草同用，即二至丸，作为养阴之用。《本草新编》曰："女贞子缓则有功，而速则寡效。故用之速，实不能取胜于一时；而用之缓，实能延生永久。"故临床运用本品宜久服。

【用法用量】入煎剂，用量为 10 ~ 20g。

【现代研究】女贞子能促进白细胞的吞噬功能；有强心利尿作用，增加冠脉流量，抑制心肌收缩力；能降低家兔血清胆固醇，对冠脉斑块有消退作用。

5. 旱莲草

【药材】为菊科一年生草本植物鳢肠（金陵草）的全草。

【性味归经】甘、酸，寒。入肝、肾经。

【功效】养阴益肾，凉血止血。

【临床应用】

（1）补益肝肾：本品滋补肝肾而不腻，临床上常与女贞子相须为用，即二至丸。如肝阳上亢者，可配以龙骨、牡蛎、龟甲、鳖甲等药，以取滋阴潜阳之效。

（2）凉血止血：本品酸寒入肝，兼有凉血止血之功。慢性肾炎和慢性肾衰竭患者出现的尿血、便血、衄血等出血证候，中医辨证为阴虚内热，迫血妄行者，因旱莲草养阴与凉血兼顾，故可以配入养阴凉血止血方剂中运用。

【用法用量】入煎剂，用量为 10～20g。

【现代研究】旱莲草因富含鞣质，能收敛止血。

6. 沙参

【药材】有南沙参、北沙参两类：南沙参为桔梗科沙参属多年生草本植物轮叶沙参和杏叶沙参及阔叶沙参的根，北沙参为伞形科多年生草本植物珊瑚菜的根。

【性味归经】甘，微寒。入肺、胃经。

【功效】润肺止咳，养胃生津。其中北沙参养阴作用较强，南沙参祛痰作用较好。

【临床应用】肾炎后期由于肾精大亏，必然波及肺胃，以致肺胃阴津匮乏，临床可见干咳少痰或痰中带血、咽干口燥、舌苔剥脱、脉细数等。此时，我们常以本品与麦冬、生地、川贝母、石斛等同用，方如益胃汤、沙参麦冬饮等。

【用法用量】入煎剂，用量为 6～15g。

【现代研究】南沙参煎剂对动物有祛痰作用，北沙参醇提物对动物有解热、镇痛作用。

7. 麦冬

【药材】为百合科多年生草本植物沿阶草或麦门冬的须根上的小块根。

【性味归经】甘、微苦，微寒。入心、肺、胃经。

【功效】养阴清热，润肺清心。

【临床应用】

（1）养阴生津：慢性肾衰竭患者，当病变波及于心，则出现心悸、气短、胸闷、汗出、脉弱等心气心阴两虚证，我们常以麦冬配伍人参、五味子，即生脉散，作为心虚病证的专方。其用法可入煎剂，也可以生脉注射液作静推或静点之用，如属脾肾气阴两虚，波及心肺，亦可与参芪地黄汤内伍用麦冬、五味子等，以增强养阴固气之力。

（2）润肺利咽：咽喉疼痛，甚或红肿，不仅是肾炎疾患的重要诱因，且常为肾炎患者的伴发症状。由于此症易加重肾病，故积极治疗咽喉疾患确属关键的一环。咽干喉痛之病机有肾阴匮乏失其充养及热毒上壅之分。对阴虚失养者，我们以本品与玄参、桔梗、生甘草同用，名玄麦甘桔汤，可入煎剂，亦可泡水代茶常服。若为热毒上壅，则重用金银花、蒲公英合入上方，名银蒲玄麦甘桔汤。

【用法用量】入煎剂，用量为 10 ~ 15g。

【现代研究】麦冬注射液能提高小鼠的耐缺氧能力，故推测其能改善心绞痛的临床症状。麦冬水滤液有升高兔血糖的作用。

8. 天冬

【药材】为百合科多年生攀援性草本植物天门冬的块根。

【性味归经】甘、苦，寒。入肺、肾经。

【功效】养阴清热，润肺滋肾。

【临床应用】本品清润之力较强，入肺、肾二经，故慢性肾炎属于肺肾阴虚，虚火上扰者，多伍用本品。如与麦冬同用，则滋阴之力更强。本品上清肺热，益水之源；下养肾阴，滋水之燥，故有止咳、消痰、解渴之效。糖尿病合并肾病，表现为肺肾阴虚者，用天冬尤宜。

【用法用量】入煎剂，用量为 6 ~ 12g。脾胃虚弱，腹满便溏者忌用。

9. 玉竹

【药材】为百合科多年生草本植物玉竹（葳蕤）的根茎。

【性味归经】甘，微寒。入肺、胃经。

【功效】养阴润燥，生津止渴。

【临床应用】玉竹为质润之品，培育肺、胃之阴是其所长，且补而不腻，不碍胃气。对肾炎患者表现有肺胃阴伤之证，如见咳嗽少痰、咽干舌燥、口渴喜饮等者，可以本品与麦冬、沙参、桑叶、川贝母、玄参等同用。肾炎阴虚患者，其感受外邪易从热化，故多见风热表证，治疗之法当滋阴解表，可以玉竹与白薇、淡豆豉、桔梗、薄荷、生葱白、甘草、红枣配伍，即加减葳蕤汤。方中玉竹滋阴而助汗源，且不碍邪，是为君药。

【用法用量】入煎剂，用量为 10 ~ 15g。

【现代研究】玉竹有降血糖和强心的作用。

10. 山茱萸

【药材】为山茱萸科落叶小乔木植物山茱萸除去果核的成熟果肉。

【性味归经】酸、涩、甘，温。入肝、肾经。

【功效】滋补肝肾，涩精敛汗。

【临床应用】肝肾阴虚、精微下泄是慢性肾炎重要而常见的病理环节，山茱萸滋补肝肾并兼以涩精，故临床应用较广。培补肝肾的重要方剂如六味地黄丸、左归丸、右归丸等均以山茱萸为重要组成，经适当化裁，还可衍生出许多不同偏重的补肾处方，治疗有不同兼症的肾虚之证。

【用法用量】入煎剂，用量为 10 ~ 15g。

【现代研究】动物试验表明，山茱萸有利尿、降压、改善糖尿病、兴奋交感神经等作用。

11. 龟甲

【药材】为脊椎动物龟科乌龟的腹甲。

【性味归经】咸、甘，平。入肾、心、肝经。

【功效】滋阴潜阳，益肾健骨。

【临床应用】龟甲滋阴而镇潜浮阳，有退热之功。慢性肾炎病程中凡见肝肾阴亏，肝阳上亢之证，临床表现为腰膝酸软、头目眩晕、脑胀作痛、舌质绛红、脉细数等，可以本品配生地、白芍、牡蛎等同用；如兼下焦湿热，可加黄柏、知母；虚风内动者，可加鸡子黄、阿胶、生鳖甲等，方如大定风珠。

【用法用量】入煎剂，宜先入久煎，用量为 10 ~ 30g。

12. 鳖甲

【药材】为脊椎动物鳖科鳖的背甲。

【性味归经】咸，平。入肝、脾、肾经。

【功效】滋阴潜阳，散结消瘕。

【临床应用】鳖甲既能滋阴，又能潜纳浮阳，故对阴虚阳亢之证用之较宜。慢性肾炎多有肾阴亏损，如水不涵木或肝火偏盛，每导致肝阳上亢，表现为血压偏高、眩晕头胀、口干不喜饮、腰膝酸软，甚则盗汗遗精等症，可以本品配合生牡蛎、白芍、阿胶等滋阴潜阳。某些慢性肾炎患者，素有阴虚之证，又反复感染外邪，表现为低烧缠绵、夜热早凉、脉细数等，可以本品配伍青蒿、生地、知母、丹皮等滋阴解表清热药同用，方如青蒿鳖甲汤。

【用法用量】入煎剂，先入久煎，用量为 10 ~ 30g。

六、和胃止呕药

1. 陈皮

【药材】为芸香科常绿小乔木植物橘树的成熟果实之果皮。

【性味归经】辛、苦，温。入肺、脾经。

【功效】行气健胃，燥湿化痰。

【临床应用】本品为脾、肺气分之药，可调中快膈，理气和胃。对肾病患者属脾肺气虚，痰湿内蕴者，可以本品与半夏、茯苓、甘草同用，即二陈汤。属痰湿中阻，脾胃不和，泛泛欲吐者，可在二陈汤的基础上加竹茹、枳实以和中降逆，即温胆汤；如痰湿化热，舌苔黄腻者，又可再加黄连以清化胃热，即黄连温胆汤。如呕恶缘于脾虚胃弱，中气不和者，可以本品与竹茹、人参、生姜、大枣、甘草同用，即橘皮竹茹汤。

【用法用量】入煎剂，用量为 6 ~ 12g。

【现代研究】橘皮所含挥发油对消化道有缓和的刺激性，而促进胃肠排除积气。其煎剂能使兔离体小肠紧张性降低，刺激呼吸道黏膜，使分泌液增多，有祛痰的作用。此外，本品还有微弱的升高血压，兴奋心脏的作用。

2. 半夏

【药材】为天南星多年生草本植物半夏的地下块茎。

【性味归经】辛，温。有毒。入脾、胃、肺经。

【功效】燥湿化痰，降逆止呕，消痞散结。

【临床应用】

（1）降逆止呕：本品降逆止呕的效力颇著，因其性温燥，故对寒湿痰阻致呕者尤为适宜。如小半夏加茯苓汤，即以半夏与生姜、茯苓配伍运用。若呕恶由湿热引起者，则又当以本品与黄连、竹茹等同用方为合拍。

（2）燥湿化痰除痞：半夏为治湿痰要药，能降逆又味辛能开。对肾炎患者因寒热中阻，升降失常，上下不能交泰而致心下痞者，常选用本品与黄芩、黄连、干姜、大枣、党参、甘草同用，即半夏泻心汤。

【用法用量】入煎剂，若降逆止呕，宜用姜半夏；余则用法半夏。用量为 6 ~ 12g。

【现代研究】半夏有镇咳及中枢性镇吐作用。生半夏和低温处理的半夏流浸膏口服，则有催吐作用；生半夏粉 120℃焙 2 ~ 3 小时，镇吐作用仍在，而催吐作用消失。生半夏毒性较大，人误服生半夏，对口腔、喉头和消化道黏膜有强烈的刺激性，可发生肿胀、疼痛、失音、流涎、痉挛、呼吸困难，甚则窒息而死。半夏引起呕吐、失音和死亡的毒性成分可能是同一物质。此物质不耐热，不溶或难溶于水，因此，生半夏必须煎服。误服生半夏中毒时，给服稀醋、浓茶或蛋白等，呼吸困难者给氧，必要时作气管切开。

3. 竹茹

【药材】为禾本科植物淡竹等的茎秆除去外皮后刮下的中间层。

【性味归经】甘，微寒。入肺、胃经。

【功效】清热化痰，除烦止呕。

【临床应用】《本经逢源》谓本品为“清胃府之热，为虚烦、烦渴、胃虚呕逆之要药”。我们治疗慢性肾衰竭患者由浊热内阻引起的呕恶、烦渴、纳少、苔黄腻、脉滑数等症时，常用本品与黄连、法半夏、陈皮、茯苓等同用，方如黄连温胆汤。若呕恶属胃虚有热所致，则用本品与陈皮、党参、生姜、大枣、甘草等组方治疗，即橘皮竹茹汤。

【用法用量】入煎剂，用量为 6 ~ 12g。

4. 生姜（附：干姜）

【药材】为姜科多年生草本植物姜的根茎。

【性味归经】辛，微温。入肺、脾、胃经。

【功效】发汗解表，温中止呕。

【临床应用】

（1）本品辛温，能发散在表之寒邪及水气，凡肾炎表现为属于风水表证者，可以生姜皮配合茯苓皮、大腹皮、桑白皮、陈皮等化裁治疗，方如五皮饮。如慢性肾炎复感寒邪，也可于辛温解表剂中配伍生姜，以助药力。

（2）生姜能温胃和中，止呕之效颇捷。凡脾胃虚寒，胃失和降而引起的恶心呕吐，可与半夏同用，为小半夏汤；与吴茱萸、党参、大枣同用，即吴茱萸汤。又某些止呕药亦每以姜汁制，以助止呕之力，如姜汁炒竹茹，姜汁制半夏等。

【用法用量】入煎剂，用量为 3 ~ 10g。

【现代研究】动物实验表明，口服姜煎液可促进胃酸及胃液的分泌，增强脂肪酶的作用；浸膏及姜辣素有镇吐作用，有祛风作用，可促进胃、肠的蠕动。生姜挥发油可旺盛血循环，并可发汗。

附：干姜

生姜晒干即为干姜，其性较生姜为热，发散之力趋弱，而温中回阳散寒之力增强。主要用于脾胃虚寒，症见四肢不温、呕吐泄泻、脘腹冷痛等。单用即有效，也可与党参、白术等同用，方如理中丸。如属阳气衰微，阴寒内盛，症见四肢厥冷、脉微欲绝等，可与附子、甘草等同用，以急救回阳，方如四逆汤。

5. 吴茱萸

【药材】为芸香科落叶灌木或小乔木植物吴茱萸的将成熟的果实。

【性味归经】辛、苦，热。有小毒。入肝、脾、胃经。

【功效】温中止痛，降逆止呕。

【临床应用】吴茱萸辛热，可疏肝暖脾，解厥阴之滞，消阴寒之气，为温中止呕的要药。凡肝胃虚寒，和降失司，而现呕恶之症，可选本品与党参、大枣、生姜等为伍治疗，即吴茱萸汤。

【用法用量】入煎剂，用量为 3 ~ 10g。

【现代研究】挥发油具有芳香健胃作用，有祛风与抑制肠内异常发酵的功能。吴茱萸苦素也具有苦味健胃的作用。口服吴茱萸有镇吐作用。

6. 旋覆花

【药材】为菊科多年生草本植物旋覆花的头状花序。

【性味归经】苦、辛、咸，微温。入肺、脾、胃、大肠经。

【功效】降气止噫，祛痰平喘。

【临床应用】

（1）降气止噫气：本品降气之力较强，凡慢性肾衰竭属浊痰中阻，胃气虚弱，和降失司，表现为纳差厌食、胃脘痞硬、嗳气频频或呕吐涎沫者，可以本品配合代赭石、半夏、生姜、人参、甘草、大枣等为方治疗，即旋覆代赭汤。

（2）消痰利水：《神农本草经》云旋覆花能“除水”，《本草汇言》及《滇南本草》皆以其治痰饮水肿。故肾病中凡水气偏盛，或痰饮逗留者，可以旋覆花配合消痰化气行水之药组方治疗。清 · 喻昌在《寓意草》中，则以本品治关格取效。

【用法用量】入煎剂，宜包煎，用量为 3 ~ 10g。

第四章　肾病中的风邪

肾病与风邪的关系已经引起学术界的关注，我们也曾经对此进行过探讨[1][2]。肾病中风邪的辨识和治疗有其复杂性，结合学术界的研究成果和我们的临床体会，对此进行进一步的探讨，以供临床参考。

一、肾病与风邪的关系

（一）肾病中风邪的辨认

1. 有外感风邪的证候表现，如急性肾炎大多有发热恶寒、脉浮、水肿以头面为主或以头面为先等风邪袭表的临床表现。

2. 慢性肾病常因感受风邪而复发或加重。慢性肾炎、肾病综合征经治缓解后常因感受风邪而复发，慢性肾炎、肾病综合征、慢性肾衰竭等常因感受风邪而加重。

3. 大量蛋白尿的患者尿中常有大量的泡沫，辨证属风，此为风激水遏而形成。

（二）风邪影响肾病的机理

1. 水肿

水肿是肾病的基本表现。虽然水肿的形成机理很复杂，但风邪导致肾病水肿的机理是明确的。风邪袭表，肺气郁闭，不得宣降，脾气上归于肺的津液既不能宣发于肌表而为汗，又不能下输于膀胱而为尿，水泛肌肤则成水肿。《素问·水热穴论》中有"肾者，至阴也，至阴者，盛水也，肺者，太阴也，少阴者，冬脉也。故其本在肾，其末在肺，皆积水也……勇而劳甚则肾汗出，肾汗出逢于风，内不得入于脏腑，外不得越于皮肤，客于玄腑，行于皮里，传为胕肿，本之于肾，名曰风水"。《金匮要略·水气病脉证并治篇》有"风水其脉自浮，外证骨节疼痛，恶风”；“寸口脉弦而紧，弦则卫气不行，即恶寒，水不沾流，走于肠间。少阴脉紧而沉，紧则为痛，沉则为水，小便即难”。从《内经》和《金匮要略》的论述可以看出，风水不仅与外感受风邪有关，而且与肾虚有关，这与肾病水肿的临床事实相符，具有指导意义。

2. 蛋白尿

蛋白尿是诊断肾病的最基本的实验指标。我们认为其形成机理关键在于脾肾，脾不统摄，清气下陷，肾不藏精，精气下泄是形成蛋白尿的基本病机。而影响脾肾的因素很多，风邪就是其一。风邪侵袭人体，多首先客于肌表。若脏腑虚损，则风邪亦可直接侵犯脏腑。《素问·金匮真言论》中有“天有八风，经有五风……八风发邪，以为经风，触五脏，邪气发病”。即阐明了风邪在特定的条件下可经过经脉客于内脏。《素问·金匮真言论》中还有“北风生于冬，病在肾”。提出了风邪伤肾的外部条件，地域为北方，时令为冬季。而《素问·水热穴论》中提到的“勇而劳甚则肾汗出，肾汗出逢于风……名曰风水”而形成“风水”的内因是“勇而劳甚”及“肾汗出”，即先有肾虚的存在。汉代张仲景对此有更具体的论述，如桂林古本《伤寒杂病论》中有“风为百病之长……中于项，则下太阳，甚则入肾”；“风病，面浮肿，脊痛不能正立，隐曲不利，甚则骨痿，脉沉而弦，此风邪乘肾也，柴胡桂枝汤主之”。中医的理论认为，风邪的性质除了“善行数变”外，还有“开泄”。若其侵袭肌表，则致腠理疏松，津液外泄而汗出；若客于肾，则可致肾不藏精，精气下泄而形成蛋白。虽然在《内经》时代和张仲景时代不能进行尿液化验而对蛋白尿进行描述，但肾病水肿时有蛋白尿的存在却是肯定的，因而风邪侵袭肾脏而形成蛋白尿的机理也就不难理解了。

3. 血尿

血尿也是肾病的常见表现，根据其程度的轻重可区分为肉眼血尿和镜下血尿。中医古代医籍中所论述的血尿当属现在的肉眼血尿，肉眼血尿和镜下血尿除有程度的轻重外，无其他区别，可相同对待。血尿的病因病机亦相当复杂，风热犯肺是其重要原因。风热犯肺，肺热下迫于肾，损伤血络，则可致血尿。王肯堂的《证治准绳》中说：“肺金者，肾水之母，谓之连脏，肺有损伤之血，若气逆上者则为呕血矣，气不逆者，此之何不从水道下降入胞中耶，其热亦直抵肾与膀胱可知也。”唐容川在《血证论》中亦认为“盖肺为水之上源，金清则水清，水宁则血宁，故治水即是治血”。

二、祛风法在肾病中的运用

（一）祛风解表散邪

用于肾病病程中感受外邪者，应分辨其性质进行治疗。若感受风寒者，表现为恶寒发热，同时伴有头痛、身痛、有汗或无汗，宜辛温发汗、祛风解表，可用桂枝汤。若兼气虚，可用人参败毒散、参苏饮等益气以祛邪；若兼有阳虚，则宜温阳以解表祛邪，可用麻黄细辛附子汤。若感受风热者，表现为发热恶寒，同时伴有口渴、咽干、咳嗽、舌尖红苔薄黄等，宜辛凉解表、疏散风热，可用越婢汤、麻杏石甘汤，或用银翘散、桑菊饮。若兼阴虚，则宜滋阴以解表散邪，方用银翘汤（银花、连翘、竹叶、生地、麦冬、甘草）。

（二）疏风解表，宣肺利水

用于外感所致的肾病水肿，多见于急性肾炎的水肿和慢性肾炎急性发作的水肿。水肿而见风寒表证者，治宜辛温解表、宣肺利水，方用麻黄汤合五皮饮；水肿而见风热表证者，治宜辛凉解表、宣肺利水，方用麻杏石甘汤合五皮饮；水肿而见有皮肤疮毒者，为湿热犯表所致之水肿，治宜清热利湿、解表利水，方用麻黄连翘赤小豆汤加车前草、益母草、白花蛇舌草、白茅根等。

（三）益气祛风固表

益气祛风固表法用于慢性肾病病程中见气短乏力、自汗怕风、反复感冒或感冒缠绵难愈者，方用玉屏风散。由于慢性肾病时机体免疫功能低下，容易遭受风邪的侵袭，以致发生感冒或感染而使肾病加重或恶化。玉屏风散益气固表与祛风并用，可治疗和预防气虚肌表不固所致的感冒或感染，使肾病稳定或好转。有报道[3]以玉屏风散治疗各种类型的肾小球肾炎 24 例，其中狼疮性肾炎 1 例，慢性肾炎混合型 5 例，隐匿型 4 例，肾病型 14 例。观察结果：原免疫指标正常者无变化，原免疫指标不良者大多得到改善，补体 C_3 从 61.3mg% 提高到 107mg%，CH_{50} 从＜40μ 提高到 66.6μ，高 IgM 亦有下降（未至正常）。结果表示以细胞免疫功能及补体方面好转较快，IgM 和 IgG 未恢复至正常可能与服药时间短有关（服药 1～2 月）。以后又观察了玉屏风散对实验性肾病的修复有显著作用，治疗组病理好转率达 83.33%，明显优于对照组，血肌酐也恢复较快。故认为玉屏风散除了对人体的免疫功能有一定的调节作用，使原来反复呼吸道感染的肾炎患者改善了体质，从而使病情稳定外，还能对肾炎的病理有修复作用，使肾小球的增殖性病理消退，随着肾小球功能的改善，蛋白尿减少，更有利于体质的恢复[4]。有研究认为，慢性肾衰竭时机体细胞的免疫功能明显抑制，依赖于 T 淋巴细胞的体液免疫反应明显损害，而免疫功能低下与锌代谢异常有关。此时机体极易遭受感染，加速肾功能损害。玉屏风散对慢性肾衰竭并发感染的有效率为 74%，与抗生素疗效相似，但较抗生素治疗组的感染再发率低，全身状况改善明显，血肌酐、尿素氮分别降低 30% 和 40%，治疗后血清锌显著升高，铜 / 锌比值下降接近正常，T 淋巴细胞明显增高。可见益气祛风固表对维护肾功能也有积极的意义。

（四）疏风散热，凉血止血

用于外感风热以后，咽红咽干咽痛、口渴喜饮、舌红苔薄黄、脉浮数等风热症状仍在，同时见血尿者，或每因咽痛而有镜下血尿者。方用银蒲玄麦甘桔汤（银花、蒲公英、玄参、麦冬、生甘草、桔梗）加益母草、白茅根、大小蓟等。

（五）祛风胜湿

用于肾病表现为脾虚湿胜者，如患者有头身困重，脘腹痞闷，纳呆便溏，腰脊强痛，舌苔白腻，脉濡等；或者表现为易受外邪；或有变态反应性病变者。方如羌活胜湿汤（羌活、独活、防风、川芎、蔓荆子、甘草），或用参苓白术散加羌活、独活、防风、升麻、柴胡之类。上海中医学院（现为上海中医药大学）用自拟的祛风胜湿汤（羌活、防风、川芎、草乌、豨莶草、菝葜、仙灵脾、茜草、扦扦活）及以草药为主的草药方（明党参、金雀根、徐长卿、鹿衔草、平地木、扦扦活、玉米须、仙灵脾）治疗，水肿基本消退，24 小时蛋白定量在 3.5g 以下，肾功能基本正常；经其他各种治疗无效者中的部分病例能获效。此法共治疗原发性肾小球肾病 3 例，慢性肾炎肾病型 3 例，慢性肾炎普通型 4 例，有 2 例完全缓解，4 例基本缓解，3 例部分缓解，1 例无效。其中 2 例慢性肾炎普通型曾经中西医结合包括应用激素、氯喹、环磷酰胺等治疗无效，用本法获得缓解[5]。

现在临床上常用的雷公藤和昆明山海棠也属于中医的祛风胜湿药，一般认为其具有激素样的免疫抑制和抗炎作用，对肾病有一定的治疗作用。

三、用祛风法的注意事项

肾病，特别是慢性肾病，其基本病机为本虚标实。本虚为脏腑虚损，特别是脾肾虚损；标实为因虚所致之实，如本文讨论的风邪，还有湿热、瘀血、痰浊等。所以标本兼顾，扶正与祛风兼顾是肾病用祛风法的基本原则。

1. 外感风邪所致的肾病水肿，如急性肾炎的水肿、慢性肾炎急性发作的水肿等，应遵循“急则治标”的原则，以祛风解表、宣肺利水为主，水肿消退后以扶正固本为主。

2. 慢性肾病病程中合并的外感，应扶正与祛风并用，如风寒者祛风与益气或温阳并用，风热者祛风与滋阴并用等。特别是慢性肾衰竭至“关格”阶段时合并外感，由于气血阴阳俱虚，湿浊瘀血交结，再受外邪冲击，易使病情恶化，而且辨治极为困难。若素体阳虚，或病久肾阳衰败者，感受外邪易寒化，呈现邪陷少阴之势，发热常不明显，而以畏寒为主，脉不浮反沉，甚则微细欲绝，此时尚可见嗜睡、精神淡漠等，宜用桂枝加附子汤，或参附再造汤助阳解表、扶正祛邪。若素体阴虚，感受外邪易热化，此时热耗阴精，阴损及气，临床上每呈气阴两虚，邪火缠绵之势，患者既有腰膝酸软、头晕乏力、腹胀纳差等脾肾两虚之象，又兼口干咽痛、低烧不退、舌红脉数等风热上扰之征，宜用生脉散、二至丸与银蒲玄麦甘桔汤合用，或用参芪地黄汤合银翘散，滋肾培土与疏风清热并用，使正复不留邪，祛邪不伤正。

3. 在慢性肾病的病程中，即使没有外感，也可以在辨证治疗的基础上常规合用玉屏风散，以预防外感，对肾病的治疗有积极意义。

4. 培补脾肾是根本之图。导致外邪侵袭的直接原因是卫气薄弱，藩篱不固。而中医认为，卫气“根源于下焦，滋养于中焦”，是人体元气的一部分。肾为先天之本，元气之根；脾为后天之本，气血生化之源。脾肾虚损是肾病的基本病机，肾虚则卫气的根本不固，脾虚则卫气的资助乏源，所以培补脾肾是防止外邪入侵的根本措施。

参考文献

1. 时振声，肖相如. 治疗慢性肾炎蛋白尿的经验. 中医杂志，1990,（1）：32.

2. 肖相如. 著名肾病学家时振声教授系列经验之三——慢性肾炎蛋白尿的证治经. 辽宁中医杂志，1998,（3）：99.

3. 陈梅芳，张庆怡，徐建中. 玉屏风散治疗肾小球肾炎的适应证和原理探讨. 上海中医药杂志，1979,（6）：16.

4. 陈梅芳，张庆怡，吴志英等. 玉屏风散治疗实验性肾炎的研究. 中西医结合杂志，1986,（4）：229.

5. 钟宝人，林水森. 原发性肾小球疾病的中医辨证分型探讨. 山东中医杂志，1983,（1）：46.

第五章　肾病中的湿热

湿热是肾病，特别是慢性肾病缠绵难愈和持续发展的重要因素，湿热不除，则肾病难愈。肾病和湿热的关系已经引起学术界的广泛关注。如何解决肾病的湿热，是肾病临床的重要课题。下面就肾病临床中有关湿热的问题进行探讨，以供同道参考。

一、肾病湿热的辨认

中医对病机证候的辨别是以患者的临床表现为依据的，如我们所说的湿热中阻就是患者有恶心呕吐、口苦口干口黏、舌苔黄腻等表现，肝胆湿热就是患者有黄疸、胁痛、口苦口干口黏、舌苔黄腻等表现。这就是中医的辨证。学术界已经公认，湿热是贯穿于肾病始终的病机。可是在临床上有些肾病患者并没有一般公认的湿热证的临床表现，对此，我们的思路可以更加开阔一些，从对每一个具体患者具体就诊时的临床表现的考察扩展至对肾病的整体的动态地考察，就可得到一些启示。第一，临床上经常能够见到，有些肾病患者没有湿热的临床表现，用调补脏腑等治法无效，加上或者改用清利湿热就能明显缓解。第二，临床上还有一种普遍现象，就是一般的肾病患者如果体内有感染存在，不控制感染肾病就难以缓解，或者由于感染使肾病复发或加重，而西医诊断的感染多表现为中医的湿热或热毒。在肾病病程中出现的感染湿热更常见。第三，小便混浊发黄是中医湿热证的特征，尿液的改变是诊断肾病的主要根据。肾病时尿中有形成分增多，其结果就是尿液趋于混浊，只不过是许多时候混浊的程度肉眼难以发现，而在显微镜下这种变化是明确的。如果尿中有形成分增多到一定的程度，就会出现肉眼能够见到的混浊发黄。如正常人憋尿后的浓缩尿要比平时的尿颜色深，气味重。

二、肾病湿热以清利为本

中医治疗湿热的方法比较丰富，根据部位不同而有不同的治法，叶天士提出了著名的“分消走泄”，亦即所谓的“开上、宣中、导下”。肾病的湿热从部位来看主要在下焦，治法以清利为本，常用的药物是一类性寒凉的利湿药，如小叶石韦、白茅根、白花蛇舌草、车前草、益母草、茵陈、七叶一枝花、半边莲、半枝莲等。肾病的治疗不能忘记湿热的存在，但也不是只治湿热，一般可在辨证论治的基础上选加上述清利湿热的药。如肝肾阴虚者，可用六味地黄汤或知柏地黄汤加小叶石韦、白茅根等；气阴两虚者，用参芪地黄汤加小叶石韦、白茅根等；肾阳虚弱者，用桂附地黄汤加小叶石韦、白茅根等。下焦湿热还有一种证型就是明显的尿频、尿急、尿痛、小便赤涩淋沥等尿路刺激征，中医属于“淋证”，西医属于泌尿系统感染急性期，治法仍宜清利湿热，但同时还要泻火通淋，常用方如八正散（木通、车前子、萹蓄、瞿麦、生甘草、滑石、大黄、山栀）；慢性期则尿路刺激征不明显，但尿化验还有红白细胞、上皮细胞等，同时伴有肾阴虚的表现，如腰膝酸软、五心烦热、舌质红苔根部黄腻、脉细数等，治宜滋养肾阴与清利湿热并用，方如知柏地黄汤加萹蓄、瞿麦等。如果辨证还有其他部位明确的湿热证，则应根据不同部位进行治疗。

三、肾病中其他部位湿热的治疗

（一）在表湿热

湿热在表见于皮肤感染导致的急性肾炎。临床表现有全身浮肿，小便不利，皮肤疮毒，舌质红苔薄黄腻，脉浮滑数。治宜解表散邪，清利湿热，方用麻黄连翘赤小豆汤（麻黄、连翘、赤小豆、杏仁、甘草、桑白皮、生姜、大枣）加益母草、车前草、白花蛇舌草、白茅根等。

（二）痰热壅肺

痰热壅肺主要见于慢性肾病，特别是慢性肾衰竭病程中合并肺部感染表现为痰热壅肺者。临床表现有发热、咳嗽、胸痛、痰黄、舌质红苔黄腻、脉滑数等，治宜清热宣肺、化痰利湿，方用加味杏仁滑石汤（杏仁、滑石、黄芩、黄连、厚朴、郁金、橘红、半夏、通草、贝母、瓜蒌皮）。慢性肾衰竭病程中合并的肺部感染对抗生素不敏感，用本方效果肯定。

（三）湿热中阻

湿热中阻主要见于慢性肾衰竭的消化系统表现，症见恶心呕吐、脘腹痞闷、口苦口干口黏、舌苔黄腻、脉滑等，治宜辛开苦降，方用半夏泻心汤（半夏、干姜、黄连、黄芩、人参、甘草、大枣），浓煎，少量多次频服，可收立竿见影之效。

此外，在肾病的治疗过程中还须注意其他证候向湿热证的转化。如有些脾肾阳虚的水肿，经用温补脾肾治疗后，水肿消退到一定程度便不再消退，若有湿热的征象，加用清利会收到意想不到的效果。

第六章　肾病中的瘀血

瘀血证和活血化瘀法的研究是最活跃的领域，甚至到了无病不瘀、无药不活血化瘀的程度，使人有无所适从的感觉。肾病科也毫不例外。瘀血是肾病持续发展和缠绵难愈的影响因素之一，其重要性是不言而喻的。如何根据中医的理论正确的辨治肾病的瘀血，如何对待有关瘀血研究的新观点，应该引起学术界的重视。下面就这个问题进行探讨。

一、对肾病中瘀血的辨认思路

要正确运用活血化瘀，首先必须准确辨认瘀血。肾病中的瘀血或隐或现，或主或次，表现复杂，辨认并非易事。下面就临证辨认肾病瘀血的方法进行介绍，以供参考。

（一）有瘀血的证候表现

面色黧黑或晦黯，腰痛固定或呈刺痛，或腰痛静则加重，活动减轻，肌肤甲错，四肢麻木，或有神志异常，妇女可见月经量少色黯，或有瘀块，或有不明原因的低热，舌质紫黯或有瘀斑瘀点，脉细涩。

（二）病程长者

其理论依据为“久病必瘀”“久病入络为瘀血”。

（三）常规治疗无效的患者

按照常规辨证治疗无效的患者，多为瘀血所致。

（四）瘀血证的参考指标

1. 甲皱微循环异常。
2. 血液流变性异常。

3. 血 FDP 增高，尿 FDP 阳性。

4. 血小板聚集性增强。

5. 凝血系统功能亢进。

二、瘀血与肾病的关系

瘀血既是病理产物，又是致病因素。肾病可以导致瘀血的形成，瘀血可以使肾病加重或缠绵难愈。

（一）瘀血与水肿

水肿形成的病机关键是人体气化功能障碍，津液运行不畅，溢于肌肤。若瘀血内停，阻滞气机，津不畅行，则可溢于肌肤而为水肿。在慢性肾病的病程中，瘀血和水肿是可以互相影响的，水湿内停可以阻滞血液的运行而致血瘀，瘀血内停也可影响津液的运行而形成水肿。《金匮要略·水气病篇》有“妇人则经水不通；经为血，血不利则为水，名曰血分”；“经水前断，后病水，名曰血分，先病水，后经水断，名曰水分”。

（二）瘀血与蛋白尿

蛋白尿形成的基本病机是脾肾功能失调，即脾不统摄，清气下陷，肾失封藏，精气外泄。当然，导致脾肾功能失调的原因很多，从正虚而言有脏腑的虚损，从邪实而言则有外邪、水湿、湿热、瘀血等，我们曾经对此进行过探讨[1]。邪实之中，瘀血的重要性是不言而喻的。如瘀阻肾络，精气不能畅流，壅而外溢，则精微下泄而成蛋白尿。

（三）血尿

血尿属于中医血证的范畴，凡是能引起出血的病因都可导致血尿。中医认为“离经之血为瘀血”，离经之血排出体外的就是出血，蓄于体内的就是瘀血。因为离经之血并不可能全部排出体外，所以可以认为只要有出血就肯定有瘀血。肾炎血尿，特别是慢性肾炎的血尿，除了有“离经之血为瘀血”的病机外，还存在“久病入络为瘀血”的病机，可见血尿的瘀血是不可忽视的。

（四）瘀血与高血压

高血压主要应从中医的眩晕进行探讨。眩晕的基本病机是“升降反作”，即清阳当升不升，清窍失养，浊阴该降不降，蒙蔽清窍，我们曾对此作过探讨[2]。瘀血内阻是导致“升降反作”的重要原因。

（五）瘀血与肾功能损害

肾功能损害所影响的生理功能主要是气化功能（即水液代谢和分清泌浊的功能）[3]。由于气化功能受损，导致浊邪内留，清浊相混，继则或浊邪化热生毒，生风动血，或化寒成痰，蒙神闭窍，或浊瘀互结，残害五脏，变证峰起，产生尿毒症的种种表现。其中瘀血阻滞是影响人体气化功能的原因之一，而浊邪既成之后又可加重瘀血，病至晚期，浊瘀互结是肾功能持续损害和不可逆转的重要因素。

三、运用活血化瘀法的注意事项

（一）辨明瘀血是主证还是兼证

如果瘀血是主证则应以活血化瘀为主，如果瘀血是兼证则在辨证论治的基础上兼以活血化瘀。一般而言，在肾病的病程中瘀血多为兼证，以活血化瘀为主的治法用的并不多。

（二）辨明瘀血兼夹

由于瘀血的兼夹不同，应与相应的治法同用。如瘀血与阴虚同见，则应滋阴与活血化瘀同用，或选用具有滋阴作用的药物和方剂，如血府逐瘀汤等；如瘀血与阳虚同见，则应温阳与活血化瘀同用，或选用具有温阳作用的药物和方剂，如桂枝茯苓丸等；如瘀血与痰浊同见，则活血和化痰同用等。

四、常见主证的活血化瘀治法

（一）水肿

若水肿与瘀血并见，为湿瘀互结，治宜活血利水同用，方用当归芍药散加怀牛膝、车前子；若见明显阳虚，则可合真武汤。

（二）蛋白尿

若蛋白尿与瘀血并见，常在辨证论治的基础上加活血化瘀的药物，药物应根据瘀血的程度考虑选用。如辨证为气阴两虚者，可用参芪地黄汤加益母草、丹参，稍重则加桃仁、红花，再重则加水蛭、全蝎，瘀血证突出者可合用桃红四物汤、血府逐瘀汤之类。

（三）血尿

血尿应以活血化瘀为主，但应分辨寒热。若为阴虚，则以凉血活血止血为法，方如滋肾活血清利汤，药物有生地、丹皮、茅根、生侧柏、马鞭草、大蓟、小蓟、益母草、石韦、白花蛇舌草、女贞子、旱莲草等，甚者可加三七粉、琥珀末；若为阳虚气虚，则应益气温阳、活血止血，方如补中益气汤合桂枝茯苓丸，甚者加炮姜炭、刘寄奴。

（四）高血压

肾性高血压一般是在辨证论治，调其升降的同时加用活血化瘀药，常规可加葛根、川牛膝、丹参，重者可加地龙、水蛭、生大黄等。

（五）肾功能损害

肾功能损害都出现在疾病的晚期，从理论上讲应加强活血化瘀，但仍然应在辨证论治、扶正降浊、化毒排毒的基础上加强活血化瘀，常用药物有生大黄、丹参、水蛭、全蝎等。

参考文献

1. 时振声，肖相如．治疗慢性肾炎蛋白尿的经验．中医杂志，1990，31（1）：32.
2. 肖相如．著名肾病学家时振声教授系列经验之五——慢性肾炎高血压的治疗经验．辽宁中医杂志，1998，25（5）：195.
3. 肖相如．慢性肾衰竭的治疗思路研究．中医杂志，1994，35（12）：746.

第七章　黄芪在肾病中的正确运用

在肾病科，黄芪被最为广泛地运用，治肾病的中药处方中大都有黄芪，在肾病病房，几乎所有的患者都输黄芪注射液，这种现象应该引起学术界的关注。黄芪属于甘温益气药，具有益气升阳、健脾利水、固表止汗、补气生血、托里生肌等功效，在肾病中有一定的适应证，但并不是所有的肾病都可用。黄芪是中药，黄芪在肾病科的运用应该在中药药性理论、方剂理论和中医辨证理论的指导下运用。

一、黄芪治肾病的由来

最早，黄芪用于肾病主要是治疗肾病水肿。水肿是肾病的主要临床表现，在20世纪50年代、60年代，肾病水肿多属于中医的阴水，辨证以肾阳虚和脾气虚多见，温阳利水和益气健脾利水运用广泛，而益气健脾利水就是以黄芪为主的组方，《金匮要略》中的防己黄芪汤是其代表方。肾病水肿辨证属于脾气虚者用防己黄芪汤的利水效果是肯定的，而肾病往往随着水肿的消退蛋白尿也告消失，因此认为黄芪有消除蛋白尿的作用，而将其用于无水肿性肾病蛋白尿，辨证属于脾气虚弱的患者，也可获得疗效。随着中西医结合研究的开展，由于西医对肾病缺乏特异性的治疗方法，许多学者试图从中草药中寻找治疗肾病的药物。根据中医治疗肾病的临床实践，发现黄芪对肾病水肿、蛋白尿都有一定的作用，故而展开对黄芪的实验研究。动物研究提示，黄芪有利尿作用。有实验表明，黄芪有免疫调节的作用，能增强网状内皮系统的吞噬功能，并可促进病毒在机体内诱生干扰素，提高干扰素的滴度，促进机体产生抗体，提高补体 C_3，对动物实验性肾病的免疫损伤有修复作用。有实验认为，黄芪对动物血清性肾炎的发病有阻抑作用，并能延缓蛋白尿和高胆固醇血症的发生。有研究认为，黄芪复方合剂可改善肾病综合征实验动物的低蛋白血症等。本来西医就没有治疗肾病的特效药物，而大家都在寻找能治疗肾病的特效药物，中医用以黄芪为主的方剂治疗肾病获得一些疗效，大量的动物实验研究认为黄芪对动物实验性肾病有广泛的治疗作用，而绝大部分肾病在临床上又无药可用，因而，黄芪就被作为治疗肾病的特效药而被广泛运用。可以这么认为，黄芪治肾病源于中医，而黄芪在肾病科的滥用则源于动物实验研究报告的泛滥。因为动物实验的结果和临床疗效之间的差别是很大的：第一，动物实验中用黄芪是不辨证的；第二，从西医而言，动物实验只是药物研究最原始的阶段，要判断药物的疗效和毒副作用，还要经过大量的严格的临床观察，仅凭动物实验的结果并不能判断药物的疗效和毒副作用，现在绝大部分报告中提到的动物实验有效的药物在临床治疗中是无效的。因此，仅仅根据动物实验研究的结果来运用黄芪，绝大部分属于滥用。

二、滥用黄芪的危害

滥用黄芪的危害是不言而喻的。第一，造成药物资源的浪费，增加患者的经济负担。临床所见，很大一部分患者并没有运用黄芪的适应证，没有适应证而运用，最起码来说是浪费。第二，可能造成病情恶化和复杂化。辨证属于阴虚、湿热、热毒的肾病患者，用黄芪会导致病情恶化和复杂化，临床上经常可以见到。我曾经治疗河北农村的一位热毒炽盛型肾病综合征患者，被当地医生每天用 50g 黄芪治疗，结果患者病情急剧恶化，尿少身肿加重，几至不治，后经辨证，改用清热解毒、活血利水，用大剂五味消毒饮合当归芍药散，使病情得到缓解。

三、黄芪的正确运用

黄芪在肾病科的正确运用就是根据辨证运用。凡是辨证属于肺脾气虚的肾病患者都可考虑用黄芪，其临床表现有自汗恶风，疲乏无力，纳呆腹胀，大便溏泻，或有下坠感，或有脱肛、子宫脱垂、内脏下垂，症状晨轻暮重，舌质淡有齿痕，脉弱无力等。但不同的肾病或不同的表现具体选方有差异，下面予以简介。

1. 肾病水肿：各种肾病水肿，如肾病综合征、慢性肾炎等出现的水肿有上述肺脾气虚的表现者，可选用防己黄芪汤，药物有防己、黄芪、白术、生姜、大枣，黄芪的用量一般为 15g，最多不超过 30g，可加怀牛膝、车前子。

2. 肾病蛋白尿：蛋白尿有上述肺脾气虚表现者，可用香砂六君子汤加黄芪，药物有黄芪、木香、砂仁、陈皮、半夏、人参、白术、茯苓、炙甘草；如果气虚下陷明显者，可选用补中益气汤，药物有黄芪、人参、白术、炙甘草、当归、陈皮、柴胡、升麻。

3. 血尿：肾炎血尿有上述气虚表现，属于气不摄血者，可选用归脾汤，药物有黄芪、人参、白术、当归、炙甘草、远志、茯神、酸枣仁、木香、龙眼肉、生姜、大枣。

4. 肾性贫血：慢性肾衰竭的肾性贫血有脾气虚弱的表现者，可选用归脾汤或当归补血汤。归脾汤药物组成如上，当归补血汤的药物有黄芪、当归。

5. 肾性高血压：肾性高血压在血压升高、眩晕的同时有上述脾虚下陷的表现者可选用补中益气汤或益气聪明汤。补中益气汤的药物组成如前，益气聪明汤的药物有黄芪、人参、升麻、葛根、蔓荆子、芍药、黄柏、炙甘草。

6. 肾病表现为脾肾气阴两虚：即在上述气虚的同时有五心烦热、腰膝酸软、失眠盗汗等肝肾阴虚的表现时，可用参芪地黄汤益气养阴，药物有人参、黄芪、生地、山药、山萸肉、丹皮、茯苓、泽泻。

前已述及，阴虚、湿热、热毒炽盛者用黄芪会出现毒副作用，所以，阴虚、湿热、热毒炽盛者应禁用黄芪，要用也不可单独大量使用，必须配伍运用。阴虚的临床表现有手足心热、口咽干燥、腰酸腰痛、潮热盗汗、失眠多梦、舌质红无苔、脉细数等；湿热的临床表现有口苦、口干、口黏、舌苔黄腻等；热毒炽盛的临床表现有各种化脓性感染，如痤疮感染、咽部感染、腹膜炎等见满面通红、咽红咽干咽痛、口苦口干、唇舌红绛、舌苔黄燥、脉滑数等。

第八章　地黄汤在慢性肾病中的运用

慢性肾病的基本病位在肾，其病机特征是本虚标实，本虚即脏腑虚损，脏腑虚损之中又以肾虚最为重要，肾虚之中又以阴虚最为常见。六味地黄汤是公认的滋补肾阴的名方，在慢性肾病中运用机会很多。

一、病机分析和方解

慢性肾脏疾病以慢性原发性肾小球肾炎为典型代表，病情复杂，病程绵长，治疗困难，预后很不乐观。经过几十年的探索，其病机逐渐明了，认识趋于统一。多数学者认为，慢性肾炎的病机为本虚标实。本虚乃肺脾肾三脏之虚，而以肾虚为本中之本；气血阴阳之不足，而以阴虚为多见。标实则有外感、水湿、湿热、痰浊、瘀血之类，多为因虚致实。而慢性肾炎的主要表现如水肿、蛋白尿、高血压、血尿等，都与肾虚这一基本病机有着密切的关系。肾虚失去主水的功能则水湿潴留而见水肿；肾虚封藏失职，或清浊不分，精微下泄，则可见蛋白尿；若肾阴不足，水不涵木，肝阳上亢，或肾阳虚衰，水湿泛滥，均可致高血压；或肾虚火旺，灼伤脉络，血溢脉外，则可出现血尿；若肾虚不能分清泌浊，湿浊尿毒内蕴，则可出现肾功能不全的表现。

六味地黄汤出自宋·钱乙《小儿药证直诀》，由肾气丸减桂附而成，是滋阴补肾的祖方，配伍独具匠心。综观全方，以补为主，重在补肾养阴，兼顾肝脾，补中有泻，寓泻于补，通补开合，相辅相成。诚如《医方论》评其“有熟地之腻补肾水，即有泽泻之宣泄以济之；有萸肉之温涩肝经，即有丹皮之清泻肝火以佐之；有山药之收摄脾经，即有茯苓之淡渗脾湿以和之。药有六味，而有开有合，三阴并治，洵补方之正鹄也”。慢性肾炎的病机已如上述，多虚实夹杂，既有肾阴亏乏，又有湿热余邪未尽；另脾肾久虚，运化无权，主水失职，肝肾阴虚则相火易动，故水湿内停及相火妄动常为本病的重要机转。该方以滋养肾阴为主，兼顾渗湿泻火，与病情甚洽，因而在慢性肾病中有广泛的适应证。

二、加减变化规律

慢性肾病虽然表现复杂，病程缠绵难已，但无论是活动期、缓解期，还是恢复期，不管是水肿、蛋白尿、血尿、高血压、肾功能不全，抑或是西药治疗的副作用，只要辨证有肾阴亏虚的表现者，均可选用本方加以化裁。肾阴亏虚的临床表现如腰膝酸软，足跟作痛，头目眩晕，耳鸣如蝉，五心烦热，口燥咽干，舌红脉细数等。临床运用时，方中熟地以生地易之更为妥切，因为阴虚易生内热，生地性寒，滋肾兼有清热之功，且其滋腻碍胃之弊亦逊于熟地，用量一般为15g；若肝肾阴虚，肝阳上亢而见头晕、胀痛、耳鸣如轰者，可加石菖蒲、磁石、五味子，即耳聋左慈丸义；若耳鸣如蝉，加野菊花；若视物模糊，或目涩干痛，加枸杞子、菊花，即杞菊地黄汤；若伴有肾不纳气，动则气喘之症，加五味子，即七味都气丸；若以舌燥咽干为主症，加麦冬、五味子、忍冬藤，即麦味地黄汤加忍冬藤；若兼有湿热，或虚火上炎之证，加知母、黄柏而成知柏地黄汤；若肝肾阴虚而兼水肿，可加牛膝、车前子之类；若同时出现神疲懒言、自汗易感冒等气虚证时，则成气阴两虚之候，宜加党参、黄芪，一变而为益气养阴的参芪地黄汤；若有贫血、心悸、面色苍白等血虚表现，则加当归、白芍之类而成归芍地黄汤；若又见畏寒肢冷、尿少身肿或夜尿频多、尿后余沥等肾虚证，则加桂附而成阴阳双补的肾气丸。此外，如病久不愈，面色黧黑、舌黯脉涩而兼有瘀血，可加丹参、益母草、泽兰之类；血尿明显，可用知柏地黄汤加大小蓟、鲜茅根之类；疮疡、疖肿、痤疮等热毒明显时，合五味消毒饮。

三、运用举例

1. 水肿

水肿是慢性肾炎的主症，时老根据不同的病机和临床表现，将其治法归纳为宣肺利水、健脾利水、温肾利水、行气利水、清热利水、活血利水、养阴利水等法。其中温肾利水和养阴利水可宗六味地黄汤变化，前者可用肾气丸、济生肾气丸，后者可用六味地黄丸加渗利之剂。

2. 蛋白尿

蛋白尿消失与否是慢性肾炎的主要疗效指标，也是慢性肾炎治疗中颇感棘手的问题。时老曾将慢性肾炎蛋白尿的中医治疗方法总结为健脾益气、温补脾肾、气血双补、滋养肾阴、补脾固肾、阴阳双补、活血化瘀、清热利湿、气阴双补、消化蛋白等法。其中滋养肾阴、阴阳双补、气阴双补均可以六味地黄汤为基础化裁，如桂附地黄汤、参芪地黄汤等可随证选用。

3. 血尿

慢性肾炎有时可见血尿，常反复不愈，每于疲劳或感染后加重，并伴蛋白尿。其主要机理有三：一是阴虚火旺；二是脾肾亏虚；三是血热瘀结。若症见肉眼血尿，尿血鲜红，伴见腰酸耳鸣，口干盗汗，睡眠不佳，舌红，脉细数者，当辨为阴虚火旺，可以知柏地黄汤加凉血清利之品。

4. 高血压

慢性肾炎的肾性高血压，其病机有肝肾阴虚、气阴两虚、脾肾阳虚、水湿泛溢、夹湿热瘀血等，各不相同，但都可以地黄汤加减取效。如肝肾阴虚者选用六味地黄汤、知柏地黄汤，气阴两虚者选用参芪地黄汤，脾肾阳虚者可用肾气丸等。

5. 肾功能不全

慢性肾功能不全的病机错综复杂，常呈现虚实互见，五脏并损之局面。然而，细究之，仍以肾脏之虚衰为其根本所在，没有肾脏之虚损，就不会出现慢性肾功能不全。我的导师时振声先生曾经观察统计了 53 例慢性肾功能不全的辨证分型，脾肾气（阳）虚者 11 例，肝肾阴虚者 6 例，气阴两虚者 31 例，阴阳两虚者 5 例。上述结果表明，所有慢性肾功能不全都有肾虚的存在，因此，以补肾为主的地黄汤及其加减方在慢性肾功能不全的治疗中应用也很广泛。

6. 激素的副作用

慢性肾炎用肾上腺皮质激素治疗，可使部分患者获得不同程度的缓解。因此，激素成为治疗慢性肾炎的一线药，但是其副作用也相当的广泛和严重。时老根据其多年的临床经验，将其分为三型：在服用大量激素时，多表现为阴虚型（包括阴虚阳亢和阴虚热毒），可用知柏地黄汤加减，重用生地；激素撤减至维持量或停药后，多变为阳虚型，可用桂附八味丸加仙茅、仙灵脾、干姜等温肾药；在激素逐渐撤减的过程中，常由阴虚向阳虚转化而呈现阴阳两虚，此时可根据其阴阳虚损的程度而用济生肾气汤、桂附麦味地黄汤或桂附参芪地黄汤治疗。

7. 血液透析并发症

由于血液透析的应用，使慢性肾衰竭终末期的患者得以延长生命，改善症状，赢得治疗时间。但在血液透析过程中却出现一些并发症，如心包炎、心脏病和中风、失衡综合征、贫血、瘙痒、高凝状态等，时老也常将地黄汤灵活地用于治疗血液透析并发症。如有的患者平时血压高，常在180/100mmHg以上，出现头晕、视物不清、眼底出血、口鼻干燥渗血、皮肤瘀斑、舌苔薄白、脉弦细或弦硬，中医辨证为以肝肾阴虚为主者，治之可用归芍地黄汤加味。处方：当归、丹皮各10g，白芍20g，怀山药、山萸肉、泽泻、槐花各12g，茯苓、藕节各15g，生地、白茅根各30g，长期服用可预防血液透析过程中中风的发生。

又如，血液透析中贫血的患者，常出现心悸气短、呼吸困难、全身酸痛、步履艰难、面色晦黯、口唇苍白、舌淡胖、苔薄白、脉细数或弦细，中医辨证为脾肾气虚，精血不足，治之可用参芪归芍地黄汤。处方：红参末3g（日分2次冲服），生地、怀山药、赤白芍、茯苓各15g，熟地、丹皮、山萸肉、泽泻各10g，当归12g，生黄芪30g，水煎，日服2次。可改善贫血和机体状态，使长期血液透析得以顺利进行。

第九章　东垣脾胃学说在肾病中的运用

金元四大家之一的李东垣对脾胃学说独有发挥，自成一家，影响深远。补中益气汤被公认为是代表东垣学术思想的名方。其实还有一个更能体现东垣学术特色的名方，就是补脾胃泻阴火升阳汤，其药物有人参、黄芪、白术、炙甘草、升麻、柴胡、羌活、黄连、黄芩、生石膏，对于脾胃虚弱，清阳不升，湿热下注并存的复杂疾病具有独特的疗效，在肾病的病程中运用机会很多。现举验案三则，以明其理，以示其用。

一、验案举例

1. 慢性肾炎

患者晋某，女，48岁，河北省南宫县人，1998年3月12日初诊。

患慢性肾炎5年，曾用强的松，以及健脾、补肾、清热利湿、活血化瘀的中药，无效。就诊时见：疲乏无力，身体困重，腰酸时痛，食欲不振，口干时苦，大便溏泄，舌质黯淡有齿痕，苔薄黄腻，根厚，脉沉无力。尿检查：PRO（+++），BLD（++），RBC3～5个/HP，WBC3～5个/HP。肾功能：CCr76mL/min，Cr133μmol/L，BUN6.4mmol/L，CO_2CP23.6mmol/L。其他生化指标：TP58g/L，A32g/L，G26g/L，CH5.0mmol/L，TG1.5TG。血压130/85mmHg。辨证为脾虚湿热，清阳不升。治宜益气健脾，升发清阳，清利湿热。仿东垣补脾胃泻阴火升阳汤方义，药用红人参6g，炙黄芪15g，苍术10g，白术10g，茯苓10g，炙甘草6g，升麻6g，柴胡10g，羌活10g，黄柏10g，石韦30g，白茅根30g，白花蛇舌草30g，桑寄生15g，丹参30g，水蛭6g。7剂，每天1剂，水煎取500mL，分4次于早、中、晚餐及睡前1小时温服。

二诊时患者自觉症状明显好转，疲乏、困重减轻，食欲增强，大便成形，舌脉同前。效不更方，守上方继服7剂。三诊时自觉症状基本消失，尿检查：PRO（++），BLD（+），RBC1～3个/HP，WBC3～5个/HP。守上方加萹蓄、瞿麦各15g，7剂。以上方加减服至3个月时，舌质转为淡红，齿痕消失，苔薄白，脉象和缓有力，尿化验正常。继以上方加减治疗半年而愈，随访至今，身体正常。

2. 紫癜性肾炎

患者周某，男，14岁，河北省沙河市人，2004年4月3日初诊。

患有紫癜性肾炎，尿检查：PRO（++），BLD（+++），RBC镜下满视野。症见咽干口燥，尿黄，食欲尚可，大便日1次，正常，舌黯红，苔薄白，脉细数。拟滋肾清利为法，方用银蒲玄麦甘桔汤加味。银花15g，蒲公英30g，玄参15g，麦冬10g，生甘草6g，桔梗10g，石韦30g，茅根30g，生侧柏30g，马鞭草30g，大蓟15g，小蓟15g，每天1剂，水煎取500mL，分3次温服。

以上方加减治疗2月，尿中蛋白消失，血尿不除。再查舌象，见舌质黯淡有齿痕，苔薄腻微黄，脉弦滑，宗东垣补脾胃泻阴火升阳气法，药用：炙黄芪15g，白术10g，陈皮10g，升麻6g，柴胡15g，党参15g，黄柏10g，知母10g，萹蓄、瞿麦各15g，石韦、白茅根、蒲公英、生侧柏叶、马鞭草各30g，刘寄奴15g，三七粉3g（冲服），桔梗10g，每天1剂，水煎服，服7剂后行尿检查：BLD(+)，WBC(+–)，WBC1～3个/HP，RBC偶见。再以上方服14剂，尿检正常，用香砂六君丸和浓缩知柏地黄丸善后而愈。

3. 慢性尿路感染

患者尹某，女，39岁，唐山玉田县人，2000年10月18日就诊。

患泌尿系统感染多年，缠绵难愈，遇劳则发。诊时见尿频短赤，尿道灼热，身体疲乏困重，食欲尚可，但胃怕凉，大便溏泄，腰酸痛，舌质淡有齿痕，苔黄腻，脉沉细。尿检查：BLD（+++），RGC10～20个/HP，WBC10～15个/HP。辨证为脾虚清阳不升，湿热下注。治宜益气健脾，升发清阳，清利湿热，宗东垣补脾胃泻阴火升阳汤方法。药用：白人参6g，炙黄芪15g，苍术10g，白术10g，茯苓10g，生甘草6g，升麻6g，柴胡10g，砂仁6g，萹蓄、瞿麦各15g，黄柏10g，生苡仁15g，怀牛膝15g，生地15g，通草6g，竹叶10g。7剂，每天1剂，水煎取500mL，分4次于早、中、晚餐及睡前1小时温服。

二诊时尿道灼热明显减轻，尿检查：BLD（+），RGC5～10个/HP，WBC5～10个/HP。三诊时尿检查正常，尿道灼热感失，大便成形，舌苔薄腻微黄。守上方加减治疗2月，症状消失，舌脉、尿检正常，至今未复发。

二、讨论

脾胃位居中焦，一主运化，以升发为健，喜燥恶湿，病则生寒生湿；一主受纳，以通降为顺，喜润恶燥，病则化热化燥。脾胃强健则纳运正常，升降有序，燥湿相济。所以谓脾胃为后天之本，气血生化之源，气机升降出入的枢纽。脾胃损伤除了影响受纳运化功能而出现消化功能障碍的表现外，还容易产生湿热和影响气机的升降。脾虚则生湿，胃虚则生热，湿与热合，则湿热由生。又由于脾虚不升，胃虚不降，枢机不转，斡旋无力，水谷精微不得运化于全身以充养机体，湿热之邪不得排除而滞留体内，泛滥成灾。内伤杂病中的脾胃虚弱，多升降紊乱，湿热停留并存，虽然临床表现可能或隐或现，但在病机上却有其必然性。有的患者可表现为明显的脾虚，如纳呆、腹胀、便溏等，有的患者没有明显的脾虚症状，此时辨舌尤为重要，若舌象为质淡齿痕苔黄腻，则是脾虚湿热的有力证据。

慢性肾脏疾病的基本病机为本虚标实，本虚以脾肾虚损为其病理基础，标实则是脾肾虚损导致的湿热、瘀血等病理产物的潴留。如果在病变过程中以脾胃虚弱为主的时候，则呈现出脾胃虚弱、升降紊乱、湿热停留的复杂局面，没有对脾胃学说的深刻理解，就不能对脾胃虚弱的病理变化了然于胸，不能总揽全局、见证治证，或健脾，或益肾，或清利，或活血，分而治之，则常难取效。此时，必须补脾胃、泻阴火（即清湿热）、升阳气并用，综合治理，方能获效。上述三案都曾经分别运用过健脾、益肾、清利等法，未能取效，后经综合运用而获效。三者所用的健脾、升阳的方法基本相同，清利湿热的方法稍异，慢性肾炎者多用石韦、茅根、白花蛇舌草等药；紫癜性肾炎或以血尿为主的肾炎，可用生侧柏叶、马鞭草等既能清利，又可凉血活血止血的药物；而泌尿系统感染等疾病多表现有尿路刺激征，属于中医“热淋”的范畴，故多选用清热通淋之品，如通草、竹叶之类。

在慢性肾病的病程中脾胃虚弱、升降紊乱、湿热停留并存的情况十分常见，运用补脾胃、泻阴火、升阳气的机会恒多，希望引起学术界的重视。

第十章　激素在肾病中的中西医结合运用方法

肾病综合征（NS）是肾病科常见的综合征，其中病理诊断为微小病变型和轻度系膜增生性者对激素较敏感，而其他病理类型则无肯定疗效。一则由于肾脏病理诊断不能普遍开展，再则由于除激素以外，对 NS 尚无疗效肯定的治疗方法，所以就造成了凡是 NS 都用激素的现状。虽然同样是用激素，但是不同的医生应用的目的不同，用的方法也不同。如果是有经验的肾科医生，对微小病变型之外的 NS 用激素只是试用，正规足量用到 8 周，有效则继续，无效则撤减；而没有经验的医生就有可能无限期地用下去。从临床实际情况来看，激素的滥用是普遍现象，值得引起重视，更重要的是应针对我国的实际情况制订出切实可行的运用标准，最大限度地提高疗效，减少毒副作用，避免滥用。下面我们就临床运用经验和学术界的研究成果，提出一个中西医结合的运用标准，供临床参考。

一、根据病理诊断

1. 微小病变性肾病和轻度系膜增生性肾炎

对激素敏感，可首选正规激素治疗，小儿有效率在 90% 以上，成人可达 80% 左右。

2. 中度以上系膜增生性肾炎、局灶性节段性肾小球硬化、膜性肾病

对激素部分敏感，可正规用大剂量激素 8 ~ 12 周，有效则继续用，无效则快速撤减。

3. 系膜毛细血管性肾炎

对激素无效，不用激素。

二、根据临床诊断

1. 临床诊断为典型的 NS，即典型的“三高一低”，无血尿、高血压、肾功能损害者，亦即以前所谓的“肾小球肾病”“类脂性肾病”“Ⅰ型肾病”，大部分对激素敏感，可首选正规激素治疗。

2. NS 伴有血尿、高血压、肾功能损害者，即以前所谓的“肾炎型肾病”“Ⅱ型肾病”，对激素不敏感。其影响因素还有：非选择性蛋白尿、低补体血症（特别是 C_3 降低）、尿纤维蛋白降解产物（FDP）增高、病程超过半年等。

3. 小儿 NS 中，80% 为微小病变性肾病，故对小儿 NS 一般可首选正规的激素治疗；成人（年龄超过 45 岁）者，80% 为非微小病变性肾病，用激素应慎重。

4. 在所有的病理类型中，系膜毛细血管性肾炎是对激素无效的，故应排除。国际小儿肾病研究会（ISKDC）1978 年通过电子计算机进行多方面的资料分析，制订了一个排除系膜毛细血管性肾炎的 Y 值：

水肿（有 =1，无 =0）1 或 0×（+0.2239）=

血尿（有 =1，无 =0）1 或 0×（−0.0721）=

血清 C_3（＜900mg/L=1，≥900mg/L=0）1 或 0×（−0.6511）=

SCr=μmol/L ÷ 88.4　　　　SCr×（−0.0990）=

血清白蛋白 A=mmol/L ÷ 0.145　A×（−0.0580）+0.9295=

以上 5 项之和即为 Y 值。若 Y 值≤0.85，不会漏掉 1 例系膜毛细血管性肾炎的患儿，但尚有 8% 弱的可能性是微小病变性肾病；若 Y 值＞0.85，患儿几乎不可能是系膜毛细血管性肾炎。

三、根据中医辨证

1. 中医辨证属于气虚和阳虚的 NS，一般对激素敏感，可首选正规的激素治疗。气虚证表现为全身浮肿，气短乏力，纳呆腹胀，大便稀溏，舌质淡有齿痕，脉濡细等；阳虚证除有气虚证的表现外，还可见明显的怕冷，手脚冰凉，舌质淡嫩，脉沉细等。

2. 中医辨证属于阴虚、湿热、热毒的 NS，一般对激素抵抗，副作用明显，应首选中医辨证论治。阴虚证的临床表现有手足心热，口咽干燥，腰酸腰痛，潮热盗汗，失眠多梦，舌质红无苔，脉细数等；湿热证的临床表现有口苦，口干，口黏，舌苔黄腻等；热毒证的临床表现有各种化脓性感染，如痤疮感染、咽部感染、腹膜炎等，以及满面通红，咽红咽干咽痛，口苦口干，唇舌红绛，舌苔黄燥，脉滑数等。

四、小结

综上所述，可以根据下述标准考虑激素的运用。

（1）临床诊断为典型的NS，病理诊断符合微小病变性肾病或轻度系膜增生性肾炎，中医辨证属于气虚或阳虚者，是激素的最佳适应证，应首选正规的激素治疗。

（2）临床诊断为典型的NS，病理诊断属于中度以上系膜增生性肾炎、局灶性节段性肾小球硬化、膜性肾病，中医辨证属于气虚或阳虚者，对激素部分敏感，可正规用大剂量激素8～12周，有效则继续用，无效则快速撤减。

（3）临床诊断为典型的NS，病理诊断属于中度以上系膜增生性肾炎、局灶性节段性肾小球硬化、膜性肾病，中医辨证属于阴虚、阴虚湿热、热毒炽盛者，可在辨证选用滋阴清热、清热利湿、清热解毒的同时，正规用大剂量激素8～12周，有效则继续用，无效则快速撤减激素，以中医治疗为主。

（4）临床诊断为“Ⅱ型肾病”，病理诊断属于系膜毛细血管性肾炎，中医辨证属于阴虚、阴虚湿热、热毒炽盛者，为激素的禁忌证，应首选中医辨证治疗。

没有开展病理诊断的单位，可结合临床诊断和中医辨证来考虑激素的运用。

（1）临床诊断为典型的“Ⅰ型肾病”，中医辨证属于气虚或阳虚者，病理诊断大多符合微小病变性肾病，可首选正规的激素治疗。

（2）临床诊断为“Ⅱ型肾病”，中医辨证属于阴虚、阴虚湿热、热毒炽盛者，应结合Y值来决定。若Y值＞0.85，可在辨证选用滋阴清热、清热利湿、清热解毒的同时，正规用大剂量激素8～12周，有效则继续用，无效则快速撤减激素，以中医治疗为主；若Y值≤0.85，则为激素的禁忌证，应首选中医辨证治疗。

中医常用的治法如下：

1. 阴虚证

治法：滋阴清热。方药：六味地黄汤为主（生地、丹皮、山药、山萸、茯苓、泽泻）。

2. 阴虚湿热证

治法：滋阴清热利湿。方药：知柏地黄汤合四妙散加味（知母、黄柏、生地、丹皮、山药、山萸、茯苓、泽泻、苍术、怀牛膝、苡仁、石韦）。

3. 热毒证

治法：清热解毒凉血。方药：五味消毒饮合犀角地黄汤（蒲公英、金银花、野菊花、天葵子、紫花地丁、水牛角、生地、丹皮、赤芍）。

在肾病的临床中，激素的滥用已经到了非重视不可的程度，以上仅是笔者的临床体会，供学术界参考，更希望学术界加强研究，制订更加完善、符合我国国情的激素运用标准。

第十一章　历次慢性肾炎辨证分型标准述评

中医对慢性肾炎的研究已近半个世纪。全国性的学术会议共开了 17 次，先后 4 次制订了中医辨证分型标准。从历次辨证分型标准看，中医对慢性肾炎的病机认识经历了一个逐步深入和全面的渐进过程。现做以下述评。

1965 年全国慢性肾炎中医研究座谈会在重庆召开，与会者将肾阳虚，肾阴虚和阴阳两虚作为慢性肾炎的主要证型，但是强调脾肾阳虚是慢性肾炎的主要病机，肾阴虚和阴阳两虚多是阳损及阴所致。这是第一次全国性的辨证分型标准，其特点是强调了正虚，主要是脾肾阳虚。这可能与 3 年自然灾害之后，病人营养不良，肾炎多有较明显的水肿有关。因为现在的有关研究认为，阳虚乃机体营养不良和能量代谢降低的结果。此外，当时认识水平的局限也是一个重要原因。由于水肿为慢性肾炎的常见主证，所以中医对慢性肾炎的认识多从水肿立论，将其纳入水肿病的辨治范畴，而水肿又以阳虚为其病机关键，则本次辨证分型标准的确立就不难理解了。用现在的认识水平来衡量，本次标准显然有其片面性和局限性，但是关于慢性肾炎以正虚为本的认识是正确的，为以后历次标准的制订奠定了基础。

1977 年全国肾炎座谈会在北戴河召开，本次会议将慢性肾炎的辨证分型标准定为：气虚型，阳虚型，阴虚型及湿热型，瘀血型。并且提出慢性肾炎的辨证应结合正虚、邪实两方面，其中正虚可有气虚（气阴不足）、阳虚（脾肾阳虚）、阴虚（肝肾阴虚），邪实有水湿、湿热、瘀血，但在某一阶段可侧重于一方。本次标准较 1965 年的标准有个两方面的进步，一是认识到了慢性肾炎标实的病机和证型，二是正虚之中提出了气虚（气阴不足）的证型，但是忽略了正虚和邪实的标本主次关系。

1983 年中华全国中医学会内科学会在昆明举行学术会议，第 3 次制订慢性肾炎的辨证分型标准，将其分为 3 个阶段共 10 型，即水肿阶段的风水相搏型、水湿逗留型、水湿泛滥型，肾劳阶段的脾肾气虚型、肝肾阴虚型、肾元亏虚型、肾虚湿热型、肾虚瘀滞型，肾衰竭阶段的正虚邪实湿浊聚集型、肾元衰竭浊邪壅闭型。该标准较以前又有进步：第一，分阶段说明了病势的转归；第二，定性与定位相结合，可以提高用药的准确性。

1986 年中华全国中医学会内科学会肾病学组在南京召开肾病专题学术讨论，会上通过了第 4 次辨证分型标准，即分为本证和标证。本证包括肺肾气虚、脾肾阳虚、肝肾阴虚和气阴两虚，标证有外感（风寒和风热）、水湿、湿热、瘀血、湿浊。并且会上强调指出，慢性肾炎的病机关键为本虚标实，以正虚为主，兼夹邪实，每种正虚都可以兼夹数种邪实。和前 3 次标准比较，本标准更加全面、更加切合临床实际，体现在以下方面：第一，在本证中增加了气阴两虚证，对本证的概括比较全面；第二，比较合理地解决了正虚与邪实之间的标本主次关系。通过几年的实践，证明本次标准是切实可行的，基本揭示了慢性肾炎的病机规律。所以 1987 年在天津召开的第 3 届全国中医肾病学术讨论会，1988 年在兰州召开的第 4 届，1989 年在杭州召开的第 5 届，直至 2004 年在南宁召开的第 17 次全国中医肾病学术会议，都没有对 1986 年制订的标准提出新的修改意见。

纵观 4 次全国性的慢性肾炎辨证分型标准，我们可以发现：第一，中国对肾病的认识是逐步深入和全面的。1965 年的标准抓住了慢性肾炎以肾阳虚为主的病机，但是没有认识到邪实的一面。1977 年的标准又提出了气虚（气阴不足）和湿热瘀血等邪实的病机，但没有处理好正虚和邪实的主次关系。这次标准将湿热、瘀血等因虚所致之标实作为主要证型放在和正虚同等重要的地位，不能很好地指导治疗。因为慢性肾炎的邪实病是暂时的或在正虚的基础上兼夹的，所以治疗慢性肾炎扶正有其一贯性，而祛邪则可暂不犯虚虚之诫，一旦邪实已去则不可久攻不止，当转而扶正或在扶正的基础上兼顾祛邪。因而我们认为本次标准没有处理好二者的关系。1983 年的标准认识到了疾病的阶段性，可以说明病势转归，较之以前的标准，其进步是显而易见的，但也同样没有处理好正虚和邪实的关系。1986 年的标准明确认识到了慢性肾炎本虚标实，因虚致实的病机规律，规定了临床辨证以正虚为主，兼顾邪实的原则。本次标准克服了前几次标准的缺点，发展了其正确合理的部分，可以较灵活地运用于慢性肾炎的各个时期。第二，疾病也是随着不同时期、不同环境而变化的。如我们的研究和南京中医学院附属医院（现为南京中医药大学附属医院）的研究都发现，1960 年以降，慢性肾炎的证候变迁有如下规律，即脾肾阳虚逐渐减少，气阴两虚逐渐增多。从历次辨证分型标准，也可作如下分析。20 世纪 60 年代慢性肾炎的正虚以阳虚为主，邪实以水湿为多，而 20 世纪 70 年代至 80 年代则气虚、气阴两虚渐增多，湿热、热毒的兼夹也上升。因此，我们对疾病本质的研究，一是要克服认识上的片面性和局限性，二是要注意疾病自身的发展变化规律。

其实，对于疾病的辨证分型，我们又发现了新的问题，主要有以下两方面：一是每一个疾病的证型，特别是慢性疾病的证型是无限多的，甚至可以说凡是你能想到的证型，在临床上都能见到，但是每个疾病的标准证型，一般是 4 个，最多也只能是 8 个，面对一个证型无限多的疾病，标准证型却只有 4 个或者 8 个，其对临床的指导意义是可想而知的。二是一些常见的证型，如肝肾阴虚、脾肾阳虚等证型，几乎所有的疾病都可以见到，其指导意义也是可想而知的。因此，我认为，对于像慢性肾炎、慢性肾衰竭这样的重大疾病，研究辨证分型标准意义不大，而应该用中医的理论对其进行深入、全面、透彻的研究，制订出综合的治疗方案。2003 年 11 月在江西南昌召开的第 16 次全国中医肾病学术会议，是讨论肾病辨证分型标准的专题会议，我在这次大会上已经提出了这种想法。2005 年 5 月底将在上海召开的中华中医药学会肾病专业委员会工作会议，也会讨论部分疾病的辨证分型标准，我还会提出这个问题。也希望大家都来探讨这个问题。

第二部分 肾脏常见病证的治疗经验

肾病的常见病证应该包括常见疾病和常见临床表现两部分。在临床治疗中，这两部分都很重要，既要考虑疾病的特殊规律，也要重视特殊的临床表现，有的时候临床表现还成为主要矛盾，必须认真对待。

第一章　慢性肾炎常见临床表现的治疗经验

肾病的临床表现很多，没有必要进行全面的讨论，掌握了常见的水肿、蛋白尿、血尿、高血压的辨证论治规律，其他的可以类推。肾病的范围也很广泛，其中慢性肾炎最有代表性，治疗也最困难，最复杂，掌握了慢性肾炎的治疗方法，其他肾病的治疗也是可以参照的，所以我们以慢性肾炎的常见临床表现为例进行论述。

第一节　慢性肾炎水肿的治疗经验

水肿，是慢性肾炎的主要临床表现，是我们治疗慢性肾炎时首先要解决的问题。

一、病机分析

经过长期的临床和研究，对慢性肾炎基本病机的认识趋于统一，即本虚标实、虚实夹杂。本虚即脏腑虚损，功能失调，标实即兼实邪。慢性肾炎水肿就是在正虚的基础上兼有水湿。正虚以肺、脾、肾三脏的虚损为主，肺失宣降，脾不健运，肾不主水，三焦不利，是水肿发生的病理基础。发病之初，或急性发作期，有外邪犯肺的病机存在；急性期后，以脾气虚，脾阳虚，肾阳虚为主；在疾病过程中温燥太过，或用激素，可伤阴化热，形成湿热或阴虚湿热，甚至湿热化毒；湿阻可致气滞，形成气滞湿阻之证；湿阻亦可致血瘀，而成湿瘀互结之证。总之，慢性肾炎水肿的病机错综复杂，临证时能否辨清每个患者各种病机的主次轻重，是能否获效的关键。

二、证治概要

慢性肾炎发病初期或急性发作期水肿兼表证者，应解表宣肺利水，风寒者用麻桂五皮饮，风热者用越婢五皮饮之类，可参照急性肾炎水肿治法。

脾虚水肿者应分别气虚和阳虚。脾气虚者，症见面浮肢肿，身体沉重，倦怠乏力，纳少便溏，腹胀腹大，舌淡胖苔白滑，脉沉缓。治宜健脾利水，方如防己黄芪汤、防己茯苓汤、胃苓汤加减，亦可用外台茯苓饮合五皮饮加减。常用药物，如茯苓、泽泻、防己、黄芪、大腹皮、陈皮、车前子等。若在脾气虚的基础上兼有畏寒肢冷等阳虚表现，则应辨为脾阳虚水肿。治宜温阳健脾利水，方如实脾饮（茯苓、白术、附子、干姜、厚朴、木香、木瓜、大腹皮、草果仁、炙甘草）等。

肾虚水肿应区别阳虚和阴虚。肾阳虚水肿，症见全身高度水肿，或伴胸腹水，腰以下肿甚，按之凹陷如泥，颜面虚浮，畏寒肢冷，腰膝冷痛，舌淡嫩有齿痕，苔润，脉沉细弱无力。治宜温肾利水，方如济生肾气汤、加味真武汤（真武汤加泽泻、牛膝、车前子等）。肾阴虚水肿常见于素体阴虚或由于大量使用激素后伤阴而水肿不消者，伴见烦热，口渴，腰膝酸软，手足心热，眩晕耳鸣，舌红少津或无苔，脉细数等。治宜养阴利水，方如猪苓汤，六味地黄汤加牛膝、车前子等。对阴虚水肿应辨别二者的主次，若阴虚较重者则宜侧重养阴，兼以利水；若水肿较重者宜少佐桂附以化气，有助于利水消肿，可仿济生肾气汤义。

若高度水肿，腹水明显，腹大胁胀，无明显阳虚证候者，为气滞水停之证，宜行气利水，轻则大橘皮汤（橘皮、木香、槟榔、茯苓、猪苓、泽泻、白术、肉桂、滑石、生甘草），重则导水茯苓汤（茯苓、泽泻、白术、桑白皮、大腹皮、陈皮、木香、槟榔、砂仁、紫苏、木瓜、麦冬）。若湿阻血瘀而致湿瘀互结，患者出现瘀血征象，如面色灰滞，唇黯舌紫，或舌有瘀斑，月经不调等。治宜活血利水，方用当归芍药散加牛膝、车前子之类。若患者出现口苦口黏、舌苔黄腻等表现，为湿热内阻。宜清热利湿，可用加减程氏萆薢分清饮（萆薢、菖蒲、苍术、白术、黄柏、牛膝、车前子、茯苓、薏苡仁、大腹皮、赤小豆、冬瓜皮、丹参）。有的患者使用激素后出现柯兴氏征、痤疮感染、舌红苔黄腻等，中医辨证为湿热毒盛，宜清热解毒、利水消肿，可用五味消毒饮合五皮饮加减。

第二节　慢性肾炎蛋白尿的治疗经验

蛋白尿是慢性肾炎的主要临床表现之一，在慢性肾炎的临床研究工作中，如何消除蛋白尿也就成了一项重要的课题。经过几十年的艰苦努力，对于其病机认识的逐渐深入，治疗方法不断丰富，疗效亦相应提高，但是还没有达到真正解决问题的程度，故有必要将本课题的研究引向深入。下面将我们治疗此病的经验进行整理，以供参考。

一、病机分析

蛋白尿是慢性肾炎的实验诊断指标之一，中医典籍中无相应记载，根据其表现，可归于“精气下泄”范畴。其病因病机和治法探讨可以此为基础，结合慢性肾炎的其他表现而展开。现代医学所说的蛋白质是构成人体和维持生命活动的基本物质，与中医学所谓的“精气”“清气”“精微”的概念类似。中医学认为，“精气”等宜藏不宜泄，肾为“封藏之本”“受五脏六腑之精而藏之”，脾主统摄升清。若肾不藏精，或脾不摄精，或脾不升清，便可致精气下泄而出现蛋白尿。综观慢性肾炎的基本病机，亦以脾肾虚损贯穿始终，故似可认为，脾不摄精、清气下陷和肾不藏精、精气下泄是慢性肾炎蛋白尿的直接机理。

既然脾肾功能失调和蛋白尿有因果联系，那么，导致脾肾功能失调的原因又有哪些呢？这是我们辨治蛋白尿时应该追究的问题。从正虚而言，不外气血阴阳之亏损和脏腑功能失调。不论是气血虚弱，还是阴阳不足，均可影响脾肾藏精摄精的功能。由于人体是一个有机的整体，脏腑相关，所以其他脏腑的病变亦可影响脾肾，致脾不摄精，肾不藏精。《素问·经脉别论》云：“饮入于胃，游溢精气，上输于脾，脾气散津，上归于肺，通调水道，下输膀胱。”表明饮食精微的吸收输布与各脏腑相关。《格致余论》谓“主闭藏者肾也，主疏泄者肝也”，如肝病，致疏泄失司，中则侮土，使脾不升清，精微下陷。说明肝之疏泄失常可以形成蛋白尿。又如肺气臆郁，宣降不利，脾气上输之清气不得归于肺而布散全身，径走膀胱，亦可形成蛋白尿。由上可见，蛋白尿的形成机理与各脏腑的病变都有联系。

就邪实而言，最主要的有湿热、风邪、瘀血等。这些因素的提出，主要来自临床经验的总结。至于这些因素和慢性肾炎蛋白尿，究竟孰因孰果，不可一概而论，当具体分析。

在临床上，如有些患者蛋白尿长期不消，用调理脏腑功能、健脾固肾的方法难以取效，而加用清利湿热之品后，蛋白尿能很快消失。又如有些患者，由于体内感染灶的存在致使蛋白尿顽固难愈，或有的患者蛋白尿一度转阴，因感染再度复发。西医所谓的感染，其临床表现主要相当于中医的湿热或热毒，在慢性肾炎中湿热更为常见。因而在慢性肾炎蛋白尿的病理因素中，湿热占有相当重要的地位。另外，观其临床表现也是不难辨认的。肾炎蛋白尿，是尿中的有形成分增多，尿液趋于混浊，而混浊正是湿热的明证。慢性肾炎常因湿热而起，既成之后，又因肺脾肾等脏腑功能失调，水液代谢障碍，湿浊内留，郁而化热。湿热之邪既困于中焦，致脾不升清而清浊俱下，又可扰乱下焦，致封藏失职，终致蛋白尿形成。所以许多学者认为湿热贯穿于慢性肾炎病程的始终，甚至有人谓没有湿热就没有慢性肾炎，不无道理。

还有一种临床常见的现象，许多患者因感冒不愈而蛋白尿不消，或蛋白尿转阴后常因感冒而复发。可见外感风邪对蛋白尿的形成具有重要性。说明风邪与蛋白尿关系的另一个证据就是大量蛋白尿的患者出现尿多泡沫，尿中泡沫多辨证为风。"风性开泄"为其重要物性。既然感受风邪可致腠理开泄而汗出，那么感受风邪致精气不固形成蛋白尿的机理也就不难理解了。所以《内经·水热穴论》有："勇而劳甚则肾汗出，肾汗出逢于风……名曰风水。"其临床表现与肾炎相似。虽然古人当时不可能发现蛋白尿，但从现在的角度进行推测，肾炎水肿出现蛋白尿就是理所当然的了。风邪导致蛋白尿的机理自在不言之中。

瘀血对慢性肾炎的影响早已引起广大学者关注。由于慢性肾炎病程冗长，所以符合"久病入络""久病必瘀"的传统理论。而瘀血既成之后，又常使蛋白尿顽固难消，非活血化瘀不可以取效。瘀阻肾络，精气不能畅流，壅而外溢，故精微下泄而成蛋白尿。关于慢性肾炎血瘀的实验指标已有较多的揭示，如血液流变学改变、血小板功能改变、血尿纤维蛋白降解产物（FDP）增高、肾静脉血栓形成等。北京医科大学第一附属医院肾病内科对一些难治性肾病，经肾静脉造影发现有血栓者，试用蛇毒进行溶栓治疗，可使部分患者水肿迅速消退，尿蛋白减少或转阴，可供借鉴。当然，我们使用活血化瘀并非定要发现肾静脉血栓而后用，只要辨证有瘀血征象者，即可投以活血化瘀药物。

此外，临床上发现还有一些因素，如劳累、精神刺激等，也可使蛋白尿难消或者复发。这些因素对脾肾的影响是很明显的，所以在此不需赘述。

总之，慢性肾炎蛋白尿的形成机理是非常复杂的，气血阴阳的虚损、脏腑功能的失调、病邪的干扰等常常交织在一起，大大地增加了辨治的难度。

二、证治概要

慢性肾炎蛋白尿的治疗可分为两种情况：一是蛋白尿与肾炎的其他表现如水肿、血尿、高血压、肾功能损害等并存，此时的治疗当以这些可见之症为主要依据进行辨治，往往随着这些证候的改善，蛋白尿也告消失；二是其他表现不明显，或经治消失而蛋白尿不愈者，此时应根据全身的表现认真辨析蛋白尿的发生机理予以相应的治疗。下面对临床常用的治法列举数种以说明。

（一）健脾法

本法主要用于慢性肾炎蛋白尿属于脾气虚弱者，临床表现有面色淡黄、纳差乏力、腹胀痞满、大便稀溏、脉象较弱，可用健脾益气法，方如香砂六君子汤、参苓白术散、黄芪大枣汤等；若中气下陷之证明显，见头晕乏力、腹胀下坠、便意频频等，可用健脾升提法，方如补中益气汤。

患者熊某，女，11 岁，1983 年 10 月 8 日初诊，门诊病历号 071。1982 年 7 月 16 日体检时发现尿蛋白（++），无浮肿，活动及感冒后明显，曾在外院诊断为隐匿型肾炎。易疲乏，常感冒，咽痛，纳差，大便偏稀，日 1～2 次，小便调，舌胖大、质稍红、苔薄白。辨证为脾气虚弱，拟益气健脾法，方用参苓白术散加减：党参 12g，茯苓 15g，白术 10g，扁豆 10g，陈皮 10g，山药 10g，苡米 10g，莲肉 10g，莲须 10g，金樱子 10g，芡实 15g。服上药 12 剂，查小便蛋白痕迹。后曾因感冒或换方，尿蛋白出现（+），续予参苓白术散加减，尿蛋白复转阴。至 1985 年 5 月复诊时，尿蛋白仍为阴性。

（二）补肾法

补肾法用于慢性肾炎蛋白尿有肾虚见证者。肾阴虚者见腰膝酸软或痛、五心烦热、咽干口燥、小便黄少、遗精、舌红少苔、脉细或细数等，宜滋补肾阴，方如六味地黄丸、左归丸之类加减；肾阳虚者见腰膝冷痛、畏寒肢冷、小便清长，夜尿数多、舌体胖嫩、脉弱等，治宜温补肾阳，方如肾气丸、右归丸之类加减；肾气不固或兼肾精亏损者，表现为肾虚而无明显寒热之象，如腰膝酸软、尿后余沥、小便清长等，治之当益气固肾，方如五子衍宗丸合水陆二仙丹、桑螵蛸散、金锁固精丸等；肾阴阳两虚者，既有阴虚见证，又有阳虚见证，治之又当阴阳双补，如肾气丸、济生肾气丸等可随证加减使用；气阴两虚者，即倦怠乏力等气虚证与阴虚证同见，当以益气养阴为法，方如参芪地黄汤、大补元煎等可供选用。

周某，男，33 岁，1985 年 11 月 5 日就诊，病历号 349。1984 年体检发现尿异常，曾在外院经肾穿诊断为系膜增殖性肾炎，临床诊断为隐匿型肾炎。目前咽干，口渴不多饮，腰酸疲乏，纳可，小便短黄，大便调，舌红苔微黄腻，脉弦细。化验：内生肌酐清除（Ccr）试验 77mL/min；血压 140/90mmHg；尿蛋白（++），高倍视野红细胞 0～1 个、白细胞 0～1 个。辨证属气阴两虚夹湿热，治宜益气养阴佐清利。方用参芪知柏地黄汤加减：党参 15g，黄芪 15g，知母 10g，黄柏 10g，生地 15g，山萸肉 10g，山药 10g，云苓 15g，丹皮 10g，泽泻 10g，砂仁 6g。服药月余，诸症改善，蛋白转阴。后以此方加减调理 1 年，痊愈出国。

王某，男，26 岁，因腰痛 2 年余而住院，病历号 027。病程中曾出现浮肿。入院时，血压 110/80mmHg，下肢浮肿不明显。化验：尿蛋白（++++）；高倍视野红细胞 0～1 个，白细胞 0～1 个，透明管型 0～1 个，颗粒管型 1～2

个；酚红排泄（PSP）试验9%（2h）；白蛋白2.1g%，球蛋白1.5g%；胆固醇320mg%。诊断为慢性肾炎。入院后因面色皖白，畏寒肢冷，口不渴，腰痛脉虚，舌淡而润，以金匮肾气丸、济生肾气汤加黄芪调理4月，蛋白减至（+-）。停用黄芪，单纯以补肾为主，尿中蛋白又增至（++）。经再度用黄芪合桂附八味（后改为附子汤合黄芪）1月余，尿蛋白微量，其他指标亦好转而出院。

（三）治肺法

治肺法用于慢性肾炎蛋白尿而有肺经病变者。若肺气虚弱，卫表不固，见有自汗恶风，易感冒，宜益气祛风固表，方如玉屏风散加味；若肺阴不足，而见干咳少痰、音哑咽干而痛，或痰中带血、潮热盗汗等，当益肺养阴，方如麦味地黄汤、竹叶石膏汤等。此外，还有宣肺法，用于风邪袭肺而肺气膹郁者，详见祛风法。

刘某，男，20岁，1996年3月4日就诊，病历号7740。尿检异常1年余，无浮肿，腰酸痛，口干欲饮，大便干，2天1次，尿中蛋白（+++），高倍视野红细胞2~3个，白细胞0~6个，诊断为慢性肾炎普通型。患者舌红苔薄，脉弦细，乃肺肾阴虚，拟滋养肺肾法，方宗麦味地黄汤加减。麦冬15g，五味子10g，生地30g，山萸肉10g，山药10g，丹皮10g，茯苓15g，泽泻15g，忍冬藤30g，菊花15g。服药1周，尿检正常。后以此方加减治疗年余，尿检一直正常。

（四）治肝法

在慢性肾炎蛋白尿中常用的有疏肝法、养肝法、平肝法。若蛋白尿而见情志抑郁、胸胁胀痛、善叹息，或月经不调、脉弦等肝郁证表现，治用疏肝法，方如柴胡疏肝散、逍遥散等；若见胁痛、眼目干涩、视物模糊、月经量少，或烦躁潮热等肝血不足者，又当养肝血或滋肝阴，方如四物汤加枸杞、牛膝等，或用杞菊地黄汤加减；若见头晕失眠、腰痛膝软、多梦易怒、颜面潮红、舌红少苔、脉细数、血压升高等阴虚阳亢证表现，则当平肝潜阳，如羚角钩藤汤等加减使用。我们在临床中曾有用四逆散合小陷胸汤治愈慢性肾炎蛋白尿见肝郁兼痰热证的病例。

（五）祛风法

祛风法用于慢性肾炎蛋白尿由于风邪侵袭而长期不愈或由于风邪外袭而加重、复发者。祛风法当辨明兼夹而使用。风寒者当祛风散寒，方如麻黄汤、麻黄附子细辛汤、荆防败毒散之类；风热者应当散风热，方如银翘散、桑菊饮、银蒲玄麦甘桔汤（经验方）等；风湿者则用祛风胜湿、升阳益胃法，常用药物有羌活、独活、防风、豨莶草、川芎、苍术、升麻、柴胡及昆明山海棠、雷公藤等。

刘某，男，6 岁，1987 年 3 月 31 日就诊，病历号 1061。1985 年 4 月 2 日因全身浮肿而住某院治疗，诊断为肾炎而用激素，激素减至 10mg 时复发。1986 年 9 月又服激素，每日 30 毫克。现已减 1/4，尿蛋白仍波动在（+）~（+++）。诊断为慢性肾炎普通型。目前无浮肿，但咽部不适，口干喜饮，尿黄，舌质红，脉细数。拟滋养肺肾，用麦味地黄汤加减。尿蛋白仍难消失，后又因感冒而鼻衄，流浊涕，风热之象更显，用银蒲玄麦甘桔汤加减以疏风清热利咽。银花 15g，生甘草 3g，桔梗 3g，薄荷 3g（后下），麦冬 12g，焦山楂 10g，神曲 10g，白茅根 30g。以此为基础方，加减调治月余，终于蛋白转阴。

（六）清利湿热法

清利湿热法用于慢性肾炎蛋白尿有湿热见证者，如胸脘痞闷、口苦口黏、口干不欲多饮、纳呆、大便溏泄不爽、小便黄赤混浊，或有尿频急而痛、舌红苔黄而腻、脉滑等。方剂有三仁汤、黄芩滑石汤、八正散等可供选用。

张某，男，22 岁，1988 年 9 月 13 日就诊。2 年前面部及下肢浮肿，并有腹水，尿检异常，经治肿消而小便始终有蛋白，诊断为慢性肾炎普通型。症见口干喜饮，全身乏力，纳可，二便调，舌红脉细。辨为气阴两虚，予大补元煎，效果不明显。后见口干不欲饮、口黏、舌红苔薄腻、脉细数，用清热利湿法，方宗三仁汤加减。杏仁 10g，苡仁 10g，蔻仁 6g，法半夏 10g，厚朴 10g，通草 3g，淡竹叶 10g，滑石 30g，茯苓 15g。服药月余，尿蛋白微量。继以此方加减调治，尿蛋白阴性。

（七）活血利水法

瘀血和水湿是慢性肾炎的常见兼证，若湿瘀互结则病情更加缠绵难已。症见水肿、小便不利、腰痛固定、舌质黯红或有瘀斑（点）、脉涩等，方如当归芍药散，桂枝茯苓丸合五苓散、五皮饮等。

艾某，女，53 岁，1984 年 11 月 27 日就诊。去年 11 月因浮肿而尿蛋白（++++），曾服激素治疗，水肿消退，尿蛋白仍（+++）~（++++）。今年 7 月肾图示双肾功能轻度受损，血清尿素氮（BUN）29mg%，血清肌酐（Cr）1.33mg%，二氧化碳结合力（CO_2CP）40.2vol%，白蛋白 / 球蛋白（A/G）= 3.35/3.33，胆固醇 329mg%，血压 190 ~ 170/110 ~ 90mmHg。患者有 5 年肝炎史，合脂肪肝。诊断为肾病综合征恢复期。目前腰痛乏力，心慌胸闷，心前区疼痛，下肢轻度浮肿，畏寒，口黏口干，饮水不多，纳差恶心，大便稀，尿短黄，舌红，苔薄黄，脉小滑，拟益气滋肾佐清利。药后效不显，尿蛋白无改变，脉见沉细，舌质黯红，拟活血利水法，当归芍药散加减。当归10g，白芍15g，川芎10g，白术10g，茯苓15g，泽泻15g，怀牛膝10g，车前子15g（包），桑寄生12g，川断12g，党参12g，生黄芪30g，陈皮10g。服药7剂，诸症减轻，尿蛋白微量。继以上方加减治疗，病情稳定，蛋白转阴。

以上列举了常用的7种治法，但实际上蛋白尿的治法还有许多，我的导师时振声先生曾在1977年将其归纳为10法，即健脾益气、温补脾肾、滋养肾阴、补脾固肾、气血双补、气阴双补、阴阳双补、活血化瘀、清热化湿、消化蛋白[1]。1986年又一次进行了系统论述[2]，可供临证参考，所以在此不一一罗列。应该指出的是，为了行文方便，笔者对各种治法进行了分述，而临床上有时几种证候同时并见，需要根据证情数法合用，不可拘泥。

三、研究思路

对于慢性肾炎蛋白尿的研究和治疗，主要思路有二：一是按照中医学的传统理论进行辨证论治。这是主要的、根本的原则。但如何提高辨证论治水平，这是一个值得认真探讨的问题。二是筛选一些对蛋白尿有特殊治疗作用的药物。已经有些苗头的药物如黄芪、小叶石韦、昆明山海棠、雷公藤、黑大豆、白果、地龙、乌梅、山楂、冬虫夏草等应当引起重视，在辨证论治的基础上加入这些药物似可提高疗效。不过在选用这些药物时也应辨证，如黄芪多用于气虚者，石韦多用于湿热者等。

参考文献

1. 时振声．慢性肾炎蛋白尿的中医治疗十法．江苏医药，1977，(12)：26.
2. 时振声，房定亚，聂莉芳．肾炎的中医证治要义．北京：人民卫生出版社，1983.

第三节　慢性肾炎血尿的治疗经验

血尿是慢性肾炎的基本表现，可分为肉眼血尿和镜下血尿。慢性肾炎以镜下血尿更多见，急性发作者也可见肉眼血尿。

一、病机分析

慢性肾炎血尿的病机，可概括为以下几个方面。

（一）风热袭肺，肺失治节

多见于慢性肾炎因外感而急性发作的血尿患者，由于肺热下迫于肾而出现血尿。王肯堂说："肺金者，肾水之母，胃之连脏，肺有损伤妄行之血，若气逆上者则为呕血矣，气不逆者，此之何不从水道下降入胞中耶，其热亦直抵肾与膀胱可知也。"

（二）热伤血络，下注膀胱

热伤血络出现血尿。如《内经》所说的胞移热于膀胱，《金匮要略》所说的"热在下焦则尿血"。但是热伤血络可以有虚有实，心经热盛、肝胆湿热、肝火内盛、膀胱湿热属实火，思虑劳心、肝伤血枯、肾阴内耗属虚火，皆可导致血热妄行引起血尿。

（三）阳虚火衰，气不摄血

若脾气虚弱，脾不统血，或命门火衰，肾失封藏，皆可致血尿。

值得反复强调的是，血尿无论虚实，皆有瘀滞。其一，既有离经之血，则必有瘀血，符合"离经之血为瘀血"的理论，唐容川亦说："离经之血，虽清血鲜血，亦是瘀血。"其二，慢性肾炎病程冗长，符合"久病入络为瘀血"的理论。其三，慢性肾炎多有下焦湿蕴、水积，前阴也常受败精滞留之害，有形之邪窒碍气机，气滞则血瘀，所以，周慎斋指出，"尿血者，精不通而成血，血不归经而入便"。其四，瘀血之成，还可因治疗不当，或见血止血，纯用固涩收敛之品，虽血暂止而瘀血内留；或见血清热，过用寒凉，寒性收引，致血行凝滞。凡此种种，则知对血尿一症，应充分重视其血瘀的病机。而瘀血内停，新血不得归经，则血尿不止，此与妇科"久漏宜通"的道理一致。

二、证治概要

（一）疏风散热

用于外感风热以后，咽痛咽干、口渴喜饮、舌红苔薄黄、脉浮数等风热症状仍在，同时可见血尿者，或每因咽痛而有镜下血尿者，可用疏风散热之剂治之。方以银蒲玄麦甘桔汤加味（银花、蒲公英、玄参、麦冬、生甘草、桔梗、益母草、白茅根）。

（二）清热泻火

用于实火引起的血尿。实火引起的血尿以尿路感染多见，多伴有尿痛，慢性肾炎血尿亦有因实火而致者，多为无痛性血尿。现一并讨论。若心火亢盛移热于小肠，症见心烦口渴、口舌生疮、小便赤涩刺痛，可清心通淋，方以导赤散加滑石；若是无痛性血尿，则宜清心泻火，方以大黄黄连泻心汤。属肝郁气滞，气郁化火而胁痛、口苦、小便涩痛带血者，宜泻肝通淋，方以龙胆泻肝汤；若无痛性血尿，宜清泻郁火，方以丹栀逍遥散去生姜、薄荷加生地榆、生侧柏叶，或用化肝煎加减（丹皮、生栀子、陈皮、白芍、泽泻、生侧柏叶、生蒲黄、滑石）。若属肝胆湿热，亦宜龙胆泻肝汤治之。膀胱湿热则可用八正散清利湿热。

（三）养阴清热

用于阴虚内热，血热妄行所引起的血尿。若思虑劳心、心烦失眠、舌尖红、脉细数而见血尿，宜清心凉血，方以小蓟饮子，或用导赤清心汤（鲜生地、麦冬、玄参、沙参、丹皮、竹叶、莲子心、茯苓、益元散、灯心、通草）；若肝伤血枯，多因气郁化火，进一步耗伤阴血所致，宜养肝清热，方以一贯煎加丹皮、生栀子、生地榆、生侧柏之类；若肾阴不足，阴虚火旺所致血尿，宜滋肾凉血，方以知柏地黄汤加藕节、白茅根、生侧柏叶、马鞭草等。

（四）益气温阳

用于气虚、阳虚所致之血尿。若肺脾气虚，中气下陷者，宜补中益气，方以补中益气汤；脾虚血亏，脾不统血者，宜健脾摄血，方以归脾汤；若属肾阳不足，命门火衰者，宜补肾温阳，方以金匮肾气丸。

由于在血尿的病机中，瘀血占有重要地位，所以应该十分重视活血化瘀法的运用。以上治法在临床运用时皆宜加入化瘀之品，如气虚、阳虚可加刘寄奴，阴虚、血热可加生侧柏叶、生地榆、马鞭草、藕节、丹皮、益母草、白茅根之类，可使血尿迅速消失。

第四节　慢性肾炎高血压的治疗经验

高血压，是慢性肾炎的常见表现，多数发生在疾病早期。若高血压能在早期及时治疗，可以改善预后，若血压持续升高，说明肾脏疾病的病理类型与病理损害严重，预后很差。因此，对慢性肾炎高血压应引起足够的重视。

一、病机分析

慢性肾炎高血压应注意两个方面，一是慢性肾炎的基本病机，一是高血压的基本病机，二者应结合考虑。慢性肾炎的病机特征是本虚标实。本虚指的是脏腑虚损，最常见的有肝肾阴虚、脾肾气虚（阳虚）、肺肾气虚、脾肾气阴两虚、阴阳两虚等；标实指的是邪实，常见的有外感、水湿、湿热、湿浊、痰浊、瘀血等。慢性肾炎高血压以眩晕为主证者属于“眩晕”范畴。以往对于眩晕的病机认识观点较多，有代表性的如“无风不作眩”“无痰不作眩”“无虚不作眩”等。笔者的临床研究表明，眩晕的病机关键在于“升降反作”，当升者不升，清窍失养，该降者不降，清窍被扰，皆致眩晕。而脏腑的虚损、病邪的阻滞，则是导致“升降反作”的病因。也就是说“眩晕”的病机应分为直接和间接两种病机，直接病机是升降反作，间接病机是导致升降反作的病机，即脏腑虚损和病邪阻滞。

二、证治概要

以眩晕为主证的慢性肾炎高血压应主要参照“眩晕”进行辨证论治，但要同时兼顾慢性肾炎和高血压两方面。前已论及“眩晕”的病机有直接和间接两种病机，治疗应有针对性。对于“升降反作”的直接病机，应调其升降，当升不升者，应助其升发，常用药物如升麻、柴胡、葛根、防风、羌活、桔梗等；该降不降者，当助其降下，常用药物如川牛膝、枳实、石决明、草决明、夏枯草、双钩藤、代赭石、磁石、吴茱萸、防己、旋覆花等。中医还认为，升降相因，即正常的升发有助于下降，正常的下降有助于升发。所以，治疗时往往是升降互调，对当升不升者，在助其升发的同时，须少佐降下药；对当降不降者，在助其降下的同时，应少佐升散药。对于导致升降反作的病机，应根据辨证论治的原则进行治疗。现对常见证的治疗做如下简介。

（一）肝肾阴虚，肝阳上亢

症见血压升高，头晕头痛，耳鸣耳聋，眼目干涩，面色灰黄，面部烘热，五心烦热，夜寐不安，腰酸腿软，足跟痛，口干喜饮，小便黄，大便偏干，舌红苔少或薄黄，脉沉细或弦细。生理状态下，阴位于下而上承，阳位于上而下潜，阴阳交泰，水火既济。若肝肾之阴亏于下，不能涵养肝阳，则致肝阳上冒而出现眩晕。治宜滋阴潜阳，方如建瓴汤、镇肝息风汤、加味三甲复脉汤等。在滋补肝肾的基础上加潜降药如川牛膝、磁石、龟甲、鳖甲、牡蛎等，同时，少佐升发之品，如葛根等，疗效更好。

（二）气阴两虚，肝阳上亢

症见血压升高，头晕耳鸣，腰膝酸软，五心烦热，疲乏无力，纳呆便溏，或畏寒而手足心热，舌黯红有齿痕，苔薄而干，脉弦细或沉细。乃肝肾阴虚，肝阳上亢，阴损及气所致。治宜益气养阴，平肝潜阳。方如参芪地黄汤、大补元煎加川牛膝、磁石、龟甲、鳖甲等，少佐葛根、防风之类。

（三）脾肾气虚，水湿不化

症见血压升高，头晕耳鸣，头痛眼花或头重不清，疲乏无力，便溏纳少或尿少身肿，舌淡有齿痕苔白滑，脉濡细等。乃水湿内阻，清阳不升所致。治宜健脾利湿，益气升阳。方用补中益气汤合五皮饮，加杜仲、川牛膝、防己、车前子等降下之品。若见心下逆满，起则头眩，脉沉紧者，为脾虚水停，水气上逆，则用苓桂术甘汤加味；若见心下悸，头眩，身瞤动，振振欲僻地，腹痛，四肢沉重疼痛，小便不利，下利等，属于肾阳虚弱，水气泛滥者，则用真武汤加味。

（四）湿瘀互结

症见血压升高，头晕耳鸣，伴有水肿或有头痛，面色黎黑，或有固定疼痛，或舌有瘀斑瘀点等。乃湿瘀互结，阻于体内，致清阳不升，浊阴不降。治宜活血利湿，升清降浊。方用当归芍药散加川牛膝、车前子、丹参、益母草、防己、葛根、防风、僵蚕等。

慢性肾炎高血压多兼有瘀血，时老常在当用方中加入活血化瘀之品，如桃仁、红花、丹参、川芎等，有助于降压。若患者兼有大便干结，应加用通腑泄浊之品，可用生大黄，有些顽固性高血压患者即使大便不干，也可稍用清下，使血压下降。湿热之邪是慢性肾炎的常见兼夹，在高血压中亦属常见，应辨明湿热的部位予以相应治疗，湿热不清，血压亦难以下降。

第二章 急性肾炎的治疗经验

一、病机分析

临床所见，急性肾炎的主要症状为水肿和血尿，是治疗的主要根据。绝大多数患者随着水肿的消退，高血压、蛋白尿也告消失。急性肾炎的发生，既有正气不足，特别是肾阴的亏虚，又有明确的外邪侵犯，常见的有风寒、风热、湿毒。《素问·水热穴论》中有“勇而劳甚则肾汗出，肾汗出逢于风，内不得入于脏腑，外不得越于皮肤，客于玄府，行于皮里，传为胕肿，本之于肾，名曰风水”。强调了“勇而劳甚”伤肾的内因和“汗出逢于风”的外因。急性肾炎的水肿主要是外邪犯肺，致肺失宣降，水气外不得越于玄府而为汗，下不得达于膀胱而为尿，泛溢肌肤而为肿；急性肾炎的血尿，可因外感风热，热伤血络所致，亦可因肾阴亏虚，阴虚火旺，迫血妄行所致。

二、证治概要

急性肾炎的治疗，以水肿和血尿为主要依据，可分为急性期和恢复期两个阶段。

（一）水肿

急性期以水肿为主要表现者，应分为风寒、风热和湿毒。

风寒犯肺者，初起有发热，恶寒无汗，全身酸楚不适，小便不利等风寒表证，继之出现水肿，以头面为重，或以头面为先，或就诊时已无表证，但仍偏于恶风寒，舌淡，脉沉细者。治宜疏风散寒，宣肺利水。方用麻桂五皮饮［时老经验方：麻黄、桂枝各 9g，杏仁 12g，陈皮 9g，茯苓皮 30g，桑白皮、大腹皮各 15g，牛膝 9g，车前子 30g（包煎）］加减。

风热犯肺者，初起有发热咽痛、腰痛乏力，小便黄少，舌红苔薄黄，脉浮数等风热表证，继而出现水肿，以头面为甚，或肿从眼睑头面始，或就诊时已无表证，但仍咽红咽干咽痛，舌红苔薄黄，脉细数。治宜疏风散热，宣肺利水。方用越婢五皮饮［时老经验方：麻黄 9g，生石膏 30g，杏仁 12g，陈皮 9g，茯苓皮 30g，桑白皮、大腹皮各 15g，牛膝 9g，车前子 30g（包煎）］为主。

湿毒内浸者，初起有脓毒疮疡，以后出现浮肿，小便不利，而疮疡未愈。治宜清热解毒、利湿消肿。方用麻黄连翘赤小豆汤合五皮饮加牛膝、车前子、冬瓜皮。若湿热毒甚者，应加强清热解毒，可用五味消毒饮合五皮饮。

急性期水肿经过正确治疗，多能很快消肿，水肿消退后，疾病进入恢复期。水肿消退后，大多有不同程度的阴伤，同时又有水湿残留不尽的可能，善后应以滋养肾阴为主，少佐清利之品，可用六味地黄汤加滑石、通草或石韦、萆薢之类。若是小儿，因其为稚阴稚阳之体，除有肾阴虚水湿残留的可能外，还会有脾虚水湿残留的可能，可用甘温淡渗之法善后，方如参苓白术散加莲须等。

（二）血尿

急性期以血尿为主者，中医辨治应区分风热和虚热。

风热外感，损伤血络之血尿，可同时伴有咽红咽痛。治宜清上治下，方用银蒲玄麦甘桔汤（时老经验方，药如方名）。

阴虚内热，迫血妄行所致之血尿，可见尿色鲜红，或呈洗肉水样，心烦口渴，舌红少苔，脉细数。治宜滋肾清热，凉血止血。方用小蓟饮子去木通［生地 24g，小蓟 10g，滑石 12g，炒蒲黄、淡竹叶、藕节各 10g，当归（酒浸）5g，山栀 10g，炙甘草 5g］加丹皮、赤芍、白茅根。

血尿消失后，病程进入恢复期，一概以滋肾清利善后，方如六味地黄汤加益母草、白茅根、车前草之类，可使病情顺利恢复。

急性肾炎只要治疗得当，预后大多良好，但在恢复期要切忌温补。在临床上有些患者求愈心切，在恢复期自服温补药，导致病情复发、迁延，甚至肾衰竭而死亡。因此，急性肾炎恢复期千万不可滥用温补，切记。

第三章　肾病综合征的治疗经验

肾病综合征（NS）是以大量蛋白尿（≥3.5g/24h），低蛋白血症（≤30g/L），高度水肿，高脂血症为特征的临床综合征。其诊断标准即所谓的“三高一低”。在4个诊断根据中，大量蛋白尿是主要的，有的患者没有水肿，或者没有高度的水肿，只要有大量蛋白尿，就应该按照肾病综合征来对待。

从西医肾病学的角度来看，NS是由多种原因、多种疾病、多种病理类型导致的临床综合征，不是最终诊断，因此应力求原发病的诊断和病理诊断，以便针对不同的原发疾病和病理类型选择适宜的治疗方案。对于原发性肾病综合征，应根据病理类型决定是否运用免疫抑制剂，这一部分可参照本书《激素在肾病中的中西医结合运用方法》。

中医治疗NS主要应根据患者的临床表现，有水肿者应以水肿为主进行辨证论治，这时可参照本书《慢性肾炎水肿的治疗经验》；水肿消退以后或无水肿者，则应蛋白尿为主进行辨证论治，这时可参照本书《慢性肾炎蛋白尿的治疗经验》。在难治性肾病综合征中，激素抵抗型肾病综合征的中医治疗具有优势，下面根据临床资料，介绍以清热解毒凉血法治疗激素抵抗性肾病综合征55例。

激素抵抗性肾病综合征是难治性肾病综合征的主要类型，亦是肾病科的常见病。其难治程度是众所周知的，广大患者和学术界都对中医治疗寄予厚望。根据长期的研究和临床治疗经验，我们发现以清热解毒凉血为主治疗有较好效果，现将55例临床资料进行总结报告，以供参考。

一、临床资料

（一）诊断标准

激素抵抗性肾病综合征除符合1985年全国肾脏病会议拟定的肾病综合征的诊断标准外，并符合下列标准之一者：①经强的松正规治疗8周（或以上）

无效者；②不能耐受激素的副作用而被迫停药者。

（二）一般资料

本组病例均为我的临床基地河北省沙河市中医院肾病专科就诊的患者，所有病例均符合上述诊断标准。男32例，女23例；年龄9~46岁；病程8~54个月。

（三）实验室检查

全部病例治疗前后查血、尿常规、24小时尿蛋白定量、血Cr、BUN、CCr、血浆蛋白、血脂、离子4项、肝功、血沉、肾脏放免。

二、治疗方法

治以清热解毒凉血为主。以五味消毒饮合犀角地黄汤为基本方：蒲公英30g，野菊花15g，金银花15g，天葵子10g，紫花地丁10g，水牛角30g（先煎），生地15g，丹皮10g，赤芍15g，石韦30g，白花蛇舌草30g。若水肿明显者，合用当归芍药散加味：当归12g，川芎10g，白术10g，茯苓15g，泽泻15g，怀牛膝15g，车前子15g。并配合用鲤鱼汤（鲤鱼1条，约1斤，去鳞腮及内脏，加砂仁、葱白、生姜、米醋各少许，清炖，吃鱼喝汤，隔日1条）。若阴虚突出，有舌红少苔、潮热盗汗、五心烦热、脉细数等表现者，合用二至丸、增液汤：女贞子15g，旱莲草15g，玄参15g，麦冬15g。若兼湿热，见口苦口干口黏、舌苔黄腻者，合用四妙散：黄柏10g，苍术10g，苡仁15g，茵陈15g。

对正用激素者应按规则缓慢撤减。

疗程在6个月以上者为有效观察病例。

三、治疗结果

（一）疗效判断标准

完全缓解：症状、体征完全消失，尿常规、肾功能、血浆蛋白、血脂恢复正常，24小时尿蛋白定量小于0.2g。

基本缓解：症状、体征消失，尿常规、肾功能、血浆蛋白、血脂恢复正常或基本正常，24小时尿蛋白定量小于1.0g。

部分缓解：症状、体征或实验室检查指标1项或多项明显改善，但达不到基本缓解标准者。

无效：症状、体征和实验室检查指标均无明显改善者。

（二）疗效分析

完全缓解 21 例，占 38.1%；基本缓解 17 例，占 30.9%；部分缓解 12 例，占 21.8%；无效 5 例，占 9%。总有效率为 90.8%。

四、讨论

肾病综合征是一组由多种病因、病理和临床疾病引起的临床综合征，并不能作为疾病的最后诊断。既然不是疾病的最后诊断，当然就不可能有针对性的治疗方法，这应该是十分明确的。肾脏病理学的发展已经能够对肾病综合征做出不同的病理诊断，但是由于病理诊断的不普及，疗效肯定的治疗方法缺乏，因而导致了临床上将肾病综合征作为一种疾病对待，激素治疗一统天下的局面。事实上应该说激素治疗肾病综合征已经有了比较明确的应用标准，即临床诊断的典型的肾病综合征，病理诊断的微小病变型，对激素一般是敏感的；若不能做肾穿刺的医院，可根据中医的辨证来判断，即辨证属于气虚型或阳虚型者，对激素一般是敏感的；而热毒、湿热、阴虚型，则往往对激素抵抗。

大量的研究已经证明，激素属于中医的阳热之品，热毒炽盛是激素抵抗的主要机理，所以对激素抵抗性肾病综合征的中医治疗以清热解毒凉血为主要治法，用五味消毒饮合犀角地黄汤为基本方，并根据兼证随症加减可获较好疗效。从临床实践看，气虚型和阳虚型肾病综合征对激素抵抗较少发生，所以益气温阳的治法运用机会不多。从而也提示我们，肾病综合征的治疗应加强中西医结合，互相取长补短，以最大限度地提高疗效，减少毒副作用。临床运用时可遵循以下规律：病理诊断符合微小病变型，中医辨证属于气虚或阳虚的肾病综合征，首选正规的激素治疗，并可根据辨证配合中医治疗；病理诊断不属于微小病变型，中医辨证属于热毒、阴虚、湿热的肾病综合征，首选中医辨证治疗。

五、典型病例

郝某，男，29 岁，河北省沙河市农民，1999 年 12 月 18 日就诊。

1999 年 5 月 6 日发病，高度浮肿，大量蛋白尿，曾在沙河、石家庄等医院住院，诊断为肾病综合征，经治缓解，于 7 月 3 日出院。8 月 1 日复发，在家治疗 2 个多月，10 月 6 日又去石家庄某医院住院 20 天，26 日出院。11 月 1

日到某部队医院住院，曾用强的松、阿赛松等，病情持续加重，医院下病危通知书，因钱已花光，失去治疗信心，于是 12 月 17 日出院，18 日家人将其抬到沙河市中医院就诊。

就诊时见高度浮肿，体重由病前 66 公斤增加至 90 公斤，大量蛋白尿，24 小时尿蛋白定量 6.8g，胆固醇 10.6mmol/L，血浆总蛋白 32g/L，白蛋白 15g/L，尿少，腹部和大腿皮肤绷裂，不断向外渗水，同时可见满面通红，痤疮感染，咽红而干，口干口苦，舌红绛苔黄，脉滑数。辨证为热毒炽盛，水瘀互结。治宜清热凉血解毒、活血利水，方用犀角地黄汤、五味消毒饮、当归芍药散合方加减。水牛角 30g（先煎），生地 15g，丹皮 10g，赤芍 15g，蒲公英 30g，金银花 15g，野菊花 15g，天葵子 10g，紫花地丁 10g，当归 12g，川芎 10g，白术 10g，茯苓 15g，泽泻 15g，怀牛膝 15g，车前子 15g（包），石韦 30g，白茅根 30g，白花蛇舌草 30g，丹参 30g，每天 1 剂，水煎服。同时服鲤鱼汤。2 天后开始利尿，1 周后水肿消退，能下床活动。坚持用上方治疗 1 个月，各项指标恢复正常，于 2000 年 1 月 24 日出院。出院后坚持门诊治疗 1 年多，随访至今，身体恢复良好。

第四章　糖尿病肾病的治疗经验

一、病机分析

糖尿病肾病，是糖尿病最复杂、治疗最困难的并发症。糖尿病肾病要兼顾糖尿病和肾病二者的基本病机。糖尿病的基本病机是肺、胃、肾三脏灼热伤阴，日久阴损及气，故临床上气阴两虚多见。糖尿病肾病的中医辨证亦以气阴两虚为主，因此，本虚标实、气阴两虚是糖尿病肾病的基本病机。但在临床上还应注意两个问题，一是气虚和阴虚的主次，二是病机的变化。下面分别介绍。

气阴两虚是一种复合证候，有的患者偏于气虚，有的患者偏于阴虚，有的患者气虚阴虚大致相等，临证时必须辨别清楚。糖尿病肾病的病机不是固定不变的，气阴两虚偏气虚者可以转化为脾肾气虚，甚至脾肾阳虚；气阴两虚偏阴虚者可转化为肝肾阴虚，甚至阴虚阳亢；气阴两虚本身也可转化为阴阳两虚。相反，原来的脾肾气虚和肝肾阴虚亦都可转化为气阴两虚。总之，辨证论治不可僵化，应注意疾病的动态变化规律。

此外，还应注意标实，常见的标实有有瘀血、水湿、浊邪等。

二、证治概要

（一）益气养阴

益气养阴是糖尿病肾病的基本治法，主要适应证是气阴两虚。患者有神疲乏力，气短自汗，舌淡齿痕等气虚症状；同时有手足心热，咽干口燥，渴喜饮水，大便干结等阴虚症状；有的患者出现口干口渴但饮水不多，手指足趾发凉而手足心热，大便先干后稀，舌红少苔，但舌体胖大有齿痕等气阴两虚的特有症状。气阴两虚大致相等者，可选用参芪地黄汤；偏气虚，可选用五子衍宗丸加参芪；偏阴虚，可选用大补元煎。

（二）健脾固肾

健脾固肾用于脾肾气虚者，可有气少乏力，纳少腹胀，四肢不温，腰膝酸软，夜尿清长，舌淡边有齿痕体胖大等。方用水陆二仙丹，芡实合剂（芡实、白术、茯苓、山药、黄精、菟丝子、金樱子、百合、枇杷叶），补中益气汤加金樱子、补骨脂、菟丝子等。

（三）温补脾肾

温补脾肾用于脾肾阳虚。症见：神疲乏力，畏寒肢冷，少气懒言，或有水肿，面色㿠白，腰背冷痛，口淡不渴，或有便溏，舌淡边有齿痕体胖嫩润等。可用真武汤加党参、黄芪、肉桂等。

（四）滋补肝肾

滋补肝肾用于肝肾阴虚。临床可见两目干涩，五心烦热，口干喜饮，腰酸腰痛，大便干结，舌红少苔等。方用归芍地黄汤、六味地黄汤合二至丸等。

（五）养阴平肝

养阴平肝用于阴虚阳亢者。在阴虚的基础上见有头痛、头胀、眩晕、耳鸣等。方用三甲复脉汤、杞菊地黄汤加天麻、钩藤、僵蚕等。

（六）阴阳双补

阴阳双补用于阴阳两虚者。患者既有阴虚表现，又有阳虚表现。方用桂附地黄汤、济生肾气汤、大补元煎加龟甲胶、鹿角胶、仙茅、淫羊藿之类。

（七）祛邪治标

由于糖尿病肾病还兼有邪实，所以治疗时还应兼顾治标。夹瘀血者，可见肢痛肢麻，月经色黯有块或有痛经、唇黯，舌黯或有瘀斑瘀点。可在扶正方中酌加丹参、鸡血藤、泽兰、桃仁、红花、川芎等。夹水湿者，临床表现有水肿，轻者仅下肢稍肿，可在扶正方中加牛膝、车前子、防己、赤小豆、冬瓜皮等；重者宜温阳利水，方如实脾饮、济生肾气汤，或健脾利水，方如防己黄芪汤合防己茯苓汤；利水方中加木香、槟榔、陈皮、沉香等理气药，有助消肿。夹湿浊者，湿浊上逆可致恶心呕吐、舌苔黄腻者，可在扶正方中加黄连、竹茹，甚者先清湿热，用黄连温胆汤、苏叶黄连汤，俟呕止后再予扶正；舌苔白腻者在扶正方中加陈皮、生姜、竹茹，甚则先化浊降逆，用小半夏加茯苓汤。如湿浊上逆而口中尿臭明显，可在扶正的基础上加大黄，或合并使用大黄灌肠。

在治疗糖尿病肾病时还应兼顾糖尿病本身的症状，如口渴明显者，可加花粉、石斛、麦冬、五味子之类；饥饿感明显者，加黄连、生地、知母、生石膏之类；有痈疽者，可加银花、蒲公英、野菊花、天葵子之类；尿多者，可合玉锁丹（生龙骨、茯苓、五倍子）或加覆盆子、金樱子；尿有酮体者，可加黄芩、黄连、黄柏之类。糖尿病能够被很好地控制，糖尿病肾病通过治疗亦能得以控制。

第五章　狼疮性肾病的治疗经验

狼疮性肾炎是系统性红斑狼疮的常见表现，也是最常见的继发性肾病，发病率高，病机复杂，治疗困难。时老治疗本病经验丰富，疗效显著，现予择要介绍。

一、病机分析

系统性红斑狼疮的病机大部分属于肝肾阴虚，热毒亢盛，而阴虚与热毒又互为因果，日久气阴两耗，气滞血瘀，瘀热内阻。狼疮性肾炎的表现亦与之相关，呈现正虚邪实，虚实夹杂，急性活动期以热毒炽盛为主，缓解期以脏腑虚损为主。

二、证治概要

急性活动期以清热解毒为主，兼顾气阴；缓解期则以扶正为主，兼顾祛邪。

（一）清热解毒

清热解毒用于急性活动期高热不退者。如出血倾向明显，见皮下瘀斑、衄血、尿血、舌质红绛，治宜清热凉血，方如犀角地黄汤合五味消毒饮加减。如神昏谵妄，可加安宫牛黄丸、紫雪丹之类；抽搐，加羚羊角粉、钩藤、全蝎之类；关节红肿疼痛，为有风湿，治宜清热祛风、通络利湿，可用宣痹汤加味（金银花、连翘、山栀子、杏仁、防己、滑石、薏苡仁、晚蚕沙、片姜黄、川牛膝、桑枝），或用四妙勇安汤加味（忍冬藤、当归、玄参、甘草、防己、牛膝、薏苡仁、丹参、鸡血藤）。

（二）滋养肝肾

滋养肝肾用于肝肾阴虚者。症见：两目干涩，手足心热，口干喜饮，大便干结，舌红少苔。方用归芍地黄汤加益母草、白茅根。如尿黄、尿热，或有血尿，加知母、黄柏、马鞭草、生侧柏叶，或用小蓟饮子；如兼有关节疼痛，加丹参、鸡血藤、牛膝、细辛；如兼头晕耳鸣，加僵蚕、菊花、灵磁石；如兼下肢轻度水肿，加牛膝、车前子、防已；如瘀血明显，唇黯舌紫，或舌有瘀斑瘀点，可加丹参、泽兰。

（三）健脾益肾

健脾益肾用于脾肾气虚。症见：全身乏力，四肢不温，腰膝酸软，足跟疼痛，纳少腹胀，大便稀溏，舌润体大或淡胖，边有齿痕等。如脾气虚损明显，可用补中益气汤或五味异功散加菟丝子、金樱子、补骨脂等；肾气虚损明显，可用五子衍宗丸加党参、黄芪；如脾虚水肿，治宜健脾利水，用防已黄芪汤合防已茯苓汤，或用春泽汤；兼瘀血，治宜健脾利水，佐以活血化瘀，用当归芍药散加牛膝、车前子；如脾肾阳虚明显，畏寒肢冷，水肿严重，偏脾阳虚，用实脾饮；偏肾阳虚，用真武汤加牛膝、车前子；若阳虚水肿兼有瘀血，治宜温阳利水，佐以活血化瘀，用当归芍药散加制附片、肉桂、牛膝、车前子。

（四）益气养阴

益气养阴用于缓解期以气阴两虚为主者。患者的表现既有气虚的证候，又有阴虚的证候，或有的患者见身恶风而手足心热、口干而饮水不多、大便先干后稀、舌淡齿痕而苔少干燥等气虚、阴虚交错的表现。方用参芪地黄汤、大补元煎。如兼有下肢轻度浮肿，可加牛膝、车前子；如兼有瘀血，可加丹参、泽兰；兼有心慌、心跳、气短，可合用生脉散；如兼有头晕、耳鸣、口黏、痰稠者，可加半夏、白术、天麻、泽泻；如兼有头晕、耳鸣、口不黏、无痰、苔不腻者，加枸杞子、菊花、僵蚕、钩藤等；如畏寒肢凉而手足心热，或上热下寒，呈阴阳两虚者，治宜阴阳两补，可用参芪桂附地黄汤加减，或用地黄饮子加减；有水肿可用济生肾气汤。

狼疮性肾炎多用激素治疗，中药有利于激素的撤减，维持量也较单纯用西药小，合并高血压者加活血利水中药有助于血压稳定。

附：狼疮性肾炎的中西医结合治疗

系统性红斑狼疮性肾炎简称狼性肾炎（LN），是临床常见的继发性肾脏损害。1895 年 Osier 首先指出系统性红斑狼疮（SLE）患者有一系列内脏器官受损的现象，其中包括肾炎。

SLE 的发病率为 5 ~ 50/10 万人。肾脏受累的发生率若根据临床表现，占

1/4～1/3；根据一般病理检查约占90%；根据电镜及免疫荧光检查，则几乎所有患者均有程度不等的肾脏病变。肾脏病变的程度直接影响SLE的预后。

一、西医的病因病理

（一）病因及发病原理

目前已公认本病是机体对内源性（自身）抗原所发生的免疫复合物性疾病，并伴有T细胞功能紊乱。本病患者血清中可查得多种抗自体组织成分的抗体，其中抗DNA抗体，尤其是抗双链DNA(天然DNA）抗体的作用较肯定，患者循环免疫复合物可分离成天然及单链DNA抗体及抗原；由患者肾小球上洗脱的免疫球蛋白抗体可与天然及单链DNA抗原结合。

1.体液免疫的变化：其中DNA和抗DNA抗体形成免疫复合物起主要作用。正常的人体组织细胞的DNA是怎么具有抗原性的？研究表明与某些触发因素有关。

（1）病毒触发因素：较多的研究证实本病与一种RNA病毒——C型病毒有关。C型病毒一方面可能损害组织细胞，使之释放出DNA具有抗原性；另一方面可能由于这种病毒具有逆转录酶，使病毒本身的RNA复制成DNA，而使人体产生的抗DNA抗体，既抗病毒复制产生的DNA，又抗人体DNA。此外，尚有淋巴脉络丛脑膜炎病毒、粘病毒与本病有关的报告。

（2）细菌内毒素及脂多糖触发因素：有人将细菌的脂多糖成分注入小鼠，观察到可促使小鼠组织的DNA向血循环释放，并具有分裂素的作用，促进B淋巴细胞活化，产生抗体，从而认为此类物质有促进DNA抗原抗体复合物生成的作用。

（3）自体组织破坏释放DNA：本病患者体内存在着淋巴细胞的细胞毒性抗体。此抗体与细胞的表面抗原结合后，使该细胞易于溶解、破坏或被吞噬细胞所吞噬，因此破坏的细胞中不断释放出DNA，成为抗原，在本病的持续发展中起了一定作用。或因本病时，免疫稳定功能失调（本病患者的胸腺皮质、髓质分化不良，胸腺功能不良），使抗体在发育过程中已产生的自我识别能力减弱或消失，使原已形成的“禁株”释放出来，成为抗原。此时虽无外界抗原的作用，亦可形成大量的自身抗体，形成自身免疫反应。中等分子量的可溶性DNA免疫复合物经过血液循环至肾脏（或其他脏器）而沉积于肾小球。近年的一些研究工作证明，DNA抗原可与肾小球相结合，作为“种植”的抗原可与循环中的相应抗体结合，于“原位”形成免疫复合物。免疫复合物通过第一和/或第二途径激活补体系统，引起一系列的炎症反应，导致局部组织坏死，血管内凝血及毛细血管通透性增加。

2.细胞免疫的变化：研究证实，患本病时抑制性T细胞的功能及数量下降。其原因是患者血清中存在着细胞毒抗体（抗淋巴细胞或胸腺细胞抗体），从而破坏T细胞。抑制性T细胞下降，一方面可直接减小对抗体形成的抑制，另一方面可能因释放淋巴因子以灭活辅助性T细胞的能力下降；而辅助性T细胞促进抗体产生的能力增加，总的使机体体液免疫（抗体生成）旺盛。有人认为，雌性动物的辅助性T细胞活性较高；亦有实验证明，雌性激素能防止免疫反应的发展，雌性激素能促进抗体产生。

3. 遗传因素的影响：本病患者中有相同疾病家族史者占0.4%~3.4%，以单卵或双卵双胎均发病者较多见。有研究表明，本病与人类同种异型特异性抗原——组织相容性抗原（HLA）的类型有关：约20%的患者具HLA，或HLA的一种；约12%的患者具有上述两种抗原。具有这两种抗原者，肾及脑的损害严重。

另有报告，6%的本病患者补体第二成分缺乏，而正常对照组仅1.2%缺欠。

（二）病理

本病肾脏的病理变化一般可分为系膜增殖性狼疮性肾炎、局灶增殖性狼疮性肾炎、弥漫增殖性狼疮性肾炎、膜性狼疮性肾炎、硬化性狼疮性肾炎、狼疮性间质性肾炎等。此外，肾小球硬化可以和上述各型并存，特别是与弥漫增殖型并存。亦有少数患者单纯表现为肾小球硬化。肾小管和间质常有相似病变。电镜除显示基膜普遍增厚、内皮增殖外，还可见电子致密物沉积，免疫荧光可见IgG、IgM、C_1q、Fib等沉积于系膜区、肾小球毛细血管壁和肾小管基膜上。

二、中医的病因病机

LN中医无相应的名称和系统论述。由于LN除具有肾脏表现外，肾外表现十分复杂，难以将其纳入中医一个或几个病种的辨证范畴。对于其病因病机，也只能以中医的理论为指导，以临床表现为依据进行分析。

本病的病因，内因多属素体虚弱，外因多与感受邪毒有关，其中正虚以阴虚最为重要，邪毒以热毒最为关键。临床观察表明，本病的患病率以女性为多，特别是好发于青春期及妊娠、哺乳期妇女，而女子属阴，多种生理活动，如月经、妊娠、哺乳等，均易伤及阴分，既病之后也以阴虚证候最为常见。因此，阴虚是本病的关键病机之一。当然，阴虚除体质因素外，还可能与过度劳累、七情内伤、房事不节等因素有关。此外，许多患者因日光曝晒后发病或病情恶化；发病之后又以热毒炽盛为突出表现，这是本病的发生与热毒有关的证据。至于阴虚火旺和热毒炽盛与肾脏损害如水肿、高血压、蛋白尿、血尿、肾功能减退等的关系，与其他原发性肾炎的机理大致相同，故不一一详述。

阴虚火旺与热毒炽盛，一为虚火，一为实热，二者同气相求，肆虐不已，戕害脏腑，损伤气血，且随病情的迁延，病机变化愈加复杂。本病急性期多表现为一派热毒炽盛之象；若病情没能得到及时有效的控制，则可由邪热伤阴而出现阴虚火旺之候；又由于邪热既可伤阴，复可耗气，故气阴两虚之证亦很常见；后期则常因久伤不愈，阴损及阳，致阳气衰微或阴阳两虚。

在本病的过程中，瘀血、痰浊、湿热、水湿等继发性病变亦属常见。本病导致血瘀的因素较多，如初期热毒炽盛，灼伤血脉，迫血妄行，致血溢脉外而为瘀血，症见皮肤红斑等；后期则常因阴虚，气阴两虚致瘀血。阴虚则血中津少，血液黏稠难行；气虚则推动无力，血行迟缓。其他如痰浊内阻、水湿内停等，均可阻滞血液运行而致瘀血。水湿、湿热、痰浊等都是水液代谢失调的病理产物。本病由于邪毒炽盛、脏腑受损、水液代谢的多个环节障碍，气化失司，致水湿内停，表现为水肿等；若邪热未去，阴虚未复，与水湿相合则成湿热；若邪热煎熬津液，则痰浊续生。

三、辨病

（一）全身表现

大部分狼疮肾炎的患者（约80%以上）均起病于全身SLE病变之后1～3年以内。少数患者则以肾脏受累为其首发临床表现，甚至有关狼疮的血液学检查亦阴性。个别患者出现LN后15年始有全身系统受累的表现。

LN的全身表现以发热、关节炎和皮损最为常见（出现率分别为87%、70%、68%），伴随受累的系统有肝脏（19%～40%）、心脏（约30%）、中枢神经系统（13%～20%）及造血器官等。有人观察到SLE累及肾脏时，常伴脱发、口腔溃疡，而关节炎的发生率较无肾脏受累者为低。

（二）肾脏表现

本病的表现与原发性肾炎类似，以程度不等的蛋白尿及镜下血尿多见，常伴管型尿（70%左右）及肾功能损害（约1/6患者于开始确诊本病即有肌酐清除率下降）。肾病综合征的出现率各组报告不一，为20%～60%。高血压与肾衰竭程度一致，常出现于本病晚期，成为影响预后的关键问题。

由于本病的病理过程是多样的，所以临床表现呈多种类型，预后亦各不相同。从临床表现看，本病大致可分为三型。

1. 轻型：占30%～50%，无症状，血压正常，无水肿，仅有尿常规检查异常，即尿蛋白阴性或少于（++），或1g/24h，常有镜下血尿，肾功能正常。病理改变多属系膜型或轻微病变型。此类患者预后良好，大多数患者肾脏病变不发展。

2. 肾病综合征型：约占20%。尿蛋白超过3g/24h，血浆白蛋白低于2.5g/dL，水肿，但血浆胆固醇常不高，并伴有高血压、镜下血尿，或肾功能损害，甚而衰竭。病理改变为弥漫增殖性或膜性肾炎。预后较差。

3. 慢性肾炎型：占35%～50%。虽无典型的肾病综合征表现，但亦有高血压，较多尿蛋白，尿沉渣中有大量红细胞及管型，肾功能受到损害以至肾衰竭。病理改变多属弥漫性增殖性病变。预后差。

此外，尚有临床隐匿型，即无肾脏受累的症状体征，尿常规检查亦阴性，但病理（尤以电镜及免疫荧光检查）阳性。少数呈急进型肾炎表现者，预后极差。

以上各种临床类型可以互相转化发展，并无绝对界线。

各型 LN 均可伴有淋巴细胞尿及肾小管功能改变，特别是远端肾小管功能的改变。国内曾经报告 44%病例存在不完全性远端肾小管性酸中毒。

（三）实验室检查

1. 约 80%的患者有中等度贫血，血小板减少，约 1/4 患者全血细胞减少。

2. 90%以上患者血沉明显增快。

3. 血浆白蛋白降低，可能与尿中蛋白丢失及肝脏合成能力下降有关。球蛋白显著增高，电泳呈 Y- 球蛋白明显增高。一些患者类风湿因子阳性，或呈混合性多株 IgG/IgM 冷球蛋白血症，均是免疫球蛋白增高的表现。

4. 血液抗核抗体或抗 DNA 抗体阳性。抗 Sm 抗体（抗 ENA 抗体）的阳性率为 20% ~ 30%，但特异性很强。免疫复合物（DNA、抗 DNA 复合物）可为阳性，狼疮细胞阳性（血白细胞受抗核抗体等致敏、破坏，释放出其细胞核，而细胞核又被多核白细胞吞噬所致）。

5. 血清总补体及 C_3、C_1q、C_4、C_2 均明显下降。

6. 血及尿纤维蛋白降解产物增高。

（四）西医辨证要点

1. 诊断要点

（1）已确诊为 SLE 时，如有尿液异常，结合高血压、水肿等临床肾损害表现和肾功能减退的实验室证据。即可成立 LN 的诊断。

（2）常规检查不能确诊者，应作特异性检查，如抗核抗体测定、补体测定、冷球蛋白测定、抗天然 DNA 抗体测定等。

（3）肾活检可以明确病理类型和与其他原因所致的肾炎鉴别。对无肾脏表现的 LN 可以早期诊断。

（4）对无肾外表现的狼疮肾炎患者，可采用非暴露部位外观正常的皮肤做活体组织检查，可发现真皮与上皮连接处有 IgG 和 / 或 IgM 和 / 或 C_3 等沉积，有利于早期诊断。

2. 活动性病变的诊断

（1）化验指标：①血中免疫球蛋白增高。②抗核抗体或抗 DNA 抗滴度升高，免疫复合物阳性，上述各项补体成分下降。③血及尿 FDP 增高。

（2）肾活检病理：①肾小球局灶性坏死。②细胞增生程度严重。③基膜铁丝圈样改变。④电镜发现内皮下及系膜区电子致密物沉积较多，核染色质碎片较多及苏木紫小体。⑤肾小球小动脉症。⑥广泛性间质性炎症。

非活动性病变的证据是纤维化、毛血管壁增厚、透明样变等。

3. 鉴别诊断：LN需与其他原因引起的肾病综合征、肾炎、肾性高血压、肾功能减退鉴别。

四、中医辨证

（一）常见证候及其表现特点

本病由于病机变化的复杂性，其证候表现亦是多种多样的，所以各地报告的辨证分型不尽一致。综合文献报告，结合临床观察，大致可分为以下几型。

1. 热毒炽盛：症见高热不退，出血倾向明显，如皮下瘀斑、衄血、尿血，烦渴饮冷，甚则神昏、谵语、抽搐，或见关节红肿疼痛，舌质红绛，脉洪大或数。本型多见于急性活动期。

2. 肝肾阴虚：症见两目干涩，手足心热，口干咽燥，发脱齿摇，腰膝酸软或疼痛，大便干结，或长期低热盗汗，舌红少苔，或阴虚火旺而见尿赤、尿热或血尿，或阴虚阳亢而见头晕耳鸣等。本型多见于亚急性期或慢性期。

3. 脾肾阳虚：症见全身乏力，畏寒肢冷，腰膝酸软，足跟疼痛，纳少腹胀，便溏尿清，或见明显水肿，舌体淡胖有齿痕。本型多见于慢性期。

4. 气阴两虚：既有倦怠乏力、少气懒言、恶风易感冒等气虚见证，又有低热盗汗、五心烦热、口燥咽干等阴虚见证，或可见畏寒而手足心热、口干而饮水不多、大便先干后稀等气虚、阴虚交错的表现。若气虚进一步发展则可出现阴阳两虚的表现。

（二）临床辨证注意点

1. 上述证候类型是LN的常见证型，可以单独出现，也可以相兼出现。除此以外，还可出现其他证候表现，当据证详辨。

2. 瘀血、湿热、水湿、痰浊等继发性病变常和以上证候相兼出现，应予注意。

五、西医治疗

（一）早期治疗的原则

早期治疗是取得较好疗效的关键。一般认为，应在临床表现很轻，甚至无明确临床表现时，仅根据病理改变或血液免疫学检查予以早期治疗。如已出现肾病综合征再进行治疗，则疗效明显受影响。

（二）免疫治疗

1. 肾上腺皮质激素：这类药物仍属本病首选的免疫抑制治疗药物。轻型者（病理改变呈轻微型或系膜病变者）无需大剂量治疗。临床表现较重（病理改变为弥漫性或局灶性增殖型）者，常需大剂量治疗，用强的松40～80mg/日，

3～6个月后逐渐减至最小维持量（一般不易撤光）。近年来又有人提倡冲击疗法，即在上述常规用药的基础上，加用甲基强的松龙静脉滴注，每天1g，共3天。可使临床症状迅速缓解，血液内的免疫复合物亦可转阴。长期应用大量激素，要注意预防继发性感染和心脏疾患（继发性冠状动脉疾患）。

2. 细胞毒类药物及代谢拮抗剂：常用的药物有环磷酰胺、盐酸氮芥、苯丁酸氮芥、6–巯基嘌呤等。本类药物与激素联合应用，不仅可减少激素用量，缩短疗程，从而减少激素的副作用，而且对病情较重（血肌酐＞2mg/dL时），单用激素无效时，联合使用本类药物可使病情缓解。有人观察认为，联合用药甚至有改善肾脏病理、改善肾功能的作用。从理论上看，环磷酰胺选择性地作用于B淋巴细胞抑制体液免疫，对本病尤为适宜。但有报告认为苯丁酸氮芥的疗效最好。

3. 左旋咪唑：根据本病抑制性T淋巴细胞功能低下的原理，可用左旋咪唑做免疫促进治疗。每天50mg，9天为1个疗程，间歇1～2周。

（三）血浆置换疗法

其目的在于去除血浆中抗原、抗体、免疫复合物及其他异常蛋白，清除炎症介质，并改善网状内皮系统的吞噬功能，从而控制病变的活动。可用于联合治疗、冲击治疗不能控制的弥漫性增殖性狼疮肾炎的活动期，肾功能急骤恶化时。近年有人报告用长期间断血浆置换疗法，以治疗慢性活动性狼疮肾炎，但其疗效尚难评价。

（四）透析及肾移植

用于肾衰竭的患者经透析后，临床症状改善，激素和细胞类药物用量减少者。近年有人报告指出，LN晚期肾衰竭患者经长期透析治疗后病情稳定，存活率提高，甚至有30%患者肾功能好转，可以中止透析治疗，但因患者有全身其他系统受累，故透析合并症较严重。LN肾移植已不乏报道，但移植肾有再发LN的可能性。

（五）肾功能进行性恶化的治疗

LN时肾功能恶化的原因可分为三大类：①因狼疮活动性病变所致，包括：弥漫性增殖性肾炎，坏死性血管炎、新月体性（急进型）肾炎；②因急性肾小管或间质合并性病变所致；③因肾小球硬化所致。对于第一种情况，应及时予以积极的激素冲击治疗，必要时行血浆置换，或可使病情得到控制、稳定，对于第二种情况应予相应的保守、支持治疗，预期肾功能可于数周内好转，盲目使用激素及细胞毒类物有害无益。对于第三种情况只有行长期透析或肾移植。

六、中医治疗

（一）清热解毒

本法用于热毒炽盛型，方用犀角地黄汤合五味消毒饮加减。如见神昏谵语等可用安宫牛黄丸、紫雪丹之类，抽搐可加羚角粉、钩藤、全蝎之类，关节红肿疼痛者可用宣痹汤加味（银花、连翘、山栀、杏仁、防己、滑石、苡仁、晚蚕沙、片姜黄、海桐皮、川牛膝、桑枝）。

（二）滋养肝肾

本法用于肝肾阴虚型，方如归芍地黄汤或杞菊地黄汤加益母草、白茅根等。若阴虚火旺而见尿热、血尿者，可用知柏地黄汤加马鞭草、生侧柏叶、大蓟、小蓟等；若阴虚阳亢而见头晕耳鸣等，可加僵蚕、菊花、灵磁石等。

（三）温补脾肾

本法用于脾肾阳虚型者。若无明显水肿，可以香砂六君子汤或补中益气汤加附片、肉桂、仙茅、仙灵脾等；若水肿明显，偏脾阳虚者以实脾饮为主加减；偏肾阳虚者以真武汤加牛膝、车前子等。若阳虚不明显，表现为脾肾气虚时，则当以益肾健脾为主；如脾气虚损明显，可以补中益气汤或异功散加金樱子、菟丝子、补骨脂等。若脾虚水肿，可以防已黄芪汤合防己茯苓汤，或用春泽汤；若肾气虚损明显，可用五子衍宗丸加党参、黄芪等。

（四）益气养阴

本法用于气阴两虚型者，方用参芪地黄汤或大补元煎加减。若见阴阳两虚者可用地黄饮子或参芪桂附地黄汤以双补阴阳。

此外，若有瘀血可加丹参、泽兰、益母草等，或酌加虫类药；如痰浊可加法夏、橘红、贝母、瓜蒌、胆南星、鲜竹沥等；如水肿可加牛膝、车前子、防己等；如湿热可配合三妙丸或三仁汤、黄芩滑石汤之类。

（五）其他治疗

1. 雷公藤：常用剂型有片、冲剂、糖浆，对部分病例有一定疗效。

2. 昆明山海棠片和雷公藤属同类制剂，对部分病例有效。

七、预防与护理

1. 要防止外邪的侵袭，如避免受凉、受湿和日光曝晒，以免诱发或加重病情。

2. 避免过度劳累，但应适当地参加体育活动，以增强体质。

3. 避免过度精神刺激。

4. 对服用激素的患者不可骤减，以防病情反复或恶化，同时要注意预防感染及其他副作用。

第六章　紫癜性肾炎的治疗经验

紫癜性肾炎是指过敏性紫癜引起的肾损害，临床表现除有皮肤紫癜、关节肿痛、腹痛便血外，主要为血尿和蛋白尿，多发生在皮肤紫癜后1个月内，有的可同时并见皮肤紫癜、腹痛，有的仅是无症状性尿异常，如蛋白丢失过多，亦可出现肾病综合征，如果血尿、蛋白尿长期存在，亦可伴有肾功能减退，最后导致慢性肾衰竭。

紫癜属于中医的斑疹，由于过敏性紫癜常因外感或过敏引起，所以中医认为，其病机是患者素有血热内蕴，外感风邪或食物有动风之品，风与热相互搏结，灼伤血络，迫血妄行，外溢肌肤，内迫胃肠，甚则及肾，故有皮肤紫癜，腹痛频作，甚则便血、尿血。如属虫咬后，局部红肿水泡，为虫毒浸淫所致。湿毒化热，阻于经络，气血循行不畅，迫血妄行，故亦可出现紫癜，甚则尿血。如寒邪外侵，内滞于血络，亦可发为紫癜，气不摄血而尿血。临床常按以下证型进行辨治，现予介绍。

一、风邪搏结

初起可有发热，微恶风寒，咽痛口渴，心烦，舌红苔薄黄等，继则风热伤络而有下肢紫癜，甚则血尿。治宜祛风清热，凉血散瘀。方用银翘汤加味（金银花、连翘、竹叶、生地、麦冬、丹皮、藕节、白茅根、生甘草）。如见腹痛便血，加白芍、生地榆；见血尿，加大蓟、小蓟、马鞭草、生侧柏。

二、热盛伤络

热毒炽盛，迫血妄行，损伤血络，出血较重。下肢可见大片紫癜，肉眼血尿明显，烦躁不安，口干喜凉饮，舌红绛。治宜清热解毒，凉血散瘀。方用犀角地黄汤加银花、连翘、玄参、茜草、白茅根之类。

三、肝肾阴虚

阴虚火旺，虚火伤络，亦可出现下肢紫癜及血尿，兼见手足心热，口干喜饮，大便干结，舌红少津。治宜滋养肝肾，凉血散瘀。方用小蓟饮子去木通，或用知柏地黄汤，或血府逐瘀汤加马鞭草、生侧柏叶、益母草、白茅根。

四、湿热内阻

湿热阻滞络脉，迫血妄行而致紫癜和血尿，兼见口苦口黏，口干不欲饮水，胸闷痞满，舌苔黄腻。治宜清热利湿，活血化瘀。方如三仁汤或四妙散加丹参、泽兰、马鞭草、生侧柏叶、赤芍、三七等。如有水肿，宜清热利水，佐以活血，方如大橘皮汤加丹参、泽兰、牛膝、车前子等。

五、寒凝血滞

素体阳虚，寒邪外侵，内滞络脉而致紫癜和血尿，兼见畏寒肢冷，神疲乏力，语声低怯，口淡不渴，舌体胖大而润。治宜温经散寒，活血化瘀。方用当归四逆汤合桂枝茯苓丸。如水肿明显，可温阳利水，佐以活血。方用真武汤合桂枝茯苓丸，或当归芍药散加制附片、肉桂、川牛膝、车前子。

六、脾气虚损

脾气虚弱，气不摄血，血溢脉外而成紫癜和血尿，同时可见气短乏力，食少懒言，心悸头晕，面色萎黄，舌淡有齿痕等。治宜益气健脾，活血摄血。方用归脾汤合桂枝茯苓丸；如兼阳虚，亦可加制附片、炮姜。水肿明显，可健脾利水，佐以活血，方如防己黄芪汤合防己茯苓汤和桂枝茯苓丸。

总之，紫癜性肾炎由于血尿较为突出，宜活血不宜止血，虽镜下血尿亦然。《先醒斋医学广笔记》提出治血二法，第一法即“宜行血不宜止血”“行血则血循经络，不止自止，止之则血凝，血凝则发热恶食，病曰痼矣”。唐容川的《血证论》提出通治血证之大纲有四，其中以消瘀为第二法，即“以去瘀为治血之要法”。即使由其他原因引起的出血，在治本的同时，也要适当配伍化瘀之品，以防止血留瘀，变生他患。所以，对紫癜性肾炎患者的治疗，着重扶正化瘀，或寓止血于化瘀之中，常获良效。

第七章　肾囊肿的治疗经验

肾囊肿中医无相应记载，亦无成形治法，有人根据“积聚”来探讨，而“积聚”属瘀；而还有人认为“巢囊痞块，属于痰证”，可见其病机与痰相关；此外，肾囊肿有水湿停聚的病机也是显而易见的。所以，抓住血瘀水停痰聚的病机，用活血利水的当归芍药散加白芥子等，可获效。《本草求真》记载，白芥子“能治胁下及皮里膜外之痰”，且可温经通络散结，可以认为是治疗肾囊肿的重要药物，值得进一步研究。

满某，男，60岁，1999年5月9日就诊。因腰部胀痛，下肢时肿，做肾脏B超发现左肾有一个8cm×4cm的囊肿，曾穿刺抽液800mL，但很快恢复到原来大小，就诊前一天到北京医科大学附属人民医院复查B超，仍为8cm×4cm。证候表现有腰部胀痛，头重，下肢沉重且轻度浮肿，饮食可，大便偏干，小便尚可，舌质黯红有瘀点，苔薄白腻，脉沉弦。尿常规正常，血肌酐198μmol/L，血压170/100mmHg。中医辨证为湿瘀互结，痰饮停聚。治宜活血利水化痰，方用当归芍药散加味，当归12g，川芎10g，赤芍15g，白术10g，茯苓15g，泽泻15g，怀牛膝15g，车前子15g（包煎），白芥子15g，水蛭6g，泽兰15g，每日1剂，水煎服，低盐低蛋白饮食。1个月后到原来的医院去复查肾脏B超，囊肿缩小为4cm×3cm，血压降至150/90mmHg，血肌酐降至120μmol/L，自觉症状消失。仍用上方隔日1剂，随访半年，病情稳定。

第八章　肾结核的中西医结合治疗

肾结核是全身性结核病的一部分，绝大多数继发于肺结核。据统计，全世界每年死于结核病者约300万人，其中肾结核致死者占3%～4%。据北京医科大学等的资料，肾结核在泌尿外科住院患者中占16.3%，居第一位。近年由于有效抗结核药物的问世和应用，诊治水平的提高，以及中西医结合治疗的运用，发病率正逐年下降，降至10%以下，住院人数少于肿瘤和尿石症，退居第三位。

肾结核属于中医的“肾痨”“淋证”“血尿”等病证范畴。中医文献中关于本病的记载甚早，甘肃省武威汉墓的医简中有“白水侯所奏治男子七疾方，精失……精少……囊下养湿、盈之黄汁，出行小便时难溺，赤黄泔白……膝胫寒，手足热，烦卧不安床……下常痛温，下溜旁急……有病如此，终古毋子”。隋代巢元方的《诸病源候论》中载有“肾痨者背难以俯仰，小便不利，色赤黄而有余沥，茎内痛”。

一、西医的病因病理

肾结核的原发病灶几乎都在肺内，偶见继发于骨关节结核、肠结核和全身性粟粒结核，所以肾结核是全身性结核的一部分。但目前临床上讨论的肾结核，指的是肾结核已成为全身的主要病灶，或是当时唯一病灶的病例。

结核杆菌主要经血行播散至肾脏引起继发感染。结核杆菌侵入肾脏，主要在肾小球的毛细血管丛中形成微结核病灶，呈多发性，几乎都在双侧肾皮质，其中大多数可全部愈合，无任何临床表现，亦不易被发觉。若患者抵抗力低下，则皮质结核病灶不能愈合，发展成肾髓质结核，即我们要讨论的临床肾结核，多为单侧性。病变进行性发展，肾乳头发生溃疡、坏死，病变蔓延到肾盏，形成空洞性溃疡，难以自行愈合。一般情况下，病变经直接蔓延淋巴管或肾盂扩散，累及全肾。若肾盏纤维化狭窄，可形成局限的闭合性脓肿。若肾盏结核性纤维化造成梗阻时，可使病变加速发展，形成无功能的结核性脓肾。结核病变扩展至肾周围时，可致结核性肾周围炎或肾周围寒性脓肿，至其破溃则成为结核性窦道。肾结核病变亦可侵犯肾蒂淋巴结，使肾蒂为结核性淋巴结所包裹。肾结核病灶亦可钙化，常从愈合中的结核病灶开始呈散在钙化灶，亦可使全肾成为弥漫性的钙化肾。钙化也可发生在肾周围组织及肾蒂淋巴结。肾结核钙化多发生在严重的病例，其钙化并不代表病变已经完全愈合，病灶内往往仍有活的结核杆菌。肾结核病变侵入肾盂后，结核杆菌可从黏膜表面、黏膜下层和尿内扩展至输尿管和膀胱。

输尿管结核亦可有干酪样坏死、纤维化和钙化，黏膜及肌层溃疡可扩展至输尿管周围组织。输尿管结核纤维化可致管腔狭窄，影响尿液引流，促进肾结核病变的发展，成为结核性肾积脓。临床上偶尔可见输尿管完全闭合，含有结核杆菌的尿不能进入膀胱，膀胱病变反见好转，此即所谓“自家肾切除”。

膀胱结核继发于肾结核，病变从输尿管开口处开始，初起时发红，炎症改变，以后疱状肉芽组织围绕输尿管口，管口不清或有深在溃疡，使输尿管口呈“洞状”，因同时有纤维化，引起输尿管狭窄并有回流。膀胱黏膜结核初见充血、散在浅黄色粟粒样结核结节，继而成片状溃疡。病变侵犯健侧输尿管口或末段输尿管时，使健侧肾的尿流发生障碍，形成肾输尿管积水。膀胱结核病变严重，广泛纤维化时，可形成挛缩性膀胱，容量常不足50mL。在这种情况下，多数有健侧输尿管的狭窄或“闭合不全”，从而引起肾积水。膀胱结核溃疡深在时，可穿透膀胱壁，形成膀胱阴道瘘或膀胱直肠瘘。

尿道结核可从膀胱结核蔓延引起，亦可因前列腺精囊结核形成空洞破坏后尿道所致。尿道结核纤维化，导致尿道狭窄，排尿困难，从而加剧肾脏的损害。

肾结核男性患者中50%～70%合并生殖系结核。男性生殖系结核虽然主要从前列腺和精囊开始，但临床上最明显的是附睾结核。在并发生殖系结核的肾结核患者中，约40%的患者附睾结核出现在肾结核之前或同时出现。

二、中医的病因病机

肾结核当属中医“肾痨”“淋证”“血尿”的范畴。其病因包括正虚、邪实两方面。正虚以肺肾虚弱为主，外邪主要是痨虫和湿热。病变重心表现在下焦肾与膀胱。若患者素体肺肾不足，则痨虫、湿热容易乘虚入侵，首客于肺，此即《内经》所谓“邪之所凑，其气必虚”。又由于肺属金，肾属水，在生理情况下，金能生水，既病，即可见母病传子，特别是在肾本不足的情况下，痨虫极易由肺及肾，侵入下焦，所以临床上肾结核几乎都继发于肺结核。痨虫湿热注于下焦，影响肾与膀胱的气化功能，故可见小便频急，淋沥涩痛等湿热淋痛之证；若湿热损伤血络，则可见血尿等证；若久郁不化，腐败气血还可见脓尿；湿热羁留，久则损阴分而呈阴虚内热；阴损及阳，则见阴阳俱虚，肾不主水，或见小便频数不禁，或见小便全无、水肿等。

三、辨病

（一）病史

有结核病史。

（二）临床表现

其临床表现取决于肾脏病变的范围及输尿管、膀胱继发结核的严重程度。

早期病变局限于肾皮质时无临床表现。病变侵犯髓质时成为临床肾结核，最早出现的症状是尿频，每日七八次或十余次，并同时有尿痛和尿急，此后出现血尿，多在排尿终了出现，即临床所谓“终末血尿”。偶有全程血尿，或因血块通过输尿管引起绞痛，或以血尿为初发症状者。所有患者均有脓尿，尿呈米泔样，或混有血丝而呈脓血尿。

晚期患者尿频极严重，甚者涓滴流出而呈失禁，双肾结核和肾结核对侧肾积水者常瘦弱，伴贫血、浮肿、食欲不振、恶心呕吐等慢性肾衰竭现象，亦有突然发生无尿者。仅少数患者感觉腰部疼痛，或发现肿物，此时已成为结核性肾积脓，并伴发热。

男性患者常合并附睾结核、阴囊寒性脓肿、窦道等。

（三）实验室检查

1. 尿检

尿一般呈酸性反应，这是肾结核的特点，但应是新鲜尿。尿中有蛋白、红细胞、白细胞。尿沉渣涂片抗酸染色在50%～70%的病例，可查出抗酸杆菌，清晨第一次尿的阳性率最高。作结核杆菌培养和豚鼠接种，阳性率可达90%，因肾结核的结核杆菌常间断、少量排出，故尿检应连续进行3次。进行结核杆菌培养时，应注意与非典型分枝杆菌区别。

2. X线和造影检查

泌尿系平片对肾结核诊断的价值较小。

泌尿系造影在肾实质破坏明显时才出现改变。早期肾乳头坏死表现为肾盏阴影边缘不光滑，如虫蛀状，肾盏失去杯形，严重时形成空洞。如肾盏颈部结核病变纤维化狭窄或完全堵塞时，可见空洞充盈不全或肾盏完全不显影。局限的结核性脓肿亦可使肾盏、肾盂变形，或出现压迹。如全肾广泛破坏时，排泄性泌尿系造影由于肾功能低下或完全丧失，表现为无功能，不能显示典型的结核性破坏病变。逆行性泌尿系造影有时能显示多数空洞性破坏阴影。输尿管结核溃疡或狭窄，在造影片上表现为输尿管僵直，虫蛀样边缘，管腔狭窄，有时尚可见输尿管钙化阴影。

3. 膀胱镜检查

膀胱镜检查早期可见黏膜充血水肿，浅黄色粟粒样结核结节，以三角及两侧输尿管显著。后期结核溃疡，膀胱镜检查充水时易出血，溃疡处肉芽组织可误诊为肿瘤，应取活组织检查以确诊。膀胱镜检查时，可向双侧输尿管插入导管直接引流两侧肾盂尿进行检查，包括尿常规、细菌培养和结核杆菌检查。膀胱容量过小（小于 100mL）或有严重膀胱刺激征者，应避免膀胱镜检查。

4. 其他检查

晚期肾结核患者，应查肾功能，水、电平衡是否紊乱，并注意全身其他器官有无结核病变。

此外，双肾结核，唯一肾结核和肾结核对侧肾积水时，都会因肾功能低下，造影时往往发现肾影像不清或完全不显影，但其治疗有原则性区别，应予鉴别。在临床上如果尿内有结核杆菌，排泄性泌尿系造影一侧肾正常，另侧肾“无功能”，则造影虽未显示典型的结核破坏，已有足够资料确定诊断和治疗，即切除“无功能”的病肾。

四、中医辨证

（一）常见证候及其特点

1. 膀胱湿热

症见小便频急，淋沥涩痛，尿黄，小腹拘急胀痛，腰酸胀，午后发热，口干，口苦，舌红苔黄腻，脉滑数等。本型多见于早期。

2. 阴虚内热

症见小便频数，短赤涩痛，形体消瘦，午后潮热，颧红面赤，五心烦热，口干舌红苔少，脉细数。本型多为中期阶段，湿热伤阴所致。

3. 热伤血络

症见小便频数涩痛，尿血明显，甚或夹有血块，腰痛不能转侧，窘迫难忍，痛引少腹。或可见尿如米泔水，或呈脓尿。

4. 阴阳俱虚

可见小便频急，量少或点滴不爽，腰部冷痛，形寒气怯，纳呆便溏，脉沉细无力。同时可有阴虚表现，多为病久阴损及阳所致。

（二）辨证注意事项

1. 肾结核的病机变化复杂，往往是正虚邪实并存、数种证候兼夹，所以临床辨证不可拘泥。

2. 应在动态中把握其变化规律，分清主次轻重，如湿热与阴虚、阴虚与阳虚等。

五、西医治疗

（一）药物治疗

1. 常用药物

常用的抗结核药有异烟肼、链霉素、利福平、卡那霉素、环丝氨酸、乙胺丁醇、乙硫异烟肼、吡嗪酰胺等。下面予以选择介绍。

（1）异烟肼：口服每次 100mg，每日 3 ~ 4 次，可服 2 年或更长时间，亦可肌注，或静脉点滴。异烟肼对结核杆菌具有杀灭作用，口服迅速为肠道吸收，能很快弥散到身体各组织和体液中，可渗入巨噬细胞，因而可杀死细胞内的结核杆菌。主要副作用有精神兴奋，感觉异常，周围神经炎等。用维生素 B_6 每日 50 ~ 100mg 即可防止副作用。

（2）链霉素：每日 1g，分 2 次肌注。2 ~ 3 个月后改为每周 2 次，每次 1g。肾功能不全者酌减用量。链霉素对结核杆菌有杀灭作用，肌注后很快达到有效浓度，主要在细胞外液，但可进入结核性空洞内。在 pH 为 7.8 时效果最好，pH 小于 6.0 时明显减弱疗效，因此常同时服用碳酸氢钠以提高 pH 值。该药毒副作用广泛而严重，特别是可损伤听神经而致聋，还可见过敏反应等，因而现已基本废弃不用。

（3）对氨水杨酸钠：口服，每日 8 ~ 12g，分 3 ~ 4 次服。亦可溶于葡萄糖液内配成3%～4%溶液，避光条件下5小时输完。该药对结核杆菌有抑制作用，疗效略逊于异烟肼和链霉素。口服后1～2h血中达到高峰，肾组织中浓度较高，但下降较快，故每日需服药3～4次。和异烟肼合用可提高疗效。该药最大的副作用是胃肠道刺激，可出现胃部不适、恶心，有时腹泻，与碳酸氢钠同服或餐时服可减轻。钾盐、钠盐比钙盐吸收好，肠溶膜制剂可减少胃刺激。长期服用可影响甲状腺对碘的吸收。服用6个月以上，如有甲状腺肿甚或黏液性水肿者，需同时服用甲状腺制剂，不用停药。

（4）利福平：每日600mg，分2次服。该药对结核杆菌有杀灭作用，作用与异烟肼相同，但与其他抗生素无交叉耐药性。与异烟肼、乙胺丁醇合用有协同作用。该药毒副作用较小。近有发现肝炎黄疸或血小板减少者，每月需查转氨酶和血小板计数。

（5）乙胺丁醇：每日600～1200mg，分3次或1次口服。该药对结核杆菌有抑制作用，可有效地治疗耐异烟肼、链霉素和对氨水杨酸钠者，与吡嗪酰胺、乙硫异烟肼合用效果好。主要毒副反应是视神经损害，表现为视力模糊，不能辨色，尤其是绿色。多在服药2个月后发生，但为可逆性，停药后可恢复。治疗中应定期作视野检查。

（6）吡嗪酰胺：每日1.5～2.0g，分3～4次口服。该药抗结核疗效好，特别是与异烟肼、利福平合用，被认为是最有效的方案。主要毒性反应是肝损害，可有黄疸、血转氨酶升高，偶可引起高尿酸血症。每6小时250mg以下毒性反应小但影响疗效。

2. 治疗原则及方案

（1）以联合用药和彻底治疗为原则

联合用药以杀灭耐药菌为目的。彻底治疗以药量充分、疗程足够为标准。实践证明疗程不得小于2年。治疗中应每月检查尿结核杆菌，连续半年阴性始为稳定转阴。

（2）基本方案

异烟肼：100mg，每日3～4次。

链霉素：1.0g，分2次肌注，1～3个月后改为每周2次。

对氨水杨酸钠：2～4g，每日3次。

配合碳酸氢钠：1.0g，每日3次。

许多人认为全部口服，即利福平＋异烟肼＋乙胺丁醇，疗效亦好。治疗3个月后，改为利福平＋乙胺丁醇或异烟肼＋利福平。也有人认为异烟肼＋利福平＋吡嗪酰胺为最有效方案。

首选三药治疗1年，尿转阴率77%，两年可达96%，耐药只占2%～3%。

（二）手术治疗

手术治疗前后均需配合药物治疗。肾切除术前需药物治疗1月，至少1周；保留肾组织的手术，如肾病灶清除术、肾部分切除术、肾并发症的修复术，另如输尿管梗阻的整形术、膀胱瘘修复等，术前需药物治疗3~6个月，术后应继续药物治疗1年以上。

1. 肾切除术

单侧肾被广泛破坏或已丧失功能，而对侧肾正常时将病肾切除。钙化肾无功能者应切除，如无症状也可在严密观察下必要时切除。

肾结核行肾切除术时，应将严重病变的输尿管切除，如下端梗阻并有积脓，应全长切除。肾切除后伤口不放引流，以减少窦道形成。

肾切除后，膀胱症状可延续很长时间，需在药物治疗下逐渐好转。膀胱结核病变较重者，治愈后容量缩小，尿频可较前更为严重。女性患者，肾切除术后至少两年内避免妊娠。

2. 肾病灶清除术

适应于闭合性结核性脓肿，与肾盏不相通，有无钙化均可手术。手术去除脓肿顶部，除去干酪样坏死组织和有结核病变的肾组织，局部放链霉素，伤口引流3~4日。在唯一肾而有结核性脓肿时，切开空洞减压和病灶清除可使受压周围组织恢复功能。

禁忌：病灶与肾盏相通或下尿路有梗阻者。

现在可在荧光屏观察或超声指导下穿刺排脓，代替病灶清除术。

3. 肾盂、输尿管狭窄整形术

结核病灶引流不畅可影响药物治疗效果，而药物治疗又可使病灶纤维化加重梗阻。对此，可在狭窄部位行整形手术。狭窄多在输尿管下端，可行输尿管膀胱吻合术。术后有时需定期扩张输尿管，每两周扩张1次。

4. 结核性膀胱阴道瘘或膀胱直肠瘘修补手术

必须在膀胱结核完全愈合的情况下进行。

六、中医治疗

中医治疗以辨证论治为主，但可结合现代药理研究资料，选用一些具有抗痨作用的药物。

（一）清热利湿

本法用于早期膀胱湿热，可选用八正散加减。常用药物有萹蓄、瞿麦、滑石、生甘草、车前子、淡竹叶、通草、金钱草、海金沙、金银花、生地、丹皮、石韦、夏枯草等。

（二）滋阴清热

本法用于阴虚内热，可选用知柏地黄丸加减。常用药物有：生地、丹皮、知母、黄柏、女贞子、旱莲草、山药、山萸肉、泽泻、茯苓、芦根、淡竹叶、通草、生甘草、百部等。

（三）清热凉血

本法用于热伤血络。可选用小蓟饮子加减。常用药有：小蓟、生蒲黄、酒炒大黄、桃仁、生地、生地榆、车前草、益母草、海金沙、蒲公英、栀子、黄柏等。甚者加三七、琥珀。若尿如米泔或脓尿者加萆薢、苡仁、石菖蒲以利湿泄浊。

（四）阴阳双补

本法用于阴阳俱虚，可选用《金匮》肾气丸或济生肾气丸加减。常用药物有：地黄、山药、山萸肉、丹皮、泽泻、茯苓、肉桂、制附片、车前子、牛膝、乌药、益智仁、益母草、萆薢等。

现代药理研究认为，百部、白及、蒲公英、黄芩、夏枯草、十大功劳叶、知母、石韦等有抗结核作用，可酌情选用。

七、预防与护理

肾结核的预防主要是肺结核的预防。不仅要防止肺结核的原发病灶，而且在已有肺结核时，应充分治疗，防止其蔓延及肾。肺结核和骨关节结核患者，要经常作尿结核杆菌检查，可早期发现无临床症状的肾结核。本病的护理应注意动静结合，保证营养。

第九章　慢性肾病合并感染的治疗经验

在慢性肾病的病程中，感染是最常见的并发症。慢性肾病病程中合并的感染，一是治疗困难，二是严重影响肾病的疗效和预后，属于肾病治疗中的疑难问题，应引起高度重视。我们在治疗过程有一些体会，或许可供大家参考，特介绍如下。

一、咽部感染

咽部感染是慢性肾病中的常见感染，反复发作，治疗困难，如果咽部感染不能控制，则肾病难以缓解。辨证运用下述两方，可获得满意疗效。

1. 银蒲玄麦甘桔汤

组成：银花 15g，蒲公英 30g，玄参 15g，麦冬 10g，生甘草 10g，桔梗 10g。

功效：滋养肺肾，解毒利咽。

运用：本方是从治疗咽炎的名方桔梗汤、玄麦甘桔汤结合慢性肾炎的病机特征演变而来。用于慢性肾病病程中咽炎反复发作，表现为咽红、咽干、咽痛者。以上方煎汤代茶饮。若因咽炎而致肾病复发或加重，可于方中加石韦 30g，白茅根 30g，芦根 30，白花蛇舌草 30g。

2. 加减竹叶石膏汤

组成：淡竹叶 9g，生石膏 30g，太子参 15g，法夏 9g，麦冬 15g，生甘草 6g，桔梗 6g，丹皮 9g，炒栀子 9g，益母草 30g，白茅根 30g。

功效：益气养阴，清热利咽。

运用：竹叶石膏汤为《伤寒论》方，原方主治“伤寒解后，虚羸少气”之证，以竹叶、石膏之辛寒以散余热，人参、甘草、麦冬、粳米之甘平以益肺安胃、补虚生津，半夏之辛温以豁痰止呕、去热而不损其真、导逆而能益其气，故广泛用于热病后气津两伤、余热未尽。本方去粳米，加桔梗、丹皮、栀子、益母草、白茅根，目的是加强清热凉血的作用，并有利咽之效。

慢性肾炎病程中有气阴两虚的表现而又反复咽痛，每因咽痛可使尿中蛋白、红细胞增多。本方用后可使咽痛不致反复发生，并可改善尿的变化。慢性肾炎合并外感的恢复期余热未尽者，亦可用本方治之，可使体温恢复正常，虚烦不寐、气逆欲呕等症消失。

二、肺部感染

慢性肾病合并肺部感染，对抗生素治疗的效果不好，感染不易控制。如果感染不能及时控制，会使病情变得复杂或恶化，特别是慢性肾衰竭患者，常常因此而肾功能急剧恶化，并可危及生命。对于肺部感染表现为痰热蕴肺者用加味杏仁滑石汤疗效肯定。

组成：杏仁 9g，滑石 15g，黄芩 9g，黄连 6g，橘红 9g，广郁金 9g，厚朴 9g，半夏 9g，通草 3g，贝母 9g，瓜蒌皮 15g。

功效：清肺、化痰、利湿。

运用：杏仁滑石汤为《温病条辨》中焦篇方，用于暑温伏暑，三焦均受，舌灰白，胸痞闷，潮热呕恶，烦渴自汗，汗出溺短者，以杏仁、滑石、通草宣肺利湿，厚朴苦温以泻湿满，橘皮化痰止呕，黄芩、黄连清热燥湿，郁金芳香而开闭，使湿热之邪一并而去。本方则在原方基础上加贝母、瓜蒌以加强化痰作用，使全方变为清肺化痰之剂。因痰热蕴肺，气机不畅，郁金、厚朴则可调理气机，开闭降气；因痰热结胸，呼吸不利，黄连、半夏、瓜蒌则辛开苦降，开结通闭；因湿热内阻，小便不利，滑石、通草淡渗利湿，通利水道；全方合而为清肺、化痰、利湿之剂。

本方用于慢性肾炎或慢性肾衰竭合并肺部感染，或外感风热，外感风寒化热，痰热蕴肺者。临床表现有发热，咳嗽，痰黄，胸痛，舌红苔黄腻，脉滑数等。

三、尿路感染

慢性肾病很容易合并尿路感染。急性期尿路感染除有发热，血象升高，尿中有红细胞、白细胞、上皮细胞等改变外，还有明显的尿频、尿急、尿痛、小便赤涩淋沥等尿路刺激征。中医属于“淋证”，治宜清利湿热、泻火通淋，方可用八正散（木通、车前子、萹蓄、瞿麦、生甘草、滑石、大黄、山栀）；如果用八正散效果不显著，可能与慢性肾病时人体正气不足有关，可改用导赤散合小柴胡汤。慢性期则尿路刺激征不明显，但尿化验还有红白细胞、上皮细胞等，同时伴有肾阴虚的表现，如腰膝酸软、五心烦热、舌质红苔根部黄腻、脉细数等，辨证属于阴虚湿热，治宜滋养肾阴与清利湿热并用，方如知柏地黄汤加萹蓄、瞿麦等。

四、化脓性感染

慢性肾病病程中化脓性感染也很常见，如化脓性扁桃体炎、痤疮感染、疖肿、疔毒等，特别是用激素时更容易发生。局部表现有红肿热痛，中医辨为热毒炽盛者，治宜清热解毒、凉血散血，方用五味消毒饮合犀角地黄汤加减，药物有蒲公英 30g，银花 15g，野菊花 15g，紫花地丁 10g，天葵子 15g，水牛角粉 6g（冲服），生地 15g，丹皮 10g，赤芍 15g，蚤休 10g。若有大便秘结者，加生大黄 10g（后下）。

五、各种感染发热

慢性肾病病程中各种感染导致的发热不退是常见而棘手的问题，西医抗感染治疗和中医常规辨证治疗效果不佳，可恒以小柴胡汤治疗，多可随手而瘥。用小柴胡汤时柴胡、黄芩用量宜大，柴胡可用 30～50g，黄芩可用 15～30g；人参必用，用量为 10g；小柴胡汤要求“去滓重煎”，可提高疗效。

小柴胡汤是《伤寒论》中少阳病的主方。少阳病是伤寒的一个病理阶段。其本质特征是正气已显不足，正邪双方都呈衰减之势，正邪分争，相持不下。其中正气已显不足是矛盾的主要方面，我们可从《伤寒论》中找到以下依据：①第 96 条中小柴胡汤第一个主证是“往来寒热”；②第 97 条明确指出患者的体质状态是“血弱气尽，腠理开，邪气因入，与正气相搏，结于胁下，正邪分争，往来寒热”；③小柴胡汤中用了人参，甘草，大枣，显然是为了扶助正气；④第 265 条谓“伤寒脉弦细，头痛发热者，属少阳”，其中弦属少阳，细为正气不足；⑤热入血室治从少阳，用小柴胡汤，而热入血室的特定时期是妇人经水适来适断，妇人经期的体质状态当与“血弱气尽”同类。

慢性肾病属于大病久病，气血必虚，所以慢性肾病的病机为“本虚标实”在学术界已经形成共识。因此，慢性肾病病程中的感染发热与少阳病的发热类似，须用小柴胡汤治疗。

第十章　免疫抑制剂毒副作用的防治

免疫抑制剂主要包括肾上腺皮质激素和细胞毒类药物。从 20 世纪 50 年代开始运用，20 世纪 70 年代广泛用于肾小球疾病的治疗。在肾小球疾病的发病机理中，免疫学机理占有重要地位，所以，免疫抑制剂的应用使肾小球疾病的疗效大为改观，特别是对微小病变型肾病。但是，免疫抑制剂的毒副作用多而严重，特别是长期大量使用，更使其毒副作用显露无遗。因此，引起了广大学者的高度重视。掌握其预防和治疗的方法刻不容缓。在免疫抑制剂中，肾上腺皮质激素和细胞毒类药物在作用机理上不同，毒副作用的表现也不同，临床上应区别对待。经过比较长期的研究，学术界形成了比较一致的认识，肾上腺皮质激素相当于中医的温阳之品，容易助热伤阴；细胞毒类药物相当于中医的寒凉之品，容易损伤人体的阳气。现就中医防治的情况予以综述。

一、发病机理

对于其发病机理，目前认识已趋一致。激素类药物相当于中医的“纯阳”之品，时振声氏认为，超生理剂量的外源性激素进入体内，有助下焦相火之势，使患者出现一派阴虚阳亢的表现；而撤减或停用激素时，乃造成人体真阳不足而呈现阳虚之象。李恩认为，激素可看成纯阳之品，乃“阳胜耗阴”和“阳强不能密”，影响阴精不能内敛而发挥其滋阴作用而造成肾阴虚，当停减时则造成肾阳的亏损 . 在整个激素使用的过程中，体内阴阳由于激素“纯阳”的影响而发生消长、转化，呈肾阴虚——肾阳虚——肾阴阳俱虚的过程。邹云翔氏则认为，服用激素之后，人体升降出入机能紊乱；初伤气分致气机怫郁阻滞；久延血分致气滞血瘀，变气血精微为湿浊痰瘀，阻于脏腑脉络肌腠而成病。

细胞毒类免疫抑制剂主要损伤人体的阳气。时氏认为，环磷酰胺，氮芥，哌替唑等，可损伤肾阳，使阳虚表现明显。而李氏和陆氏则认为其还可伤及血分致血虚或气血亏虚。熊氏则认为，环磷酰胺先损脾胃阳气和肝血，致肝胃不和，后又出现阴虚，呈现以肾为主的气阴两虚之证。

以上是免疫抑制剂毒副作用的基本病机，其具体病机随个体差异而复杂纷繁，如体质、年龄、病程、剂量、阶段、病理类型等都可影响其变化。

二、防治方法

（一）激素类

1. 分型防治

分阶段进行辨证论治是其主流。时氏积多年的研治经验将其分三阶段论治。大剂量激素诱导缓解阶段多表现以阴虚为主，阴虚阳亢者（以柯兴氏综合征为其典型表现）宜滋阴清热，方用知柏地黄汤加甘草，重用生地，或用滋肾汤（益母草、白茅根、生地、白芍、当归、川芎、五味子、牛膝、女贞子、旱莲草、黄柏、苍术），不宜多用苦寒之品；阴虚热毒者如肺炎、腹膜炎、丹毒等，宜养阴清热、解毒活血，或清热利湿解毒，方用五味消毒饮加生地、玄参、知母、生甘草、牛膝、丹皮，或用龙胆泻肝汤加味。激素减量过程中，常表现为脾肾阳虚，治宜温补脾肾，方如实脾饮、真武汤、右归饮等。激素减至最小维持量或停用时，以阴阳两虚最常见，治宜双补阴阳，方如桂附地黄汤，济生肾气汤，二仙汤加生地、白芍等。赵氏在激素开始阶段分为脾肾阳虚、肝肾阴虚二型，并佐以清热解毒、活血化瘀之品；激素撤减阶段则以益气补肾为主，药如黄芪、党参、仙茅、仙灵脾、巴戟天、锁阳、菟丝子等。朱氏在开始阶段分为脾虚型、肾虚型、脾肾两虚型、肝肾阴虚型，湿热及气阴两虚型进行治疗，撤减阶段根据阴虚或阳虚而分别选用六味地黄丸和金匮肾气丸。彭氏认为，初期治宜滋阴降火、健脾益气，方用左归饮加味；后期治宜滋阴助阳、补肾益气，方用右归饮加味；若见小便少且涩者，治以补肾活血、化气利尿，方用济生肾气丸加味；若蛋白尿不消者，治宜益气养阴，方用益肾冲剂（黄芪、生熟地、益母草、雷公藤）。杨氏将肾病使用激素后出现的颜面肢体浮肿、头晕心烦、痤疮等副作用辨为瘀胀证，分 4 型。热毒型宜清热解毒，药如黄芩、黄连、黄柏、栀子、金银花、玄参、蒲公英、紫花地丁、当归、大黄、陈皮、甘草；阴虚型宜滋阴凉血，药如生地、熟地、茯苓、泽泻、女贞子、川断、肉苁蓉、枸杞子、车前子、白茅根、怀牛膝、甘草；血瘀型宜活血化瘀，药如当归、桃仁、红花、丹参、茯苓、陈皮、生白术、益母草；脾虚气滞型宜健脾理气利水，药如党参、生白术、苍术、茯苓、木香、泽泻、炒山楂、炒麦芽、炒神曲、车前子、甘草。曹氏观察了肾病综合征激素治疗前后证型的变化，当用激素 1 个月后患者多表现为肝肾阴虚和湿热蕴结型，随着逐渐减量至 3 个月后多为瘀血阻滞型、肝肾阴虚及脾胃阳虚型。故应根据不同时期进行辨证施治，治疗阴虚阳亢时以滋阴补肾为主，治疗阴盛阳虚时以温补肾阳为主，后期应注意活血化瘀。此外，朱氏分阴虚、阳虚二型，随证加减治疗。李氏以温补脾肾、固涩阴精和活血化瘀、运行气血两法进行治疗。

2. 固定方防治

邹氏创疏滞泄浊法用于激素治疗呈“柯兴氏征”见全身倦怠无力、胃纳减退、腹部及大腿内侧常有紫纹、闭经、皮里膜外水液滞留者，方用越鞠丸加减。方药：制苍术、生苡米、香附、神曲、郁金、合欢皮、法半夏、陈皮、当归、红花、川芎、桃仁、茯苓、芦根等；汗多加糯稻根，多痰加橘络、冬瓜仁，腹胀加木香、佛手、香橼皮，口干加石斛、花粉，气虚加党参、黄芪、大枣，腰痛加川断、桑寄生、功劳叶。魏氏用防己地黄汤（生地 30g，防己 15g，桂枝、防风各 10g，甘草 6g）治疗肾病用激素后致营血郁热、湿瘀壅滞，表现为体胖、舌红、脉滑、尿黄者，特别对激素所致瘀血证效果可靠，并可随证加减。王氏用六味地黄丸与激素合用，不仅可防止其副作用，而且可提高疗效。孙氏用肾病汤（六味地黄丸去萸肉加味）合强的松治疗 13 例难治性肾病，均未出现柯兴氏征，而对照组 12 例全部出现了柯兴氏征。朱氏治疗肾病综合征用蛇莲合剂（蛇毒、半枝莲、干地黄、生黄芪、丹参、川芎、红花、当归、牛膝、三棱、焦白术、陈皮、甘草）合用强的松。李氏则以黄芪、党参、白术、苦参、茯苓皮、熟地、山药、桑寄生、川加皮、益母草、丹参、山萸肉、杜仲为基本方加减配合强的松治疗肾病综合征。黄氏治疗慢性肾炎用强的松合用党参、黄芪、白术、补骨脂、白茅根为基本方随证加减。以上方剂都认为可防治激素的副作用，提高疗效。有人专为撤减激素而用强肾汤（党参、黄芪、生熟地、仙灵脾、巴戟肉、菟丝子、黄精、山萸肉、山药、炙甘草），在撤减激素的过程中，温阳之品渐加量，激素隔日上午 8 时顿服，中药与之交替服，效果甚好。

（二）细胞毒类药物

细胞毒类药物治疗慢性肾炎的毒副作用也是十分明显的，但是中医防治的文献报道不多。熊氏报道，环磷酰胺的毒副作用先后出现为胃部不适，白细胞下降，肝功能损害，脱发。中医辨证分为两型。气阴两虚型用黄芪 30g，云苓、扁豆各 15g，白术、砂仁、防己、当归、陈皮各 12g，苡仁 25g，柴胡、桂枝、白芍各 10g；气血两虚型用黄芪 20g，太子参、熟地、沙参各 12g，玉竹、山药、麦冬、白芍各 15g，山萸肉、丹皮、当归各 10g。上述方药随证加减。用药后与对照组比较，环磷酰胺毒副作用的发生率显著下降，缓解率明显上升，具有统计学意义。时氏认为在激素撤减过程中加用细胞毒类药物，常可加重阳虚表现，也比其他类型更易感染，治疗当用右归饮、二仙汤加减；若出现感染可用五味消毒饮；若单用细胞毒类药物则易出现白细胞下降，造血功能不足，多表现为气血双亏，治宜补益气血，方如八珍汤之类。陆氏则认为，在应用环磷酰胺时适当加用当归、鸡血藤、首乌、桑椹子、淫羊藿等养血补肾药物，似对生殖功能减退及脱发有一定的预防作用。

此外，为了对抗激素所致的副作用，许多学者进行了大量的研究。赵氏等的研究表明，电针双侧肾俞穴 15 分钟，可以有效地拮抗外源性激素对下丘脑－垂体－肾上腺皮质（HPA）轴的反馈性抑制。吴氏等研究认为，电针足三里穴以预防激素所致的肾上腺皮质功能减退和结构改变。沈氏和杨氏等研究认为，滋阴药（生地、知母、甘草等）和温阳药（附子、肉桂、肉苁蓉、补骨脂、仙灵脾、菟丝子等）在一定程度上可对抗激素对肾上腺皮质的抑制，使皮质的萎缩程度明显减轻，还认为短程大剂量或长期大剂量时配滋阴降火药，长期中小剂量及减量时配用温阳药为好；滋阴药在早期应用，温阳药在后期应用。国外学者的研究认为，柴胡剂和活血化瘀药可抑制类固醇激素的副作用，特别以柴胡剂的使用频率最高。这些经验均可作为我们治疗肾病激素毒副作用时的参考。

第三部分
慢性肾衰竭

慢性肾衰竭（CRF）是肾病学科最重大的研究课题，由于可以导致 CRF 的疾病不断增加，如高血压、糖尿病等，CRF 的发病率也不断攀升。CRF 不仅发病率高，而且治疗困难，费用昂贵，成为消耗医疗资源最多的疾病之一。西医的透析和肾脏移植解决了患者的生存问题，中医的治疗使患者的生存质量大为提高。探索 CRF 的中医和中西医结合治疗意义重大。本部分主要根据我研究治疗 CRF 所涉及的方面进行论述，关于 CRF 的系统知识请参考相关专著。

第一章　中医治疗慢性肾衰竭应注意的问题

慢性肾衰竭（CRF）属于世界性的难治病。之所以难治，关键在于其复杂，致病原因复杂，发病机理复杂，临床表现复杂，发展变化也复杂。对于复杂性的难治病，如何发挥中医的优势，突出中医的特色，就显得格外重要。下面就我10多年来专门研究CRF的一些体会，和大家探讨中医治疗的有关问题。

一、治疗思路

前已述及，CRF属于复杂性的难治病，所谓复杂，是指没有明确单一的病因，没有主导病机，因而不可能找到特效药物。国家中医药管理局规定，对于重大疾病的防治研究，不再受理“×方（或×药）治疗×病的研究”之类的课题，而是要求提出具有中医特色的防治体系或方案。正是基于这种考虑，我于1989年提出了慢性肾衰竭的“整体功能代偿疗法”，并得到了我国中医肾病学科的创始人、我的博士导师时振声教授的肯定与支持。“整体功能代偿疗法”是根据中医的整体观念、脏腑相关学说、治未病理论和西医的代偿理论提出来的。其核心是将CRF时肾脏自身的功能代偿扩展至脏腑间整体的功能代偿。既往的研究表明，肾脏具有强大的代偿能力，当动物切除一侧肾脏后，对侧肾脏很快增大，最后达到能代偿两侧肾脏的功能，动物得以健康生存；临床上也常见肾功能丧失50%时，人体的排泄和调节尚可，血Cr、BUN多在正常范围，患者可无临床症状。基于上述理由，保护残存的肾单位及其代偿能力就成了治疗CRF的重要目的，由于CRF的不可逆性和进行性，其目的始终难以达到。如果根据中医的整体观念和脏腑相关学说，就可以将肾脏自身的功能代偿扩展成脏腑间整体的功能代偿。用中医的理论对CRF进行分析，其所影响的生理功能主要是人体的气化功能，即水液代谢和分清泌浊的功能。

CRF 就是人体的气化功能逐渐减退乃至衰竭的过程。而气化功能不仅与肾有关，实则所有的脏腑都参与，除肾以外，脾的运化升清，肺的宣发肃降、通调水道等，都是人体气化功能的重要组成部分。所以 CRF 时，不仅肾脏会对丧失的气化功能进行代偿，所有的脏腑都有可能对气化功能进行代偿。如 CRF 时患者的汗液、消化液中肌酐、尿素氮等代谢废物的含量明显增高，按照中医的理论，这是肺和脾对肾功能的代偿，因为肺合皮毛、主宣发、司汗孔开合，脾主肠胃、主运化。慢性肾衰竭的“整体功能代偿疗法”就是研究 CRF 时各脏腑参与代偿的规律及增强各脏腑代偿能力的具体措施。经过 10 多年的努力，“整体功能代偿疗法”已经成为较完备的治疗 CRF 的新体系，我们用这一体系治疗患者万余人，获得较好疗效，这一课题已通过了由杨牧祥、赵玉庸、吕仁和等著名肾病学专家组成的科技成果鉴定委员会的鉴定。

另外，我还提出了“化毒疗法”。CRF 时代谢废物排泄障碍，并由此产生自身中毒症状，那么如何解决代谢废物就是治疗的核心问题。其解决途径有三：第一，是减少其产生，沿着这条思路学术界提出了营养疗法，如必需氨基酸疗法、α- 酮酸疗法等；第二是促进其排泄，这是现在最常用的方法；第三是促使其转化，即“化毒疗法”。CRF 时代谢废物的潴留，按照中医的理论分析，相当于湿浊毒邪。对于湿浊毒邪，中医以化解为其主要治法。所谓“化毒”显然与排毒、祛毒有区别，其目的在于使之转化、分化，改变其性质，消除其毒性。现在的有些研究资料或许对我们有所启发。有研究认为，大黄及大黄鞣质能降低正常大鼠 BUN，影响血浆游离氨基酸谱，抑制肝脏和肾脏合成尿素，降低血氨，增强谷氨酰胺合成酶的活性，从而促进机体氮质的再利用过程，降低血中甲基胍和胍基琥珀酸水平，改善氨基酸组成比例，纠正低钙高磷血症，从而达到降低 BUN 和缓解尿毒症症状的目的。南京军区总院也曾报道，用大黄对 CRF 的治疗作用，不仅仅是其泻下作用，也不是简单地抑制尿素合成，而是使机体的蛋白质及脂质代谢趋于好转。这种促进物质代谢好转，促进氮质再利用的过程似乎与中医所说的“化毒”作用相仿。至此，起码我们可以得出这样的结论，即大黄治疗 CRF 至少存在两种机理：其一是促进代谢废物的排泄，即发挥其泻下祛毒的作用；其二是有促进代谢废物分解、转化的作用，即“化毒”作用。因为我们的临床经验和许多研究都表明，对一些并无可下之症的 CRF 患者也可用大黄，而且用了以后并不一定出现泻下反应，但同样有治疗作用。那么，我们应该有理由将大黄作为一种“化毒”药进行治疗 CRF 的进一步研究。当然，仅仅研究大黄是不够的，更重要的是在这一思想的指引下，按照中医的理论去寻找有效的“化毒”药。既然 CRF 时代谢废物的潴留主要相当于“湿浊毒邪”，那么从“化浊法”去探讨则是顺理成章的。根据这一思路，我们进行了临床研究，选用一些化浊药物，如法半夏、淡竹茹、荷叶、茵陈、厚朴花、扁豆花等，并根据治疗 CRF 的综合思路研制成“益肾化毒排毒胶囊”，取得很好的疗效，部分已经透析的患者经治疗可不用透析。

二、扶正与排毒

CRF 的关键是肾脏的结构破坏，功能丧失，导致有毒的代谢废物潴留。中医认为，CRF 的基本病机是本虚标实，本虚指的是脏腑虚损，特别是肾脾虚损；标实指的是脏腑虚损，气化功能障碍，浊邪内留。所以，CRF 的治则应该是扶正与泄浊排毒并重。能否准确、适度、辨证的运用扶正和泄浊排毒的方法，是反应肾科医生水平的标尺。现在用大黄，用泻法，几乎成了治疗 CRF 的法宝，很多医生一味追求降低 Cr、BUN，用泻法为主，初用有效，久用则不仅无效，反而会使患者的体质更加虚弱，病情更加复杂。根据我的体会，如果患者有明显的恶心呕吐、大便秘结，则应以通腑泄浊以治其标；若大便通畅，呕吐停止，则应以扶正为主，兼以化毒排毒降浊。虽然湿浊内留是 CRF 的核心问题，但中医认为，湿浊内留源于脏腑虚损，只有脏腑强壮，才能发挥化毒排毒降浊的作用。另外，扶助正气，增强脏腑功能，还可以提高人体对尿毒症毒素的耐受能力，提高患者的生存质量。我们在临床上经常可以见到，有些患者虽然 Cr、BUN 很高，但患者体质状态较好，并无太多临床症状，生存质量尚可；相反有些患者 Cr、BUN 并不太高，但患者体质状态较差，临床症状很多，生存质量很差。我们可以打一个浅显的比喻，有的地方河流很大，但堤坝很高，所以不会发生洪灾；有的地方河流并不很大，但堤坝不高，也可以造成洪灾。我曾经治疗一位患者，血 Cr 超过 9mg，西医院必须让其透析，否则不给治疗；找其他中医治疗则以泻下为主，最后患者被泻的大便失禁，不能活动。后来找我治疗，改用扶正为主的治法，血 Cr 反而下降到 7mg，重要的是患者大便恢复正常，体质增强，不仅生活自理，而且每天还可以跳舞 1～2 小时。可见，即使是排毒，也不能完全依赖于强制性的泻下，而应以恢复人体正气，增强人体的气化功能为目的，气化功能增强，浊毒的排泄自然增加。所以，《内经》认为“化不可代，时不可速”。化不可代，指的是中医治疗不能靠包办代替；时不可速，指的是不可拔苗助长，否则往往欲速则不达。

三、关于疗效判断

由于 CRF 属于复杂性的难治病，所以对于治疗目标和疗效判断都要实事求是，否则就会陷入被动。经常有医生跟我说，治疗 CRF 要是 Cr、BUN 不下降，患者就会对医生不信任，医生自己也会失去信心。其实对CRF的疗效判断应该是动态的、综合的，不能只以Cr、BUN的下降为标准。CRF时，Cr、BUN的上升是肯定的，经过治疗，下降是疗效；上升的慢也是疗效；虽然上升，但患者症状改善，生存质量提高，也是疗效。这只是一个认识问题，但这种认识必须来源于对CRF的透彻了解和大量的临床实践。肾科医生没有获得这种认识，就会对许多患者的治疗失去信心；肾科医生不能让患者获得这种认识，许多患者就会放弃治疗。从此也可以看出治疗CRF的复杂性。

第二章　慢性肾衰竭的整体功能代偿疗法

慢性肾衰竭（CRF）是各种肾脏疾病晚期的严重综合征。虽然疾病的关键是肾脏的结构被破坏，功能丧失，但是其对全身的影响是广泛而深重的，因而也是不可忽略的。既往对 CRF 的治疗研究过分集中在肾，忽略了整体，更忽略了整体的功能代偿，没有以积极的态度调治其他脏腑，以恢复和增强其他脏腑的功能，使其他脏腑能尽可能多的对丧失的肾功能进行代偿。肾病治肾当然是无比重要的，而单纯治肾的疗效却强烈提示我们，CRF 仅仅治肾是不够的。我们根据中医的整体观念、脏腑相关学说、治未病理论和西医的代偿理论提出了慢性肾衰竭的“整体功能代偿疗法”。这是一种新的治疗体系，突破了以前被动地分型论治的思维定势，而是根据 CRF 的发展变化规律及与全身各脏腑的关系，以更加积极的态度调治相关的脏腑，增强各脏腑自身的功能和对肾功能进行代偿的能力。

一、理论基础

“整体功能代偿疗法”是根据中医的整体观念、脏腑相关学说、治未病理论和西医的代偿理论提出来的。现代科学的研究证明，一旦生物体受到伤害和病损，其受损部分的功能则可由健存部分代偿，使生命活动得以继续，病损部分得以修复。肾脏的代偿能力也很强大，如动物切除一侧肾脏后，对侧肾脏很快增大，最后达到能代偿两肾的功能，动物得以健康生存。临床上亦常见，当肾单位减少 50% 时，肾脏的排泄和调节功能尚好，血 Cr、BUN 多在正常范围，患者可无临床症状。基于上述理论，西医学将保护残存的肾单位，维护肾脏的代偿功能作为治疗的重要目的。然而，由于肾脏本身的代偿能力毕竟是有限的，且慢性实质性肾脏损害又是不可逆转的，所以，肾脏自身的代偿功能终将难以保存。如果运用中医的整体观念和脏腑相关学说，将慢性肾衰竭时肾脏自身的代偿扩展至脏腑间的整体功能代偿，会使我们的视野顿显开阔。中医学认为，人体是一个以五脏为核心的有机整体，任何生理功能的实现都是各脏腑协调配合的结果。虽然五脏功能各有所主，但绝不是孤立的，只不过是不同脏腑对不同的生理功能有主次先后的差异而已。如人体水液代谢的功能，几乎全身各脏腑都参与其间。肺主宣发津液，主肃降，通调水道，主行水，为水之上源；脾主运化升清，主统摄，是水液代谢的枢纽；肾为水脏，具有主持水液的功能，肾脏的气化功能是水液代谢的原动力；肝主疏泄，调畅一身之气机，而气机的调畅是水液代谢的必要条件，所谓“气行则水行，气滞则水停”，正是对肝脏参与水液代谢的中肯描述；心主血脉，而血液的运行正常与否常可影响水液代谢，再则心火可下助肾阳以增强其气化功能，维持水液代谢的正常进行。从发病学的角度而言，任何一脏的病变都可影响水液代谢。反言之，如果因某一脏腑的功能障碍导致水液代谢失常时，其他脏腑则增强其功能替代病损脏腑丧失的功能，以维持水液代谢的进行，这就是人体的自我调节功能，即代偿。又如肝脏，除了主疏泄、调畅气机的功能外，还具有藏血、调节血量、调节情志、助脾运化、调节水液代谢、调节性功能及生殖活动、营养耳目及筋膜等功能。因此，肝脏的病变有可能影响机体所有与肝脏有关的生理功能。但这也只是事物的一个方面。另一方面，当任何与肝脏有关的生理功能因其他脏腑的病变减退乃至衰竭时，肝脏都有可能动员其潜在的能力参与代偿。机体水液代谢和肝脏的功能如此，机体的其他功能莫不皆然，这就奠定了整体功能代偿的生理基础。

运用中医学的理论对CRF的临床表现、病理生理进行分析，其主要病位在肾，但常常波及他脏。所影响的主要生理功能是气化功能，即水液代谢和分清泌浊的功能，导致湿浊内留，继则或化热生毒、生风动血，或化寒成痰、蒙神闭窍，或浊瘀互结、残害五脏，变证峰起，产生CRF的种种表现。而中医学认为，气化功能虽然与肾的关系密切，但决非肾脏所独主，而是在全身各脏腑的共同作用下得以实现的。如《素问·经脉别论》有“饮入于胃，游溢精气，上输于脾，脾气散精，上归于肺，通调水道，下输膀胱，水精四布，五经并行”。简要说明了水液代谢是一个全身各脏腑相互配合的复杂生理过程。其中肾的气化功能无疑是最重要的，其他脏腑与水液代谢的关系前已述及。此外，三焦有运行水液、通行元气的功能，大肠有主津、传导化物的功能，小肠有主液、分清泌浊的功能等，都有与水液代谢密切相关，这就是CRF时各脏腑对肾功能进行代偿的生理基础。其实西医学也发现了肾脏以外的一些代偿途径，如CRF者汗液中、消化液中肌酐、尿素氮等代谢废物的含量显著升高，按照中医的理论，这是肺和脾对肾功能的代偿，因为肺主皮毛、司汗孔开合，脾主胃肠、主运化。

二、基本规律

CRF 时整体功能代偿的情况非常复杂，我们通过长期的临床观察和理论研究，发现有以下几个基本规律。

（一）各脏腑参与代偿的先后顺序不同

各脏腑参与代偿的先后顺序由各脏腑与肾功能的密切程度而定。前已述及，CRF 的主要病位在肾，所影响的主要生理功能是气化功能，即水液代谢和分清泌浊（或叫升清降浊）的功能。人体气化功能主要由肾所主，亦是肾脏的主要功能，所以，CRF 是气化功能逐渐减退乃至衰竭的结果，由于 CRF 是进行性的，不可逆转的，所以在病情的发展过程中，体现了脏腑间功能代偿的规律性。就其参与代偿的先后顺序而言，脾最先参与代偿，肺次之，肝再次之，心最后。肾脏病损时，气化功能减弱，为了维持生命活动，机体需要进行整体调节，动员其他与气化功能相关的脏腑增加负荷，参与代偿调节。五脏之中，除肾以外，与气化功能最密切的就是脾，所以，CRF 时，脾最先参与代偿，所受的影响也最大。临床上 CRF 的患者恶心、呕吐、纳呆等脾胃症状出现的最早且贯穿始终是其明证。若病情尚轻，通过脾的代偿气化功能得以维持，则临床表现为病情稳定。若病情发展，脾的代偿不足以维持气化功能，则肺将参与代偿，因为肺的宣发肃降、通调水道的功能是气化功能的重要组成部分，所以早期可见气短乏力、面白声低、自汗怕冷、易感冒、咳嗽等肺脏病变的表现。若肺脾的代偿还不足以维持气化功能，则病情向纵深发展，肝脏也要动员其贮备能力参与代偿，其常见表现有神情默默、抑郁不舒、善叹息、胸胁苦满或脘腹痞闷，或急躁易怒，甚至可见动风之象，如皮肤瘙痒、眩晕耳鸣、肢体抽搐等。病至晚期，脾、肺、肝脏的代偿不能维持生命活动所需的最低限度的气化功能时，心脏亦竭尽所能参与代偿，临床上出现心脏病变的表现，如心悸气促、尿少身肿、面青唇紫，甚则四肢厥冷、冷汗淋漓、神识昏糊、脉微欲绝等，或见高热神昏、烦躁不宁等。从以上分析可以看出，随着病情的轻重，即肾功能损害的轻重，参与代偿的脏腑多寡不一，且有主次先后。CRF 时，若心脏参与代偿，则说明机体的能量贮备将绝，超越了机体自身调节的极限，病情深重，多属终末期尿毒症、尿毒症性心包炎、心功能衰竭等。

（二）参与代偿的脏腑表现各异

影响参与代偿脏腑表现的因素主要有三方面：一是需要代偿的肾功能的

丧失程度；二是参与代偿脏腑自身的状态；三是是否有外加因素的影响。我们以CRF时脾的代偿情况为例进行分析，若肾的气化功能损害不重，脾本身也很强健，且没有外加因素的影响，则通过脾的代偿气化功能得以维持，临床上可以没有脾脏的表现，即或有也轻微；如果脾本身不强健，或虽然脾脏强健但肾的气化功能丧失太重，超过了脾的代偿极限，或者在此基础上又有外感、情志刺激、饮食失调等外加因素的影响，则可导致脾失代偿而出现脾病的表现。又由于脾的功能是多方面的，脾失代偿对其功能的影响也有先后，最先受影响的是与气化功能密切相关的运化、升清等功能。若脾失代偿的程度加重，则其他功能亦受影响，如在CRF的病程中，可见脾不统血的出血、脾虚气血生化无源的贫血和脾不主肌肉四肢的消瘦乏力等症状。脾脏如此，其他脏腑可以类推。

三、整体功能代偿疗法的具体措施

CRF整体功能代偿疗法的宗旨在于充分调动机体的整体调节机能，发挥各脏腑潜在的代偿能力，对损失的肾功能进行代偿。我们既往的研究业已证实，CRF的基本病机是本虚标实，本虚指的是脏腑虚损，特别是肾脾虚损；标实指的是代谢废物的潴留，即中医所指的湿浊毒邪。湿浊毒邪因脏腑虚损而生，而湿浊毒邪又可进一步损伤脏腑（如困脾犯胃、阻滞气血等），本益虚则标益实，标益实则本益虚，互为因果，缠绵不休。因此，整体功能代偿疗法应注重两个方面：一是要注重恢复和增强脏腑的功能，最大限度地发挥其化解和排除尿毒症毒素的功能；一是要注重已堆积体内的尿毒症毒素的化解和排除，以利于脏腑功能的恢复和尿毒症症状的改善。这里又涉及了CRF治疗的标本缓急的问题。一般而言，如果浊毒停留较重，有明显的浊毒上犯者，应以化毒排毒降浊为主；如无明显的浊毒上犯表现，则应扶正和化毒排毒并用。

（一）保护肾脏的功能

既往的研究表明，CRF的基本病机是本虚标实，本虚指的是脏腑虚损，特别是肾脏虚损；标实指的是脏腑虚损，气化功能障碍，特别是肾的气化功能障碍，导致湿浊毒邪潴留。由于肾脏主司人体气化功能，CRF时主要是人体气化功能障碍乃至丧失，所以，CRF时治肾的重要性是不可替代的。凡是慢性肾脏疾病，即使尚无肾功能损害，也应积极治肾，保护肾脏功能，防止疾病向CRF发展；已经出现肾功能损害者，虽然为时已晚，但仍应不遗余力地治肾，尽量保护残存的肾功能，延缓病情的发展；CRF时治肾以补肾为主。

1. 滋养肾阴法

用于 CRF 表现为肾阴虚证者。患者可出现手足心热，口咽干燥，潮热盗汗，腰膝酸软或痛，形体消瘦，遗精，尿黄赤，口干喜饮，燥热，舌质红体瘦而干，或尖红，或质淡苔薄白，或薄黄而干，脉沉细数。方以六味地黄汤、麦味地黄汤合二至丸、左归丸、左归饮等。兼阳亢见头痛、头晕、耳鸣、面部烘热、心烦急躁、血压升高等表现者，应兼以潜阳，可用杞菊地黄汤、首乌延寿丹、河车大造丸、建瓴汤、加减三甲复脉汤等；兼湿热见口苦口黏、口干不能多饮、苔根部黄腻等，应兼清湿热，方以知柏地黄汤加茵陈、苡仁、怀牛膝等；兼有水湿而见水肿者，应兼以利水，方以六味地黄汤加怀牛膝、车前子，或猪苓汤等。

2. 温补肾阳法

用于 CRF 表现为肾阳虚证者。患者可出现畏寒肢冷，腰膝冷痛，小便清长或夜尿频多，便泄或五更泻，男子阴囊湿冷，阳痿，女子白带清稀，舌淡嫩体胖有齿痕，苔白润，脉沉迟。方以桂附地黄汤、右归饮、右归丸之类。阳虚兼有水停，见身肿、尿少尿闭者，应温阳利水并用，方有济生肾气汤、真武汤等可选用。

3. 益气养阴法

用于 CRF 表现为气阴两虚证者。患者可出现极度的疲乏无力，少气懒言，自汗恶风，精神困顿，腰膝酸软沉困，夜尿多或尿流变细无力等气虚的表现与阴虚的表现同见。常用方有参芪地黄汤、大补元煎等。

4. 阴阳双补法

用于 CRF 表现为阴阳两虚证者。患者可同时出现阴虚和阳虚的表现，常用方有地黄饮子、桂附地黄汤加淫羊藿、仙茅等。

上述四法是 CRF 过程中常用的培补肾元的方法，临床运用时还应注意以下问题。

第一，CRF 在用补肾法的同时，应注意配合化毒、排毒、泄浊。在辨证选方的基础上加荷叶、生苡仁、蒲公英、生大黄，对于大便干者大黄应后下。

第二，在运用补肾法的同时，应注意和其他脏腑的关系，予以调整。如有的患者辨证为肾虚而用补肾法治疗效果不好，此时应考虑肾虚土乘或火侮的可能，在补肾的同时加入竹叶、石膏、黄连等清胃热泻心火之品，常可明显提高疗效。

（二）增强脾胃的代偿功能

脾位居中焦，职司运化、升清，与人体的气化功能关系甚切。所以，当CRF时，脾最早参与代偿，所受影响也最大。由于肾功能损害，气化失司，湿浊内留，此时，除了肾脏本身残存的功能代偿外，脾也动员贮备能力，加强其运化和分清降浊的功能，尽可能多地化解和排泄体内的湿浊（即代谢废物）；又由于CRF时肾功能的损害是不可逆转且进行性加重的，所以湿浊的潴留终将超过脾胃的代偿极限而致脾肾俱病，当此之际，机体进入恶性循环。由于脾肾虚损，一则饮食不能化生津液精微而反生浊邪，再则湿浊不能排出体外，而浊邪不除又进一步损伤脾肾，脾肾虚损与浊邪内留互为因果，缠绵不已。因此，CRF时，除治肾以外，加强对脾胃的调治，对维护肾功能具有积极意义。

1. 益气健脾法

凡是肾功能已经损害的患者，CCr低于正常，血Cr、BUN高于正常者，无论有无脾虚的表现，都应在前述补肾的基础上积极健脾。因为在CRF的过程中脾虚的表现终究会出现，尚未出现者，说明脾的代偿功能尚可，此时积极健脾，可避免过早出现脾失代偿而见脾虚的表现，延缓肾衰竭的进程，具有“治未病”的意义。若患者已出现全身乏力、不思饮食、恶心呕吐、口中尿臭、腹胀便泄或有浮肿、舌淡润、脉沉细等脾虚表现的时候，益气健脾当属常理常法，可选用香砂六君子汤、补中益气汤、参苓白术散。

需要注意的是，在CRF的过程中出现脾虚的表现用益气健脾的方法治疗效果不理想时，此时应注意脏腑间的生克制化关系。脾属土，生理情况下是木克土，土克水；在病理条件下脾虚会导致肝乘、肾侮，单纯健脾疗效欠佳时，应考虑适当配伍疏肝泻肾之品。

2. 化浊降逆法

用于CRF患者出现恶心呕吐、不能进食属于湿浊困阻中焦者。若伴有舌苔白腻者，为寒湿中阻，可选用吴茱萸汤、小半夏加茯苓汤、人参半夏汤以温化降浊；若伴有口苦、口干、口黏、舌苔黄腻者，乃湿浊化热，困阻中焦，可选用苏叶黄连汤、黄连温胆汤、半夏泻心汤等以清化降浊。气逆较重者，可合用旋覆代赭汤。

化浊降逆的方药应浓煎，少量多次频服。本法为对症治标，一候恶心呕吐好转，即宜改从本治为要。

3. 通腑泄浊法

CRF 患者上有恶心呕吐，下有便秘者，治宜通腑泄浊。如果是脾阳不足，浊邪冷积，治宜温脾通腑，方用温脾汤；如果是胃肠积热，浊邪热秘，治宜清热通腑，方用大承气汤。我们在临床上发现，患者虚实夹杂者多，特别是脾气虚弱夹浊邪者较多，故常用香砂六君子汤加大黄治之，可使恶心呕吐控制，湿浊得从大便排泄。另外，我们的经验还表明，无论患者有无恶心呕吐和便秘，在辨证论治方中加入生大黄，使患者保持每天 2 ~ 3 次大便，可提高疗效。以大黄为主的灌肠方法及在此基础上发展出来的结肠灌洗或中药结肠透析，可常规运用，对降低血 Cr、BUN 确有帮助。

4. 探吐法

有的患者泛泛欲吐而不能吐，烦躁难耐，得快吐之后方能舒畅。对此不可见呕止呕，可用压舌板或消毒棉签探吐，后用清淡养胃之品调理，可使病情稳定。

5. 升阳益胃法

CRF 患者常出现顽固性的食欲不振，甚至厌食，是因为湿困胃阳，无消化纳谷之能，治宜升阳益胃，振奋脾胃阳气，可选用香砂平胃散，或用加减羌活除湿汤。

6. 温中固涩法

CRF 患者还可出现顽固性的腹泻，是脾胃升降功能紊乱的另一种表现，可用温中固涩法，方用理中桃花汤，或姜附四神汤；如有化热趋势者，可以寒温并用，方如加味连理汤。

7. 饮食管理

CRF 患者的饮食管理是至关重要的。中医学认为，脾胃为后天之本，气血生化之源，饮食的消化吸收主要是脾胃的功能。CRF 时若饮食过多，一则加重脾胃的负担，使脾胃的功能更受损伤；再则饮食过多，特别是蛋白质摄入过多，所产生的含氮代谢废物会加重肾脏的负担，加速肾功能的恶化；若饮食过少，则会造成负氮平衡，使患者营养缺乏，体质更加虚弱，治疗更加困难。所以，对 CRF 患者的饮食管理就是要制订适合于每个患者的最佳标准，可根据患者肾功能的情况，结合中西医的理论，制订具体方案。

（三）增强肺的代偿功能

肺为相辅之官，主治节，主肃降而通调水道，主宣发卫气和津液，故有“肺主行水”“肺为水之上源”的说法。肺的宣发肃降功能是机体水液代谢的重要组成部分，而且对升清降浊的功能也有很大影响，肺气宣发则有助于升清，肺气肃降则有助于降浊，升清降浊相辅相成，互相促进。所以，CRF 时肺也是最早参与代偿的脏腑之一。如果肾脏的功能受损不重，其他参与代偿的脏腑也很强健，则肾脏功能可以得到完全代偿，可无明显症状出现。若肾脏功能损伤太重，虽肺脏健全也不足以完全代偿，或肺脏本身就不太强健，则可同时出现肺脏的表现。据此而论，在治肾的同时兼顾治肺对保护肾功能无疑是有好处的。CRF 时治肺的方法非常丰富，临床当据证详辨，合理选用。

1. 宣肺法

CRF 时宣肺法的运用有两个目的：一是有外感时的宣肺解表，一是没有外感时的宣肺发汗排毒。

宣肺解表：CRF 时患者体质虚弱，抵抗力低下，极易感受外邪，而感受外邪之后，常常导致肾功能急剧恶化，甚至危及生命，所以及时解除表邪对维护肾功能是至关重要的。值得注意的是，CRF 患者多属本虚标实，不可单纯解表，而应在辨别风寒、风热的基础上分别选用益气解表和滋阴解表。风寒者表现为发热恶寒无汗、头身疼痛、舌淡苔白、脉沉细，方用人参败毒散、参苏饮；风热者表现为发热恶寒或见咽红咽干咽痛、舌偏红苔薄黄、脉细数，方用加减银翘汤。

宣肺发汗排毒：CRF 时由于肾脏排泄废物的功能丧失，机体通过代偿调节，使一部分代谢废物通过汗腺排出体外，因此，有人将皮肤称为人体的第二肾脏，可见皮肤对排泄代谢废物有重要的调节作用。中医学认为，肺主宣发、外合皮毛、司汗孔开合，所以宣肺发汗可以促进代谢废物排泄，降低血 Cr、BUN，延缓肾衰竭的进程。常用的方法是用麻黄汤加羌活、红花、川芎等进行药浴或熏蒸，每日 1～2 次，有明显疗效。现在有人研究用麻黄干浸膏治疗 CRF 有效，从中医学的角度而言，应该属于宣肺的方法。

2. 益肺法

CRF 见气短乏力、自汗恶风、易感冒或感染者可用本法，方用玉屏风散。大量的临床观察表明，感冒和感染是加速肾功能损害的诱因。有研究认为，CRF 时机体细胞免疫功能明显抑制，依赖于 T 淋巴细胞的体液免疫反应明显损害，而免疫功能与锌代谢异常有关。此时机体极易遭受感染，加速肾功能损害。玉屏风散对 CRF 时并发感染的有效率为 70%，与抗生素疗效相似，但较抗生素治疗组感染再发率低，全身状况明显改善，Cr、BUN 分别降低 40% 和 30%，治疗后血清锌显著升高，铜 / 锌比值下降接近正常，T 淋巴细胞增高。可见益肺固表对维护肾功能是有帮助的。

3. 清肺法

在 CRF 过程中如果合并肺部感染，出现发热、咳嗽痰黄、胸痛、舌红苔黄腻等表现时，中医辨证属于痰热阻肺，治宜清肺化痰，方用加味杏仁滑石汤，疗效肯定，可使感染迅速控制。CRF 过程中合并的肺部感染，对抗生素疗效欠佳，且可使肾功能迅速恶化，甚至危及患者生命。故在合并肺部感染时正确运用清肺法对维护肾功能具有积极意义。

4. 泻肺法

CRF 合并心衰，或者尿毒症性心包炎，患者出现胸闷憋气、呼吸困难、不能平卧、咳喘、尿少身肿等水气凌心射肺的证候时，治宜通心阳、泻肺水，方用苓桂术甘汤合葶苈大枣泻肺汤，方中葶苈子可用至 30g，可使许多患者症状缓解，为进一步治疗争取时间。

（四）增强肝的代偿功能

肝主疏泄，调畅气机，对人体气化功能的影响很大。《格致余论》谓：“主闭藏者肾也，主疏泄者肝也。”说明了肝肾二脏在气化功能中的重要地位和相互关系。CRF 时的主要矛盾是肾脏主水和分清泌浊的功能障碍，湿浊内停，肝脏也和其他脏腑一样动员其贮备能力参与代偿调节，由于 CRF 的不可逆性和进行性，肝脏的病损将是不可避免的。早期由于浊邪内阻，肝气不畅，或因为病程冗长，辗转反复，患者难舒情怀，抑郁伤肝，致肝气郁结；后期常因湿浊久郁化热，邪热伤肝，致热极生风，或热灼阴伤，致虚风内动。此外，还可因气滞日久而致血瘀。所以，治疗 CRF 时常用治肝法。

1. 疏肝解郁法

CRF 患者见神情默默，抑郁不舒，善叹息，胸胁苦满，或脘腹痞闷，或急躁易怒，脉弦等，方可用柴胡疏肝散、逍遥散等，或在扶正解毒化浊的基础上加用柴胡、香附、郁金、白芍等疏肝解郁之品。若因气滞而致血瘀，见面色晦黯、唇色发紫、舌黯红或有瘀斑、脉细涩等，可选用桂枝茯苓丸、血府逐瘀汤之类，或在前述基础上加丹参、川芎、益母草、川牛膝等。

根据 CRF“整体功能代偿疗法”的理论，在 CRF 的病程中，肝脏必然参与代偿；而且肝有主疏泄、调畅气机的功能，对人体气化功能的影响很大，按照中医治未病的观点，对CRF尚未出现肝郁症状者，应在相应治法的基础上少佐疏肝之品，对维护机体的气化功能将具有更加积极的意义。

2. 养肝法

CRF的过程中若出现胁痛、眼目干涩、视物模糊、月经量少、肢体麻木等肝血不足，或见烦躁、潮热等肝阴虚损表现时，宜用养肝法。肝血虚者可用四物汤加枸杞子、怀牛膝、木瓜等，肝阴虚者可用杞菊地黄汤加减。若患者出现皮肤干燥、脱屑、瘙痒、肌肤甲错等，为血虚风燥所致，可加刺蒺藜、白鲜皮、荆芥、防风等。

3. 平肝法

CRF的病程中出现肝阳上亢或肝风内动者，需用平肝法。若见头晕失眠、腰痛膝软、多梦易怒、颜面潮红、血压升高、舌红少苔、脉细数等阴虚阳亢者，宜平肝潜阳，方如建瓴汤、镇肝息风汤等；若在CRF的过程中浊邪化热，邪热炽盛，内扰肝木，肝风内动，患者出现抽搐惊厥，甚至抽搐而呼吸停止，治宜镇痉息风，方用羚角钩藤汤加减；危急者还可用羚角尖清水磨服，以食匙喂之，每次1~2匙，直至抽搐停止2~3天后停用；若属邪热伤阴，虚风内动，表现为手指蠕动、神倦瘛疭、肌肉瞤动、舌光红无苔、脉虚数等，宜选用大定风珠、三甲复脉汤等加减。

（五）增强心的代偿功能

在正常情况下，肾水上承以滋心阴，心火下潜以助肾阳，即所谓心肾相交，水火既济，共同维护正常的生理活动。CRF的早期，由于肾脏本身的代偿和其他脏腑的参与，对心脏的影响较小，除非心脏本身虚弱，一般较少出现心脏症状。因此，CRF时心脏参与代偿较晚，一旦超越心脏的代偿能力出现心脏症状，也预示着病情危重，进入尿毒症终末期，多表现为尿毒症性心包炎、肾衰竭合并心衰，当积极救治，力图增强心功能，缓解病情，为进一步治疗争取机会。

1. 温阳利水法

CRF过程中见心阳衰惫，水凌心肺者，患者出现胸闷憋气、心悸气促、不能平卧、面青唇紫、全身浮肿、尿少尿闭、畏寒肢冷等，治宜温阳泄水，方用真武汤或苓桂术甘汤合葶苈大枣泻肺汤。若病情进一步加重，见四肢厥冷、大汗淋漓、神识昏糊、脉微欲绝等心肾阳气欲脱之证，又当回阳救逆，用真武汤合参附龙牡汤加减。

2. 开窍醒神法

CRF 浊邪化热，内闭心窍，致高热神昏、谵言或舌强不语、烦躁不安者，可用清营汤送服安宫牛黄丸、紫雪丹、局方至宝丹等清心开窍；如属湿盛弥漫，蒙蔽清窍者，则可用菖蒲郁金汤送服苏合香丸以温开。

四、整体功能代偿疗法的意义

1. 整体功能代偿疗法突破了以前治疗 CRF 时治肾为主的局限和被动的辨证分型论治的思维定势，将中医的整体观念、脏腑相关学说和西医的代偿理论有机结合在一起，较好地体现了中医的优势和特色及中西医在理论层次上结合的意义。

2. 正确利用脏腑间整体功能代偿的规律，增强各脏腑的代偿能力，为 CRF 的内科非透析治疗提供了一条可供探讨的途径；也为建立具有中国特色、符合中国国情的 CRF 的治疗体系提供了思路。

3. 为 CRF 提供了“治未病”的新理论。

附：整体功能代偿疗法治疗慢性肾衰竭的临床研究——107 例临床资料分析

一、临床资料分析

（一）一般资料

其中门诊病历 60 份，住院病历 47 份，共 107 份。男 58 例，女 49 例。年龄最小 15 岁，最大 75 岁，平均年龄 49 岁。病程最短 1 年，最长 23 年，平均 9.8 年。原发病中，慢性肾炎 39 例，占 36.4%；高血压 32 例，占 29.9%；糖尿病 17 例，占 15.8%；肾盂肾炎 8 例，占 7.4%；多囊肾 7 例，占 6.5%；紫癜性肾炎 4 例，占 3.7%；肾小管酸中毒 1 例，占 0.9%。治疗时间：门诊治疗周期最短 28 天，最长者 669 天，平均 111 天；住院治疗时间最短 15 天，最长 60 天，平均 27 天。

（二）病例诊断及分级标准

1. 肾功能不全失代偿期：SCr186 ~ 442μmol/L，BUN＞7.1mmol/L。

2. 肾衰竭期：SCr442 ~ 707μmol/L，BUN17.9 ~ 28.6mmol/L。

3. 尿毒症期：SCr＞707μmol/L，BUN＞28.6mmol/L。

（三）治疗结果

1. SCr的变化：治疗前平均值为395.17μmol/L，治疗后平均值为327.52μmol/L，平均下降67.65μmol/L。有20例患者治疗后较治疗前上升，其中15例为原来透析，治疗后不透析者，治疗前平均值为702μmol/L，治疗后平均值为795.75μmol/L，平均上升93.75μmol/L。

2. BUN的变化：治疗前平均值为17.15mmol/L，治疗后平均值为13.67mmol/L，平均下降3.48mmol/L。有32例患者治疗后较治疗前上升，其中12例为原来透析，治疗后不透析者，治疗前平均值为19.83mmol/L，治疗后平均值为26.58mmol/L，平均上升6.75mmol/L。

3. CO_2CP的变化：治疗前平均为18.27mg%，治疗后平均为19.32mg%，平均上升1.05mg%。

4. 透析情况：治疗前已透析者36例，经治不透析者12例；从每周2次延长至20天1次者9例；每周2次延长至每周1次者8例；每3天1次延长至5天1次者3例；无变化者4例。

5. 主症的变化

见表1。

表1　主症的变化

症状	例数	治后消除（%）	治后减轻（%）	治后无变化（%）	治前无，治后出现
呕恶	68	40（58.8%）	28（41.1%）	4（5.8%）	4
疲乏	92	40（43.4%）	40（43.4%）	12（13%）	
水肿	48	24（50%）	12（25%）	12（25%）	8
心慌胸闷	60	36（60%）	20（33.3%）	4（6.6%）	
不得平卧	8		8（100%）		
皮肤瘙痒	12		8（66.6%）	4（33.3%）	
口干口苦	76	48（63.1%）	16（21%）	8（10.5%）	

（四）病情分级与SCr变化的关系

1. 肾功能不全失代偿期：52例，治疗前平均值为273.4μmol/L，治疗后平均值为180.69μmol/L，平均下降92.71μmol/L。

2. 肾衰竭期：39例，治疗前平均值为522.51μmol/L，治疗后平均值为453.14μmol/L，平均下降69.73μmol/L。

3. 尿毒症期：16例，治疗前平均值为828.66μmol/L，治疗后平均值为

915μmol/L，平均上升 86.34μmol/L。

二、典型病例

高某，男，16 岁，河北省任县人，1998 年 8 月 24 日就诊。

肾炎史 2 年，曾用激素治疗。现症：全身浮肿，腹胀大，尿少，大便干，腰酸乏力，口时干，激素面容，头发焦黄稀疏打结，右侧肢体变细、发凉、痉挛，舌质紫黯，苔薄黄腻，右脉无，左脉弦滑。血压 140/95mmHg，尿检：GLU（+），PRO（+++），BLD（++），WBC0～2 个 /HP，RBC3～8 个 /HP。肾功能：SCr283μmol/L，BUN19.3mmol/L，CO_2CP16mmol/L。血浆蛋白：TP41g/L，A25g/L，G16g/L，A/G=1.5∶1。B 超示双肾略小，弥漫性损害。西医诊断：慢性肾炎，慢性肾功能不全失代偿期。根据“整体功能代偿”理论分析，以肾脾虚损为本，波及于肺，水气停滞为标，兼血瘀气滞。先拟活血行气利水以治其标，处方：当归 12g，川芎 10g，赤芍 15g，苍术 10g，白术 10g，茯苓 15g，泽泻 15g，怀牛膝 15g，车前子 15g（包煎），大腹皮 15g，砂仁 6g，槟榔 15g，香附 10g，每天 1 剂，水煎服，禁盐。

1998 年 9 月 21 日复诊：浮肿消退，腹不胀，食可，腰酸乏力，大便稀，每日 2 次，右侧肢体细，发凉痉挛，舌黯红有齿痕，苔中黄腻，脉右无，左弦数。标证已除，拟益肾健脾为主，佐补肺宣肺疏肝，兼化毒降浊。处方：生地 15g，熟地 15g，山药 10g，山萸 10g，苍术 10g，白术 10g，茯苓 15g，泽泻 15g，西洋参 6g，炙黄芪 15g，炙甘草 6g，虫草 3g（另服），杏仁 10g，香附 15g，茵陈 15g，荷叶 15g，生苡仁 15g，生大黄 6g，水蛭 6g，每天 1 剂，水煎服，低盐低蛋白饮食。

1998 年 11 月 1 日三诊：肾功能：SCr192μmol/L，BUN14.4mmol/L，CO_2CP 18mmol/L，尿检：GLU（+），PRO（++），BLD（+），WBC 0～2 个 /HP，RBC 3～5 个 /HP。血浆蛋白：TP 58g/L，A 34g/L，G24g/L，A/G=1.42∶1。诸症减轻，时腰痛，晚上口干，时流口水，舌黯淡齿痕，苔白腻，右脉无，左脉弦数。守上方加砂仁 6g，石韦 30g，每天 1 剂，水煎服。

以上方加减服至于 1999 年 6 月，患者症状消除，激素面容消失，头发变黑长浓，右侧肢体粗细、温度恢复正常，右脉稍现。肾功能检查：SCr121μmol/L，BUN4.06mmol/L，CO_2CP18mmol/L，尿检：PRO（+），BLD（+），WBC0～2 个 /HP，RBC1～3 个 /HP。继以上方加减调治，1999 年 10 月底复查，肾功能正常。

按：本例患者属于慢性肾炎，肾功能不全失代偿期。慢性肾衰竭的病机关键是人体气化功能障碍，浊邪停留，治疗当以恢复气化功能为主。因为该患者气化功能障碍，同时有水气和湿浊，但以水肿为急，故先以行气活血利水治其标，后以益肾健脾、补肺宣肺、疏肝以恢复人体气化功能。肾脾虚损是气化功能损伤的关键，所以益肾健脾是慢性肾衰竭的基本治法，可保护肾脏的功能和增强脾的代偿功能；因患者右侧肢体变细发凉，右无脉等，定位在肺，故用补肺宣肺以恢复肺的功能和对肾功能的代偿能力；左脉弦，属肝，故可稍佐疏肝，以调畅气机，增强肝的代偿能力。人体气化功能恢复，则化毒排毒的功能增强，浊邪得以化解和排除；兼用降浊化毒排毒，以解决已经潴留的浊邪。

第三章　慢性肾衰竭心脏并发症的治疗经验

心脏并发症是慢性肾衰竭患者死亡的重要原因，终末期的患者几乎都有心脏并发症，可表现为心肌病变、心包炎、心力衰竭等。对慢性肾衰竭患者用超声心动图配合心电图检查，可发现其心肌损害发生率为90%，晚期患者的发生率更高。据Solomor报道，50例死于尿毒症的患者中，有心肌肥厚者占100%；脂肪退行性变性者占98%；呈粟粒样心肌坏死者占70%；急性间质性心肌炎者占62%；急性粟粒性梗死者占36%；心包炎的发生率因观察对象和病程长短不同而有较大差别，从28%～70%不等，心包炎可分为尿毒症性心包炎和透析后心包炎两种；心力衰竭的发生率为45%。

既往的研究表明，慢性肾衰竭的主要病位在肾，所影响的生理功能是人体的气化功能（水液代谢和分清泌浊的功能），慢性肾衰竭是人体的气化功能逐渐减退乃至丧失的过程。在其发展过程中，各脏腑都会对人体丧失的气化功能进行代偿，各脏腑参与代偿的顺序由各脏腑与气化功能的密切程度而定，根据“整体功能代偿”的理论，慢性肾衰竭时心脏参与代偿是最晚的，一般而言，早中期的慢性肾衰竭不会影响到心脏，除非心脏本身有病损。所以慢性肾衰竭一旦波及心脏，说明人体的自我调节能力将尽，多数已至终末期，病情危重。

慢性肾衰竭的心脏并发症从临床表现看，与中医的“心悸”“胸痹”“关格”“水气”“厥脱”相关，可以参考这些病证探讨其证治规律。慢性肾衰竭心脏并发症的发生，以心脏的虚损为本，痰浊、瘀血、水气为标。心血虚、心阴虚，患者可表现为心悸，快速性的心律失常，脉细数；心气虚、心阳虚，患者可表现为心悸，慢速性的心律失常，脉迟缓；心阳虚脱则患者表现为心衰、休克；若痰浊、瘀血内阻，则可表现为胸痹心痛；水气凌心射肺则可表现为心衰、心包炎。沿着这一思路，我们可以根据下述证型辨治。

一、心气阴两虚

表现为心悸气短，头晕乏力，活动加重，手足心热，心烦失眠，自汗盗汗，舌质淡苔少而干，脉结代或细数或细弱。心肌病变、心包炎、心力衰竭等都可出现心气阴两虚证，心气阴两虚也是慢性肾衰竭心脏并发症的基本病变。治宜益气养阴，方用生脉散加炙黄芪（人参或西洋参 6g，麦冬 10g，五味子 10g，炙黄芪 15g）。若患者表现为快速性心律失常，脉细数或有间歇，加苦参、郁金各 15g；若伴有心胸憋闷疼痛，舌紫黯或有瘀斑瘀点，或见苔厚腻，为兼有痰瘀阻滞，可合用瓜蒌薤白半夏汤（瓜蒌 15g，薤白 10g，半夏 10g）加红花 10g，丹参 30g。

二、心阳虚

表现为心悸胸闷，自汗气短，畏寒肢冷，舌质淡，脉沉迟或结代或细弱。心肌病变、心包炎、心力衰竭等都可出现心阳虚。治宜益气温阳，方用桂枝甘草汤（桂枝 10g，炙甘草 10g）加红人参 6g，炙黄芪 15g，制附片 10g。

三、心阳虚脱

表现为四肢厥冷，大汗淋漓，面色苍白，恶寒蜷卧，脉沉微细或脉微欲绝，主要见于肾衰竭合并心衰。治宜回阳救逆，方用参附龙牡汤［人参 10g，生附子 10g（先煎）；煅龙骨、煅牡蛎各 30g（先煎）］。

四、水凌心肺

表现为胸闷憋气，尿少身肿，面青唇紫，咳喘倚息不得平卧，主要见于肾衰竭合并心衰、尿毒症性心包炎。治宜通心阳泻肺水，方用苓桂术甘汤合葶苈大枣泻肺汤（茯苓 10g，桂枝 10g，白术 10g，炙甘草 6g，葶苈子 30g，大枣 10 枚）。服药后患者会出现大便泻水，随着大便泻下，小便也会增多，病情得以缓解，可留人治病，为进一步治疗创造条件。这一治法在慢性肾衰竭的病程中是有运用机会的，一是慢性肾衰竭合并的心衰对洋地黄类的强心剂疗效差，二是有些患者承受不了透析，西医治疗走入困境，用本法治疗常可起死回生。

慢性肾衰竭的心脏并发症病情危重，治疗困难，而中医治疗有其独特的优势，可使许多患者转危为安，这样的病例比比皆是。

河北邯郸一位慢性肾衰竭患者，合并心衰。表现为胸闷憋气，咳喘倚息，不能平卧，尿少身肿，面青唇紫，舌质黯淡，舌苔薄白，脉沉细弱。经强心、利尿、降压等治疗无效，患者坚持不做透析，因而求治于中医。临床表现一如上述，辨证属心脏气阴两虚，水凌心肺，兼瘀血内阻。治宜益气养阴，通心阳泻肺水，活血通络。方用生脉散、苓桂术甘汤合葶苈大枣泻肺汤合方加味。药物有人参 10g，麦冬 10g，五味子 10g，炙黄芪 15g，茯苓 10g，桂枝 10g，白术 10g，炙甘草 6g，葶苈子 30g，大枣 10 枚，红花 10g，丹参 30g，生大黄 6g，3 剂，每天 1 剂，浓煎至 300mL，少量多次频服。服药后患者每天大便泻水 4 次，尿量增加，症状缓解，能平卧，守上方再服 5 剂，心衰缓解。

在治疗心脏并发症的同时，一定不能忘记慢性肾衰竭本身的治疗，因为只有慢性肾衰竭缓解才是心脏并发症改善的根本。

第四章　慢性肾衰竭合并高血压的治疗经验

高血压是慢性肾衰竭最常见的并发症，其发生率随原发病的不同而异。肾小动脉硬化和糖尿病肾病并发高血压的几率近100%，肾小球肾炎为90%，小管间质性肾病为70%，需要透析的患者几乎均有高血压，其中3/4的患者经用低盐饮食和透析去除体内过多的细胞外液后，血压即可控制，另外1/4的患者用透析去除体内过多的钠和水后，血压反而升高。此外，慢性肾衰竭的高血压有其固有的特征，表现为夜间生理性下降趋势丧失，部分可为单纯性高血压。

从中医的角度而言，慢性肾衰竭的高血压有两种情况，一是血压高的同时有“眩晕”的表现，一是血压高无“眩晕”的表现，临证应区别对待。对于前者，应该以“眩晕”为主线进行辨治，兼顾慢性肾衰竭；对于后者，则应以慢性肾衰竭为主线进行辨治，兼顾高血压。

一、高血压伴“眩晕”

对于慢性肾衰竭高血压伴有“眩晕”表现者应该以“眩晕”为主线进行辨治。

（一）病因病机

既往对“眩晕”病因病机的认识，最流行的观点是肝阳上亢，其他有代表性的观点有“无风不作眩”“无虚不作眩”“无痰不作眩”等。但根据上述观点进行治疗，临床疗效不尽满意，因此，应该引起思考。笔者的临床研究表明，眩晕的病机关键在于“升降反作”，当升者不升，清窍失养，该降者不降，清窍被扰，皆致眩晕。而肝阳上亢、脏腑虚损、痰浊阻滞等，都是导致“升降反作”的原因。也就是说，“眩晕”的病机应分为直接病机和间接病机两种，直接病机是“升降反作”；间接病机是导致“升降反作”的病机，即脏腑的虚损和病邪阻滞，如脾虚导致清阳不升、肝肾阴虚导致肝阳上亢、痰浊阻滞导致痰浊上犯等。

由于慢性肾衰竭的基本病机是脏腑虚损，气化功能（水液代谢和分清泌浊的功能）减退乃至丧失，导致浊邪停留而上犯，上犯中焦则见恶心呕吐等，上犯清窍则会出现眩晕。可见慢性肾衰竭和“眩晕”在病机上有一致性，所以慢性肾衰竭多并见“眩晕”也是理所当然的。

（二）治疗原则

既然“眩晕”的病机有直接病机和间接病机两种，那么，治疗应该有针对性。对“升降反作”的直接病机，应调其升降，当升不升者，应助其升发，常用药物如升麻、柴胡、葛根、防风、羌活、桔梗等；该降不降者，当助其降下，常用药物如川牛膝、枳实、石决明、草决明、夏枯草、钩藤、代赭石、磁石、吴茱萸、旋覆花等。中医还认为“升降相因”，即正常的升发有助于降下，正常的降下有助于上升，所以，治疗时往往是“升降互调”。对当升不升者，在助其升发的同时，须少佐降下之药；对当降不降者，在助其降下的同时，应少佐升发之药。对导致“升降反作”的病机，应根据辨证论治的原则进行治疗。

（三）证治举例

参见第二部分第一章第四节《慢性肾炎高血压的治疗经验》。

二、高血压不伴“眩晕”

慢性肾衰竭高血压患者有的只有血压升高而不伴有“眩晕”的表现，对此，应以慢性肾衰竭为主线进行辨治。往往随着肾功能的改善，血压也趋下降。关于慢性肾衰竭的治疗方法，我于 1989 年提出了“整体功能代偿疗法”，具体思路和方法前已述及，只是在治疗的过程中应时刻考虑高血压的存在，在用药的时候可选用一些有降压作用的药物，如汉防己、川牛膝、葛根、水蛭、地龙等。

以上是慢性肾衰竭合并高血压的基本治疗思路。前已述及，有 3/4 的患者经过限制水钠和透析血压得以下降，而还有 1/4 的患者血压反而上升，显然，前者是以容量依赖为主的，后者是以血管因素为主的。对于透析前的高血压，可以利水为主，基本方是当归芍药散加怀牛膝、车前子，再根据阴虚、阳虚的不同合用猪苓汤、真武汤。对于利水治疗无效或透析后的高血压，应以养阴柔肝、缓急活血为主，方如四物汤加炙甘草、木瓜、枸杞子、怀牛膝、水蛭、地龙、生大黄等。

第五章 慢性肾衰竭呼吸系统并发症的治疗经验

慢性肾衰竭（CRF）时呼吸系统的并发症已经成为影响患者生存时间和生活质量的重要因素，引起了学术界的广泛重视。患病早期即可出现肺活量减低，限制性通气障碍和氧弥散能力下降；当伴有代谢性酸中毒时可出现气促，甚至发生柯氏呼吸；进入尿毒症期，则可出现尿毒症肺、尿毒症性胸膜炎、肺钙化，并易发生肺部感染。

中医认为，肺和肾关系密切，肺主呼气，肾主纳气；肺主宣发肃降，通调水道，为水之上源；肾为水脏，主气化，是人体水液代谢的重要脏器，共同维持人体水液代谢的正常运行。我们大量的临床研究表明，CRF 时主要病位在肾，所影响的主要生理功能是人体的气化功能，即水液代谢和分清别浊的功能。虽然气化功能由肾所主，但其他脏腑都参与人体的气化功能，特别是脾的运化、升清，肺的宣发、肃降、通调水道的功能是气化功能的重要组成部分。所以在肾病的病程中常常影响其他脏腑，脾和肺所受的影响最重也最早。可见 CRF 时出现呼吸系统的并发症是必然的，也是理所当然的。

一、早中期的治疗

在进入尿毒症之前，对呼吸系统的影响主要表现为肺活量降低，限制性通气障碍和氧弥散能力下降。其临床表现有短气，乏力，自汗，易感冒，甚至呼多吸少。其病机为肺肾气虚，卫外不固，肾不纳气。治疗可在辨证治疗 CRF 的基础上，兼以益肺固表，或补肾纳气。方如玉屏风散，有肾不纳气表现者，加用黑锡丹或蛤蚧散等。有研究认为，慢性肾病的患者常规服用玉屏风散，可提高机体免疫机能，预防感冒和感染，改善肾脏病损和肾功能。

二、尿毒症肺的治疗

尿毒症肺是指尿毒症时胸部 X 片上呈现以肺门为中心向两侧放射的对称型蝴蝶状阴影。病理上主要以肺水肿为主，肺泡上有富含纤维蛋白的透明质膜形成。主要是由 CRF 时体液过多、低蛋白血症、充血性心功能不全和尿毒症毒素潴留引起，特别是一些尿毒症毒素可明显引起肺毛细血管通透性增加。尿毒症肺一般多见于尿毒症晚期。其临床表现为胸胁支满，咳嗽气喘，甚则不能平卧，小便不利，口渴不欲饮，水入易吐，有时呕吐清水痰涎，舌质黯淡，苔滑，脉弦滑。其病机为水气犯肺，治宜宣肺泄水。方用葶苈大枣泻肺汤合苓桂术甘汤加味，药物有葶苈子 30g，大枣 4 枚，茯苓 15g，桂枝 10g，白术 10g，炙甘草 6g，泽泻 30g，红花 10g，丹参 30g。

三、肺部感染的治疗

CRF 多伴有免疫功能低下，再加上贫血、营养不良、代谢性酸中毒等使机体防御机制障碍，患者可出现各种感染，尤其是糖尿病、胶原病、高龄和使用皮质激素的患者更易发生感染，其中肺部感染最为常见。CRF 时合并的肺部感染对抗生素治疗的效果差，也是导致患者死亡的重要原因，但中医治疗效果肯定。其临床表现为：咳嗽，发热，胸痛，咳痰黄稠，口干口苦，舌质红，苔黄腻，脉滑数或弦滑。其病机为痰热阻肺，治宜清肺化痰，方用加味杏仁滑石汤，药物有杏仁、滑石、黄芩、黄连、半夏、陈皮、厚朴、郁金、全瓜蒌、通草、川贝母。

四、肺钙化的治疗

肺钙化是继发性甲状旁腺功能亢进引起的转移性钙化的肺部表现，病理上可见肺泡间隔钙质沉着，肺组织变硬，重量增加，肺泡间隔增宽进而纤维化。钙化亦可见于支气管壁和小动脉壁，致肺的弥散能力降低，换气障碍及肺活量下降。临床上主要表现为干咳，气短，口燥咽干，形体消瘦，腰膝酸软，五心烦热，头晕耳鸣，舌红少苔，脉沉细。其病机为肺肾气阴两虚。治宜益气养阴，双补肺肾，方用参芪麦味地黄汤加味，药物有西洋参、炙黄芪、生地、山药、山萸肉、丹皮、茯苓、泽泻、麦冬、五味子、沙参、百合、川贝母、胡桃肉、蛤蚧粉等。

呼吸系统的并发症是 CRF 常见的并发症，严重影响患者的预后，中医治疗有一定的优势，在治疗 CRF 的同时，积极进行辨证治疗，可改善预后，提高患者的生存质量。

第六章　肾性骨营养不良的治疗经验

肾性骨病又称肾性骨营养不良（renal osteodystrophy），包括慢性肾功能不全（CRF）时出现的各种临床骨病和钙磷代谢紊乱。

早在1883年就发现了CRF患者存在一系列骨骼系统的病变，但直到1943年才正式命名为肾性骨营养不良。本病为CRF的常见并发症，所有的患者都有肾性骨营养不良的存在，只是早期临床表现隐匿，随着CRF治疗的进展，生存期的延长，肾性骨营养不良成为影响患者生活质量和生存时间的重要因素，而日益受到重视。

一、病因病机

中医虽然没有肾性骨营养不良的记载，但对肾与骨的关系却早有认识。《素问·阴阳应象大论》指出，"肾生骨髓"；《素问·六节藏象论》认为，肾"其充在骨"；《素问·四时刺逆从论》认为，"肾主身之骨髓"。故中医认为，骨由肾所主，肾精充沛，骨得所养，其生长发育和功能才能正常。所以肾性骨营养不良也主要与中医的肾相关，其病因病机和辨证论治都应以肾为主。除肾以外，本病还与肝和脾相关。肝主筋，主藏血，筋束骨，筋骨相连；脾主肌肉四肢，主运化，化生气血，为后天之本，气血生化之源，骨肉不分。骨的生长发育和运动机能还需气血的资养，筋、肉的协助，若肝脾虚弱，筋弱肉萎，则易导致骨折和运动障碍。

肝肾亏虚，筋骨失养：肾虚不能主骨，肾虚精亏，骨髓空虚，骨失所养，则会出现骨骼软弱、变形、生长发育迟缓；肝虚血亏，血不营筋，筋不束骨，则易导致骨折和运动障碍。

脾肾虚弱，骨肉失养：肾虚骨弱加上脾虚气血生化无源，则后天无以滋养先天，骨弱更甚；脾虚肌肉失养，则骨肉萎弱，易导致骨病发生。

血虚风燥，皮肤失养：则出现皮肤干燥脱屑，肌肤甲错，顽固性瘙痒。

浊瘀互结，气血亏虚，寒邪凝滞：浊邪停留，阻滞气血而致气滞血瘀，日久浊瘀互结，气血亏虚，若外加寒邪凝滞，可致皮肤青紫、坏死，或顽固难愈的溃疡。

浊瘀互结，阻滞关节：浊瘀互结，阻滞关节，郁而化热，则可致关节红、肿、热、痛等关节炎的表现。

浊瘀互结，风寒痹阻：浊瘀互结，阻滞关节，复被外寒侵袭，则会出现关节肿痛，遇寒加重等寒痹表现。

二、辨证论治

（一）骨病（骨痛、骨折、骨骼畸形）

临床表现：全身或下半身（髋部、膝关节和腿部）疼痛，负重、受压、运动或体位改变时加重，症状缓慢进展，重者卧床不起，运动能力丧失，偶有胸廓、肋骨、双侧骨盆或棘突的压痛。骨折最常见于肋骨；骨骼畸形常见于生长发育迅速的儿童患者，多表现为长骨（胫骨、股骨）弯曲或骨骺脱离，成人（尤其是铝相关性骨软化）患者在多年透析后可出现腰椎侧凸、胸椎后凸及胸廓畸形等。

病机：肾虚髓亏，骨失所养。

治法：以补肾壮骨为基础。

方药：常用方有健步虎潜丸（《经验方》：鹿角胶、何首乌、川牛膝、杜仲、锁阳、当归、熟地、党参、赤芍、附子、龟甲、续断、细辛）等。

常用药物有当归、熟地、杜仲、川断、鹿角胶、何首乌、肉苁蓉、补骨脂、秦艽、菟丝子、枸杞子、巴戟天、仙茅、仙灵脾等。

偏于阳虚有寒，见畏寒肢冷、冷痛或疼痛遇寒加重、小便清长，舌淡脉弱者，加附子、肉桂等；偏于阴虚有热，见灼热疼痛、畏热喜凉、舌红苔少、脉细数者，加龟甲、生地、白芍、玄参等；骨痛甚者，加土鳖虫、制乳香、没药、海马（研末冲服）等；骨折，加续断、骨碎补等。

根据部位的加减法：头部加川芎、藁本、白芷、升麻等；胸部加枳壳、厚朴、郁金、陈皮、乌药；腹部加玄胡、金铃子；背部加狗脊、穿山甲；腰部加杜仲、菟丝子、续断、小茴香、补骨脂；上肢加桂枝、桑枝、羌活、防风；下肢加牛膝、木瓜、苡仁、独活、苍术。

（二）生长迟缓

临床表现：主要见于儿童，伴有少动喜卧，容易疲倦，面色不华，神倦无力，舌苔薄白，舌质淡，脉沉无力，指纹淡。

病机：肝肾不足。

治法：培补肝肾。

方药：加味地黄汤（《医宗金鉴》）。熟地、山药、山萸肉、茯苓、泽泻、丹皮、鹿茸、五加皮、麝香。

（三）关节炎和关节周炎

临床表现：无明显诱因出现单个或多个关节的红、肿、热、痛等关节炎的表现，伴有口干，口苦，舌红或绛，苔黄燥或黄腻，脉滑数。

病机：浊瘀化热，痹阻关节。

治法：清热通络，除湿化瘀。

方药：宣痹汤（《温病条辨》：防己、蚕沙、苡仁、赤小豆、连翘、山栀、滑石、杏仁、半夏）加穿山甲、地龙、土鳖虫等。

（四）肌病

临床表现：以近端肢体肌无力最常见，下肢尤甚，临床进展缓慢，走路摇晃，呈“企鹅”步态，伴腰脊酸软，目眩发脱，咽干耳鸣，遗精或遗尿，或妇女月经不调，舌红少苔，脉细数。

病机：肝肾亏损，脾气虚弱，髓枯筋痿。

治法：益肾健脾养肝，强筋壮骨振痿。

方药：虎潜丸（《丹溪心法》：龟甲、熟地、白芍、虎骨、干姜、锁阳、知母、黄柏、陈皮）加鹿角片、炙黄芪、党参、当归、鸡血藤、紫河车等。

（五）皮肤瘙痒

临床表现：皮肤瘙痒，伴皮肤脱屑，粗糙，口干，口苦，口黏，或口中尿臭，舌黯淡，苔白腻或黄腻，脉细数或弦数。

病机：浊瘀互结，血虚风燥。

治法：养血祛风，化浊祛瘀。

方药：消风四物汤（四物汤加荆芥、防风）加刺蒺藜、白鲜皮、生大黄、法半夏、黄连等。

（六）钙化防御

临床表现：是一组以外周组织缺血性坏死、皮肤溃疡形成及血管钙化为特征的临床综合征。皮肤痛性损害多出现于足趾、手指和踝关节、大腿、臀部，与周围组织分界清楚。初起表现为浅表皮肤青紫变色，后逐步发展为缺血性坏死（可累及肌肉或皮下脂肪），常伴有难治性皮肤溃疡或结痂。手脚发凉，怕冷，口淡不渴，舌黯淡，脉细欲绝。

病机：浊瘀互结，气血亏虚，寒邪凝滞。

治法：益气养血，通脉散寒，化浊祛瘀。

方药：当归四逆汤（《伤寒论》：当归、芍药、桂枝、细辛、炙甘草、木通、大枣）加炙黄芪、生大黄、水蛭、鸡血藤等。

三、临证心得

1. 肾性骨营养不良的治疗应以治疗慢性肾衰竭为前提。肾功能的稳定或缓解才是延缓肾性骨营养不良的发生或减轻症状的根本。

2. 肾性骨营养不良的基本病机是肾虚髓亏、骨失所养，其治疗以补肾壮骨为基本治法。用药以平补偏温的补肾壮骨药为主，如当归、熟地、杜仲、川断、鹿角胶、肉苁蓉、补骨脂、菟丝子、枸杞子、巴戟天、仙茅、仙灵脾等。凡是 CRF 均应补肾壮骨，出现临床表现者根据证候性质辨证加减。

第七章　肾性贫血的治疗经验

肾性贫血是指由于各种因素造成肾脏红细胞生成素（EPO）产生不足或尿毒症患者血浆中一些毒性物质干扰红细胞的生成和代谢而导致的贫血，是慢性肾衰竭（CRF）最常见的并发症。

一、病因病机

中医认为，血液的生成是由各脏腑的整体功能所致。脾胃为水谷之海，气血生化之源。《灵枢·决气》有“中焦受气取汁，变化而赤，是谓血”，即充分说明了脾胃的运化功能在血液的生成过程中的地位和作用。血液的生成过程还与营气和肺有关。《灵枢·邪客》中“营气者，泌其津液，注之于脉，化以为血，以营四末，内注五脏六腑”，强调了营气化血的作用。《灵枢·营卫生会》篇有“中焦亦并胃中，出上焦之后，此所受气者，泌糟粕，蒸津液，上注于肺脉，乃化而为血。以奉生身，莫贵于此，故独得行于经隧”，强调了肺在血液生成中的作用。血液的来源还有“精血互生”“气血互生”。肾藏精，主骨生髓，所以精血互生主要与肾相关；“气血互生”指气对血具有生化、固摄作用，所以血虚时补气是中医的治疗常规。

二、证治概要

（一）脾胃虚弱，生化无源

临床表现：肾性贫血见面色萎黄无华，少气懒言，疲倦乏力，食欲不振，腹胀便溏，口唇色淡，舌淡齿痕苔薄白，脉虚弱。

病机分析：在CRF的过程中，脾胃虚弱最为多见。脾胃虚弱，运化水谷的功能障碍，气血生化无源，而致血虚；脾胃虚弱，统摄无权，气不摄血，而致出血，也是血虚的原因之一；脾胃虚弱，运化水湿的功能障碍，湿浊内停，更加重脾胃损伤，脾虚与湿浊互为因果，缠绵难愈，则血虚更加严重。

治法：益气健脾养血。

方药：归脾汤（《济生方》：党参、黄芪、白术、茯神、酸枣仁、龙眼肉、木香、炙甘草、当归、远志、生姜、大枣）加减。

可将党参换成生晒参，或再加生晒参、生大黄、冬虫夏草。

（二）肾虚精亏，精不化血

临床表现：肾性贫血见面色黑黄无华，耳郭焦黑，皮肤干枯，腰脊酸软，脑转耳鸣，极度疲劳，性欲减退，男子阳痿早泄，女子月经量少甚或闭经，舌淡嫩齿痕，脉沉细无力。

病机分析：CRF 的主要病位在肾，肾虚是其病之根本。《张氏医通》谓，“血之源头在乎肾”；《类经》谓，“精足则血足”；而《侣山堂类辨》则更加明确地指出，“肾为水脏，主藏精而化血”。肾虚精亏，骨髓空虚，精不生血，则致血虚；肾虚火不生土，必致脾肾两虚，脾虚则生化乏源，后天之精不得滋养先天之精，致精亏更甚，脾虚不得生化气血，使血虚不断加重。

治法：益肾填精补血。

方药：偏阳虚者用右归丸（《景岳全书》：熟地、山药、山萸肉、枸杞子、杜仲、菟丝子、当归、鹿角胶、肉桂、制附片）加人参、炙黄芪、冬虫夏草等；偏阴虚者用左归丸（《景岳全书》：熟地、山药、山萸肉、枸杞子、牛膝、菟丝子、龟胶、鹿角胶）加当归、炙黄芪、人参、冬虫夏草、鸡血藤等。

三、注意事项

1. 治疗肾衰竭为主：肾性贫血是慢性肾衰竭的并发症，所以慢性肾衰竭的稳定或缓解才是治本之图。具体方法参见前文。

2. 脾肾并重：脾为后天之本，气血生化之源，所以补血必健脾；肾主藏精，主骨生髓，为先天之本，是慢性肾衰竭的重心所在，所以肾性贫血必须补肾。脾肾并重是治疗肾性贫血的基本原则。脾虚为主时补脾为主，兼以补肾；肾虚为主时补肾为主，兼以补脾。补脾重用人参、炙黄芪，补肾重用熟地、山萸肉。

3. 气血并重：气为血之帅，血为气之母，气能生血，气能摄血，血能载气，气血互生。所以补血必先补气，当归补血汤，归脾汤都是这一原则的具体体现。李东垣说：“仲景以人参为补血者，盖血不自生，须得生阳气之药乃生，阳生则阴长，血乃旺矣，若阴虚单补血，血无由而生，无阳故也。”

4. 化浊祛瘀生血：脏腑虚损，气化功能障碍，浊邪停留是 CRF 的病机关键。浊邪因脏腑虚损而生，即生之后又可进一步损伤脏腑，形成恶性循环。脏腑虚损，气血的生化障碍，是形成血虚的原因之一；浊邪内停，阻滞气血，可形成瘀血，浊瘀互结，新血不生，也是导致血虚的原因之一。所以在肾性贫血的治疗中，应注意化浊祛瘀的运用。

5. 注意扶正与祛邪的关系：本虚标实是CRF的基本病机，本虚指脏腑虚损，特别是肾脾虚损；标实是指由于脏腑虚损，气化功能障碍，致浊邪停留。本虚应该扶正，邪实应该祛邪，理所当然。但在CRF的治疗过程中扶正祛邪的正确运用并不容易。一般而言，如果浊毒停留较重，有明显的浊毒上犯者，应以化毒排毒降浊为主；如无明显的浊毒上犯表现，则应扶正和化毒排毒并用。

6. 中西结合：人工重组促红细胞生成素（recombinant EPO，rHuEPO）的运用是肾性贫血的有效方法。但EPO的运用面临两大问题，一是费用过高，一是合并高血压。配合中医辨证治疗可以减少EPO用量，而用量减少，则高血压的发生亦可明显减少。有报道显示，用补肾健脾的中药配合小剂量EPO可达到常规剂量的疗效。

7. 应鼓励患者适当运动：适量、规律的运动有助于红细胞的增加，改善贫血。虽然作用机理不明，但应该提倡运动。

第八章　慢性肾衰竭运用健脾法的技巧

脾虚是慢性肾衰竭的常见证候，健脾是慢性肾衰竭的常用治法，我们在临床上发现，慢性肾衰竭时用健脾法有其特殊性，现对其进行归纳，以供同道参考。

一、健脾不厌早

据研究，慢性肾衰竭时存在整体功能代偿的规律。运用中医学的理论对慢性肾衰竭的临床表现、病理生理进行分析，其主要病位在肾，但常常波及他脏。所影响的主要生理功能是气化功能，即水液代谢和分清泌浊的功能，导致湿浊内留，继则或化热生毒、生风动血，或化寒成痰、蒙神闭窍，或浊瘀互结，残害五脏，变证峰起，产生 CRF 的种种表现。而中医学认为，气化功能虽然与肾的关系密切，但决非肾脏所独主，而是在全身各脏腑的共同作用下得以实现的。如《素问·经脉别论》有“饮入于胃，游溢精气，上输于脾，脾气散精，上归于肺，通调水道，下输膀胱，水精四布，五经并行”。简要说明了水液代谢是一个全身各脏腑相互配合的复杂生理过程。其中肾的气化功能无疑是最重要的，脾主运化、升清、主统摄，是水液代谢的枢纽。肾脏病损时，气化功能减弱，为了维持生命活动，机体需要进行整体调节，动员其他与气化功能相关的脏腑增加负荷，参与代偿调节。五脏之中，除肾以外，与气化功能最密切的就是脾，所以，CRF 时，脾最先参与代偿，所受的影响也最大。临床上 CRF 的患者恶心、呕吐、纳呆等脾胃症状出现最早且贯穿始终是其明证。若病情尚轻，通过脾的代偿，气化功能得以维持，则临床表现为病情稳定。因此，慢性肾衰竭时及早健脾，对维护肾功能有积极意义。凡是肾功能已经损害的患者，CCr 低于正常，血 Cr、BUN 高于正常者，无论有无脾虚的表现，都应在补肾的基础上积极健脾。因为在 CRF 的过程中脾虚的表现终究会出现，尚未出现者，说明脾的代偿功能尚可，此时积极健脾，可避免过早出现脾失代偿而见脾虚的表现，延缓肾衰竭的进程，具有“治未病”的意义，故慢性肾衰竭健脾不厌其早。若患者已出现全身乏力、不思饮食、恶心呕吐、口中尿臭、腹胀便泻，或有浮肿、舌淡润、脉沉细等脾虚表现的时候，已经失去了健脾的最佳时期。

二、调整五脏间的生克制化关系

有时在慢性肾衰竭的病程中出现明显的脾虚表现而用益气健脾的方法治疗效果不理想，此时应注意脏腑间的生克制化关系而予以调整。在正常生理情况下，五脏之间互相生克，以维护脏腑间的协调关系。所谓相生，是指一脏对另一脏具有促进、帮助的作用，以防止其不足；所谓相克，是指一脏对另一脏有制约的作用，以防止其太过。其相生规律是脾土生肺金，肺金生肾水，肾水生肝木，肝木生心火，心火生脾土；其相克规律是脾土克肾水，肾水克心火，心火克肺金，肺金克肝木，肝木克脾土。在病理情况下，五脏之间会出现互相乘侮的关系。所谓乘是指相克太过，即在一脏虚弱的情况下，相克的一脏乘虚而入，导致被克的一脏更加虚弱；所谓相侮是指反克，即在一脏虚弱的情况下，被克的一脏反克虚弱的一脏，使其更加虚弱。慢性复杂性疾病容易出现五脏间的乘和侮，慢性肾衰竭的病程中这种情况尤为常见。脾属土，生理情况下是木克土、土克水；在病理条件下脾虚会导致肝乘、肾侮，故单纯健脾疗效欠佳，此时应考虑在健脾的基础上适当配伍疏肝泻肾之品，如柴胡、香附、泽泻、黄柏等，可明显提高疗效。除了慢性肾衰竭以外，其他慢性复杂性疾病都考虑脏腑间的生克制化关系，这是中医治疗慢性复杂性疾病的优势和特色。

三、与化毒排毒降浊同用

慢性肾衰竭的基本病机是人体气化功能障碍，其直接后果就是湿浊毒邪潴留。气化功能障碍源于脏腑虚损，特别是肺脾肾的虚损，所以慢性肾衰竭往往是脏腑虚损与浊邪停留并存，形成正虚邪实，因虚致实，因实致虚，虚实互见，缠绵不已的局面。慢性肾衰竭的治疗也往往是扶正祛邪并用，用健脾法时也应注意配合化毒排毒降浊，但应分清主次轻重。一般而言，脾虚的表现突出，无明显浊邪上犯的表现，可以健脾为主，佐以化毒排毒降浊，方用香砂六君子汤加生大黄、茵陈、蒲公英、六月雪等；若便秘腹胀突出，则应辨别寒热，分别选用温脾汤和大承气汤温下和寒下以治其标，大便通畅后仍以香砂六君子汤为主加用生大黄等；若恶心呕吐明显，则先以加味苏叶黄连汤（苏叶、黄连、竹茹、生姜）浓煎，少量多次频服以降逆止呕，呕吐停止，则仍以香砂六君子汤为主，加黄连、竹茹、生大黄等。

第九章　温阳法在慢性肾衰竭中的运用

温阳法在慢性肾衰竭的治疗中是否可以运用，有不同意见。有学者认为，温阳法可以加重疾病，使肌酐和尿素氮升高；有的则认为，温阳法是治疗慢性肾衰竭的主法。因为经常有医生和我探讨这个问题，所以我结合自己的体会谈谈看法，供大家参考。

要回答慢性肾衰竭是否可以用温阳法的问题，就必须首先弄清慢性肾衰竭是否存在阳虚。慢性肾衰竭时存在阳虚是肯定的，慢性肾衰竭时可以用温阳法也是肯定的。更加具有意义的是要弄清楚在不同阶段、不同兼夹时运用温阳法的具体方法。

慢性肾衰竭是各种慢性肾脏疾病晚期导致肾脏的结构破坏、功能减退乃至丧失的临床综合征。我认为，慢性肾衰竭的基本病机是人体气化功能的减退乃至丧失。但导致气化功能减退乃至丧失的原因则主要是脏腑虚损。就慢性肾衰竭本身而言，其病程一般分为四个阶段，即慢性肾功能不全代偿期、慢性肾功能不全失代偿期、慢性肾衰竭期和尿毒症期。这四个阶段当然也代表了患者的身体状态和病情的轻重程度。但是如果我们将导致慢性肾衰竭的原发病和慢性肾衰竭联系起来考虑，则不难发现慢性肾衰竭疾病分期的意义和一般疾病是不一样的。因为对患者而言，慢性肾衰竭的早期已经是原发病的晚期了，脏腑虚损的概念很广泛，慢性肾衰竭时涉及哪些脏腑？涉及脏腑气血阴阳的哪些部分？在具体治疗时都应该明确。不言而喻，温阳法所针对的是慢性肾衰竭表现出的阳虚证型，阳虚还要区分具体病位。在慢性肾衰竭的病程中常用的温阳法有下述几种。

一、温阳解表

温阳解表法用于慢性肾衰竭病程中合并外感寒邪时。因为慢性肾衰竭时人体正气虚损，容易遭受外邪袭击，感邪之后则呈现出本虚标实的局面，如果以阳虚为主的患者则易感受寒邪而表现为太少两感证。除了有发热、恶寒、无汗、头痛、身痛等寒邪束表的症状外，还可见四肢不温、舌质淡嫩苔白薄、脉沉细等阳虚的见证。《伤寒论》301 条曰："少阴病，始得之，反发热，脉沉者，麻黄细辛附子汤主之。"与此相似，可与麻黄细辛附子汤温阳解表。

二、温下寒结

慢性肾衰竭的患者如果上有呕吐，下有便秘，宜用通腑泄浊法，但要辨别其寒热性质。若患者在便秘的同时还可见畏寒蜷卧，口中尿臭，口淡口黏，胸脘痞闷，不思饮食，舌苔白腻，脉象沉细者，乃寒实内结，治宜温下寒结，方用温脾汤（大黄、党参、甘草、炮姜、熟附子）加减。许多学者认为，慢性肾衰竭乃肾阳虚衰，气化不行，浊邪内停所致，所以温阳泄浊是其基本治法，温脾汤是慢性肾衰竭时的常用方剂，甚至有的医生凡是慢性肾衰竭就用温脾汤，并不辨证。在此基础上衍生出的灌肠方大黄、附子、牡蛎，更是治疗慢性肾衰竭的通用方。

三、温化降浊

慢性肾衰竭尿毒症时以呕吐为主症，不伴有便秘，其病机为湿浊中阻，胃失和降，则应以化浊降逆止呕为主。最常见的证型有湿浊寒化和热化。若恶心呕吐的同时伴有口中黏腻、舌苔白腻者，为寒湿中阻，宜用温化降浊法，方如人参半夏汤（人参、半夏、干姜）、小半夏加茯苓汤（半夏、生姜、茯苓），寒甚呕吐重者可用吴茱萸汤（吴茱萸、人参、生姜、大枣）加减。凡是化浊降逆止呕的方药，应浓煎少量多次频服。化浊降逆止呕为治标之法，呕止即宜从本论治。

四、温阳利水

慢性肾衰竭出现水肿的时候就有机会运用温阳利水法。其运用指征是水肿的同时有阳虚的表现，并根据阳虚的轻重或在脾在肾而区别运用温阳健脾利水和温肾利水。脾阳虚衰，运水无权者，表现为全身水肿、面色萎黄或白、手足不温、便溏懒食、口中不渴、舌淡胖苔水滑、脉沉迟，治宜温阳健脾利水，方用实脾饮（干姜、制附片、茯苓、白术、大腹皮、草果仁、厚朴、木香、木瓜、甘草）加减；肾阳虚衰，主水无权，水气泛滥者，可见全身水肿、畏寒肢冷、腰膝冷痛、舌质淡嫩有齿痕、脉沉细弱，甚者可见咳喘胸闷、不得平卧，治宜温肾利水，方用真武汤（炮附子、茯苓、白术、芍药、生姜）加减。

五、温中健脾

在慢性肾衰竭的病程中也有表现为中阳虚衰者，症见大便泄泻、脘腹胀满冷痛，治宜温中健脾，方用理中汤（人参、白术、甘草、干姜）加减；若腹泻顽固不愈者，宜温中固涩并用，方如理中桃花汤（人参、白术、甘草、干姜、赤石脂）加减，甚者可用姜附四神汤（附片、干姜、补骨脂、肉豆蔻、吴茱萸、五味子），温补脾肾与固涩并用。

六、温肾化气

在慢性肾衰竭的病程中，若肾阳虚弱，气化功能减退，津液不得蒸化，临床可见小便清长或夜尿频多、畏寒肢冷、舌质淡嫩、脉沉细等。多见于慢性肾功能不全失代偿的早期，尿比重和尿渗透压降低。治宜温肾化气，方用肾气丸为主。

各种慢性肾脏疾病发展到慢性肾功能不全的早期，即代偿期和失代偿的早期，此时以脏腑的虚损，气化功能减退为主，尚无明显的浊邪停留。而在脏腑虚损之中，肾虚是主要的，因为慢性肾衰竭的原发病位在肾。其基本病机是人体气化功能逐渐减退乃至丧失，这是一个渐进的过程。人体的气化功能是在全身各脏腑的参与配合下才能实现的整体的功能，其中肾的气化功能是人体气化功能的原动力，无疑是最重要的。然后是脾的运化、升清功能，是人体气化功能的最重要的组成部分。慢性肾衰竭的早期，主要是肾的气化功能减退，此时的肾功能能维持人体的生理需要，只是贮备功能减弱或丧失，不能承受额外的负担，如感染、感冒、失水、过劳、精神刺激等，这些对正常人而言是微不足道的因素，都可导致肾功能急剧恶化。这个阶段是慢性肾衰竭的转折点，治疗的好，可以使肾功能长期保持稳定，稍有不慎就足以使肾功能急转直下。如果患者出现多尿、夜尿频多，尿比重和尿渗透压降低，说明体内代谢废物的排泄已经不充分，再向前发展就是氮质潴留。患者出现多尿、夜尿频多的时候，中医辨证多属肾阳虚衰，气化无力，不能蒸腾津液以滋养全身；再向前发展，肾阳虚衰加重，则会出现气不化水，湿浊停留，临床表现有水肿、小便不利，以及湿浊停留的诸多表现。以此推测，在慢性肾病向肾衰竭的发展病程中，在肾功能不全失代偿期之前，其基本病机应该是以肾虚为主而偏于阳虚的，所以我主张慢性肾衰竭在失代偿期之前的治疗应以温肾化气为主，以肾气丸为主方，可以长期保持肾功能的稳定，延缓肾衰竭的进展，这在临床上也得以证实。

我们长期的临床研究还表明，慢性肾衰竭的病程中存在着脏腑间整体的功能代偿，即因为肾的气化功能逐渐减退而影响整体的气化功能，此时其他的脏腑会动员其潜在的能力对肾脏丧失的气化功能进行代偿，以维持人体生理需要的气化功能。其中最早参与代偿的就是脾，所以在慢性肾衰竭的病程中，肾和脾是病变的重心，益肾和健脾是慢性肾衰竭早期治疗的核心，因此我认为凡是慢性肾病的晚期，慢性肾衰竭的早期，即内生肌酐清除率低于正常，血清肌酐高于正常者，不论有无肾虚、脾虚的表现，都应积极益肾健脾。我习惯用肾气丸和香砂六君丸，并用或交替用。著名的中医学家蒲辅周先生亦有类似的观点，蒲老主张用济生肾气丸合理中汤，先后天同调。

肾气丸出自《金匮要略》，故又称金匮肾气丸；因其由八味药物组成，故又称八味肾气丸；又因其由六味地黄丸加桂枝、附子组成，亦称桂附地黄丸。肾气丸可谓千古名方，宋代儿科名医钱乙因将本方去掉桂附，一变而成补肾阴的名方六味地黄丸而倍受称道。六味地黄丸以补为主，补中有泻，寓泻于补，通补开合，相辅相成。方中重用地黄滋补肾阴为主，辅以山萸肉、山药兼顾肝、脾之阴，佐以泽泻、茯苓、丹皮渗湿泻火。正如《医方论》所说："有熟地之腻补肾水，即有泽泻之宣泄肾浊以济之；有萸肉之温涩肝经，即有丹皮之清泻肝火以佐之；有山药之收涩脾经，即有茯苓之淡渗脾湿以和之。药有六味，而有开有合，三阴并治，洵补方之正鹄也。"在此基础上少佐桂附，一则可激发肾阳，助肾之气化，使肾中阳气生生不息，取少火生气之义；一则可防止阴药反困肾阳，使补阴之药不致凝滞。因肾为水火之宅，元阴元阳寄寓其中，而阴阳互根，互生互化，即张景岳所谓"善补阳者，必于阴中求阳，阳得阴助，则生化无穷"，亦即《医宗金鉴》所谓"此肾气丸纳桂附于滋阴剂中十倍之一，意不在补火，而微微生火，即生肾气也"。综观肾气丸全方，以补为主，而补中有泻；三脏并补，而以补肾为主；阴阳双补，而重在化生肾气。慢性肾衰竭时，五脏并损，而以肾虚为主；正虚邪实，而以正虚为本；而在肾衰竭的早期（即代偿期和失代偿的早期），阴阳皆虚，而以阳虚为主。故将肾气丸作为慢性肾衰竭早期治疗的基本方，是当之无愧的。

香砂六君子汤出自《医方集解》，由人参、白术、茯苓、炙甘草、陈皮、半夏、香附（现在多用木香）、砂仁共八味药组成，具有益气健脾、燥湿化痰、和胃止呕、理气止痛等功效。慢性肾衰竭时如果表现为脾胃气虚，运化失司，寒湿阻滞于中焦，症见纳呆、嗳气、脘腹胀满或疼痛、恶心呕吐、大便泄泻、舌淡苔白、脉细缓等，可根据辨证使用。前已述及，慢性肾衰竭的早期，肾和脾的虚损是病变的重心，虽然在代偿期和失代偿的早期可以没有临床表现，但其病机是存在的，而且在病情的发展过程中必定会出现临床表现，所以在慢性肾衰竭的早期，不论有无脾虚的表现，都可用益气健脾的治法，方用香砂六君子汤。在没有脾虚的表现之前用香砂六君子汤益气健脾，对保护肾功能，延缓病情的发展具有更加积极的意义，属于“治未病”的方法。现在有同仁堂生产的小水丸，服用方便，在慢性肾衰竭的早期，只要没有禁忌证，可以和肾气丸同用或交替用。

第十章　慢性肾衰竭与痰浊

慢性肾衰竭（CRF），是各种肾脏疾病晚期肾脏功能损害，酸碱、水电平衡紊乱，导致代谢废物潴留而出现的严重综合征。本病病变范围广泛，病理变化复杂。运用中医的理论对CRF的临床表现、病理解剖、病理生理进行分析，其主要病位在肾，但常常波及他脏；所影响的主要是人体的气化功能，即水液代谢和分清泌浊的功能，导致湿浊内留，清浊相混，继则或化热生毒、生风动血，或化寒成痰、蒙神闭窍，或浊瘀互结，戕害五脏，变证峰起，产生CRF的种种表现。

纵观CRF的临床表现，以浊邪停留为其病理关键。正常情况下，饮食物经过人体的消化代谢，分为精微和糟粕，即清和浊。清者为人体所利用，浊者经过气化排出体外。而CRF时，人体气化功能障碍，导致机体清浊不分，浊邪内留。浊邪，又称湿浊。机体水液代谢紊乱，应该排泄的水液潴留体内，当呈弥散状态时，就是湿浊；当聚而成形，产生水肿时，就是水气。湿浊化热则形成湿热，湿浊聚集于某一部位过久，或因寒而凝聚，或因热而煎熬，则可成痰。从广义而言，湿浊、湿热、痰，三者当属同类，有时治法可以互通。比如黄连温胆汤所治，谓湿热、痰热皆可。水、湿亦有互通之时，如“治湿不利小便，非其活也”，而利小便乃治水之正法，而临床上“利湿”和“利水”实为一法。

前已言及，浊邪内留是CRF的病机关键，也就是说如果没有浊邪内留，也就不会有CRF，所以浊邪内留也是贯穿于CRF始终的病机。又由于CRF病程冗长，浊邪化热，浊邪成痰就有其病机的必然性，CRF治疗效果的优劣也很大程度上取决于能否正确处理湿浊、湿热、痰的关系。由于我们探讨的主题是CRF与痰浊，下面将分别介绍CRF的过程中与痰浊有关的证型和治法，以供参考。

一、痰浊中阻证

CRF患者由于酸中毒、尿毒证毒素对消化道的刺激，出现恶心呕吐、不能饮食、脘痞不舒，甚至口中有尿臭味等，中医辨证属于痰浊中阻，升降紊乱，胃气上逆。治宜化痰降浊、和胃止呕。若口淡舌苔白腻者，为湿浊困阻脾胃，宜温化降浊，方如吴茱萸汤、小半夏加茯苓汤、人参半夏汤等；若口苦口黏，舌苔黄腻者，为浊邪化热，或为湿热中阻，或为痰热中阻，治宜清化降浊，方如黄连温胆汤、苏叶黄连汤加竹茹、半夏泻心汤、小陷胸汤等。若痰阻气逆甚者，还可以合用旋覆花代赭石汤。使用上述方药时，一定要浓煎，或去渣后重煎，将药液浓缩至 200mL 左右，少少呷服，候痰浊渐化，胃气渐开，则吐逆可止。此为屡用屡效之法，尽可放胆用之。

二、痰热阻肺证

在 CRF 的过程中，常易合并肺部感染，患者出现咳嗽胸痛、咳吐黄痰、发热等症状。由于 CRF 患者的体质很差，很多患者对抗生素无效，感染难以控制，使病情急转直下，甚至危及生命。此证中医辨证为痰热阻肺，治宜清肺化痰，方用杏仁滑石汤（杏仁、滑石、黄芩、黄连、橘红、郁金、厚朴、通草、半夏）加瓜蒌皮、贝母，多可获效。这种情况临床经常可以见到，一般 2～3 剂即可缓解。西医因此而找我们会诊的机会很多。曾有 CRF 患者在北京医科大学第一附院肾病科住院，合并肺部感染，用各种抗生素无效，发热、咳嗽不退，后患者家属来找我们会诊，用上方 2 剂烧退咳止，使病情得以稳定。

三、痰浊上泛证

CRF 患者血压升高者，可表现为眩晕、头痛、头蒙、畏光、呕恶等。若舌苔厚腻者，辨证当属痰浊上泛，治宜化痰息风，方用半夏白术天麻汤加味；属痰热者可加枳实、黄连、竹茹、瓜蒌、贝母等；大便不通者可用生大黄等，通腑气以泄痰浊，多可奏效。

四、痰蒙心窍证

CRF 患者出现神志症状者，多属痰浊太甚，蒙蔽心窍，如神昏不醒、舌强不语等，急宜化痰开窍。痰热闭窍者用加减菖蒲郁金汤（菖蒲、郁金、生栀子、竹叶、丹皮、连翘、竹沥水、瓜蒌皮、橘红）送服安宫牛黄丸、紫雪丹、至宝丹；痰湿闭窍者，则用加减菖蒲郁金汤送服苏合香丸以温开。

上述四证，乃 CRF 之典型的痰证，借以说明 CRF 与痰浊的关系之密切。实则化痰降浊的治疗方法贯穿于 CRF 治疗的全过程。我们长期的研究表明，

CRF的病机属于本虚标实，本虚是指脏腑之虚损，特点是脾肾虚损；标实是因为脾肾之虚损而导致的浊邪内留。我们的治疗，就是在补脾肾与治痰浊之间把握标本缓急。我们摸索的规律认为，患者临床上有明显的痰浊上泛表现者，宜急则治标，以化痰降浊为主；若无明显的痰浊犯扰的症状，则宜补脾肾与化痰泄浊并用，我的常用方是参芪地黄汤合黄连温胆汤加生大黄等，常可使病情稳定。

第十一章　近五年慢性肾衰竭的中医研究述评

一、近五年的研究概况

从 1997～2001 的 5 年间，国内医药期刊共发表中医研究治疗慢性肾衰竭的文献近千篇，作者共查阅 937 篇，涉及临床研究、实验研究、理论研究、综合研究、临床报道、名医经验、文献综述等。研究方式以“某药（成药、院内制剂），或某方（成方、自拟方），或某法治疗慢性肾衰竭的临床（作用机理或动物实验）研究”的模式为主，这一类型的文献共 314 篇。治疗方式以中西医治法综合运用最为常见，这类文献共有 138 篇；其次是中医的各种治法的综合运用，如内服、灌肠、药浴等，这类文献共 34 篇；相反辨证论治的文献并不多见，只有 21 篇。最常用的给药途径除口服以外就是灌肠，仅明确提到以灌肠为主的文献就有 54 篇，而上述综合治法中大都包含灌肠法。最常用的药物是大黄，仅明确提到单用大黄或以大黄为主的文献就有 45 篇，灌肠方都以大黄为主，口服方中也绝大部分含有大黄；此外，明确提到黄芪的文献 16 篇，提到虫草的文献 10 篇。

二、近五年的新动态

1. 建立具有中医特色的防治体系

慢性肾衰竭是一种慢性进展性的复杂性疾病，各种疾病一旦发展到慢性肾衰竭阶段，就会按照其自身的规律发展，原始病因已经不起主要作用。慢性肾衰竭的发生机理很复杂，进展机理也很复杂，对机体的影响广泛而深重。从内科非透析治疗的角度而言，找不到主要病因，找不到起主导作用的发病机理，因而也就不可能找到特异性的药物，也就是说，一味药、一个方不可能对慢性肾衰竭的治疗起太大的作用。鉴于这种情况，根据中医的理论特色和慢性肾衰竭的发展变化规律，建立具有中医特色、符合中国国情的治疗体系就显得十分迫切。我曾提出慢性肾衰竭的“整体功能代偿疗法”[1][2][3]对此进行了探讨，其核心论点是根据中医的整体观念、脏腑相关学说、治未病理论和西医的代偿理论，将慢性肾衰竭时肾脏自身的功能代偿扩展至全身整体的功能代偿。慢性肾衰竭的基本病机是人体气化功能减退乃至丧失。而中医认为，人体的气化功能是在全身各脏腑的共同参与下实现的，并不仅仅是肾脏的功能，如脾的运化、升清，肺的宣发、肃降、通调水道，肝的疏泄等，都是气化功能的重要组成部分，只不过各脏腑与气化功能相关的程度不同。当气化功能由于肾脏的损伤而减退时，一方面会影响各脏腑的功能，另一方面各脏腑会对肾脏丧失的气化功能进行代偿。所以慢性肾衰竭时，不仅要治肾以保护肾脏自身的功能和代偿能力，而且要积极治疗相关的脏腑，增强各脏腑的功能和对气化功能进行代偿的能力；不仅要研究辨证分型论治，而且要研究其发展变化规律和调整各脏腑之间的关系。对健脾法的运用，根据分型辨证治疗的原则，必须有脾虚见证时才用，而根据“整体功能代偿”的规律，则凡是肾功能损害的患者，无论有无脾虚见证，都应在补肾的同时积极健脾，在没有脾虚见证时健脾比出现脾虚证时才健脾对维护肾功能更有意义。书中对整体功能代偿的规律及如何增强各脏腑代偿能力的具体措施等进行了详细论述，可供临床参考。

2. 远期疗效观察

慢性肾衰竭属于终生疾病，而且具有进展性，所以对远期疗效的观察至关重要。但是由于绝大部分患者的远期疗效观察只能在院外执行，方案设计和实施都十分困难，以前很少有这方面的报道。在近 5 年的文献中，李深等[4]报道了“益肾缓衰方治疗慢性肾衰竭 35 例远期疗效观察”，观察时间为 6～44 个月，平均周期 10 个月。这是良好的开端，学术界应加强这方面的研究。

3. 对并发症的研究

慢性肾衰竭的并发症多而严重，几乎涉及各个系统，许多并发症是导致患者死亡的直接原因，加强对并发症的研究对慢性肾衰竭的防治具有重要意义。在近 5 年的文献中有关并发症的文献有 70 篇，其中肾性贫血最多，为 25 篇，此外还有皮肤瘙痒，心血管并发症如心衰、心包积液、高血压，呼吸系统感染，甲状旁腺亢进和骨病，消化道表现，脂质代谢紊乱，抑郁症，透析并发症等。对慢性肾衰竭的并发症，中医治疗有独特之处。比如有报道[5]，以葶苈大枣泻肺汤治疗慢性肾衰竭合并心包积液 48 例，结果经心脏彩超检查，完全吸收 23 例，部分吸收 20 例，无效 5 例，疗效是相当不错的。

4. 对药物微量元素的测定

电解质紊乱是慢性肾衰竭常见的问题，在辨证论治的基础上对常用药的微量元素进行测定，会对调节和避免进一步加重电解质紊乱有帮助。相关文献共 5 篇，以动物实验为主，也有初步用于临床的。据报道[6]，在辨证相同的情况下按常规组方为肾衰Ⅰ号，根据药物中钙磷含量精选药物组成肾衰Ⅱ号，再以其治疗腺嘌呤诱导的 CRF 大鼠，并与肾衰Ⅰ号对比。结果：在改善血钙磷、血 CT 方面，肾衰Ⅱ号优于肾衰Ⅰ号（$P<0.05$）；改善肾功能和 24h 尿蛋白方面，肾衰Ⅱ号疗效接近肾衰Ⅰ号（$P>0.05$）；降低血 ET，升高 NO，肾衰Ⅰ号、肾衰Ⅱ号间无明显差异（$P>0.05$）。总体疗效肾衰Ⅱ号优于肾衰Ⅰ号。

三、今后的努力方向

提高临床疗效是研究慢性肾衰竭的终极目标，而能否提高疗效取决于所运用的研究方法是否正确。对于慢性肾衰竭这样的复杂性疾病运用分解分析的研究方法，总有“盲人摸象”的感觉。如西医关于慢性肾衰竭的发病机制，各种学说层出不穷，却总是找不到起主导作用的病机。中华肾脏病学会主任委员、中华肾脏病杂志总编辑林善锬教授在其出版的《当代肾脏病学》[7]中说：“有关慢性肾脏病进展、CRF 的发病机制，历年来先后提出过‘尿毒症毒素学说’‘完整肾单位学说’‘矫枉失衡学说’‘肾小球高滤过学说’‘脂质代谢紊乱学说’‘肾小管高代谢学说’等，但没有一种学说能完整地解释其全部的发病过程”。也就是说，慢性肾衰竭的内科非透析治疗不可能用分析还原的方法找到特异性的病因控制方法，而根据中医的整体观念建立着眼于整体调治的防治方案应该成为研究的主要方向。而对于作用机理的研究可暂缓，以节约人力、物力和财力，因为没有肯定的疗效就研究其机理显然是徒劳的，反之，只要疗效肯定，即使暂时不明白具体的作用机理也无大碍。

由于慢性肾衰竭属于复杂性的重大疾病，现行的西医的临床研究方法并不完全适用。如临床流行病学中的对照原则就不能照搬，因为到现在为止，尚无疗效肯定的药物，许多研究选用卡托普利作为对照，显然并不能说明问题；又如重复性原则，如果研究的是防治体系和方案，其重复性就不能等同于一种具体药物的重复性，药物的重复性相对简单，容易判断，而防治体系和治疗方案的重复性则还存在运用者对防治体系和治疗方案的理解和掌握的程度的差异。比如说辨证论治原则，中医理论深厚，临床经验丰富的医生其重复性就好，而对其不能掌握的医生当然就谈不上重复性了，所以对于慢性肾衰竭整体性调治方案重复性的判断不能简单从事。对于慢性肾衰竭的疗效判断应是综合的动态的远期的标准，包括进展速度、生存质量、存活时间等。我们有理由相信，具有悠久历史和突出特色的中医药学，一定能在慢性肾衰竭的防治研究中有所作为。

参考文献

1. 肖相如. 慢性肾衰竭的整体功能代偿疗法（连载）. 辽宁中医学院学报，1999，1（2）：128～129.
2. 肖相如. 慢性肾衰竭的整体代偿疗法（续1）. 辽宁中医学院学报，1999，1（3）：172～173.
3. 肖相如. 慢性肾衰竭的整体代偿疗法（续2）. 辽宁中医学院学报，1999，1（4）：260～262.
4. 李深，饶向荣，戴希文. 益肾缓衰方治疗慢性肾衰竭35例远期疗效观察. 中医杂志，2001，42（3）：164～166.
5. 范萍. 葶苈大枣泻肺汤治疗CRF合并心包积液48例分析报告. 河南中医，2000，20（5）：36.
6. 张英，刘毅，薛莎，等. 在辨证指导下根据中药钙磷比值选药治疗慢性肾衰竭的实验研究. 中国中医基础医学杂志，2001，7（3）：35～37.
7. 林善锬. 当代肾脏病学. 上海：上海科技教育出版社，2001：756.

第十二章　导师时振声先生治疗慢性肾衰竭的经验

慢性肾衰竭（CRF）是各种肾脏疾病晚期肾脏功能丧失，代谢废物潴留而引起的严重综合征。病情复杂，治疗困难。我的导师时振声先生在长期的临来实践中对本病的治疗积累了丰富的经验，现择要予以介绍。

一、扶正法

中医认为，CRF 的基本病机属于本虚标实，虚实夹杂。本虚以脏腑的虚损，特别是脾肾的虚损为主，所以病情比较稳定时以扶正为主，或在扶正的基础上兼以祛邪。

脾气虚损者，症见全身乏力，不思饮食，恶心呕吐，口中尿臭，腹胀便溏，舌质淡润，脉沉弱。治宜健脾益气，方用补中益气汤、香砂六君子汤、参苓白术散等。

脾肾阳虚者，症见畏寒肢冷，身疲乏力，腰膝酸软，恶心呕吐，口中尿臭；如有水肿则可见面色㿠白，腹胀尿少，四肢肿胀，舌淡胖嫩，脉沉弱。治宜温补脾肾，方用实脾饮、真武汤、济生肾气汤等。

肝肾阴虚者，症见头晕头痛，手足心热，烦躁不安，大便干结，甚至恶心呕吐，口中尿臭，舌苔薄黄，脉弦细。治宜滋补肝肾，方用六味地黄汤、归芍地黄汤等。滋阴潜阳可用建瓴汤、三甲复脉汤加减。

气阴两虚者，症见全身乏力，口黏口干但饮水不多，下肢冷而手心热，大便先干后稀或时干时稀，腰膝酸软，恶心呕吐，口中尿臭，舌淡齿痕，脉沉细。治宜益气养阴，方用参芪地黄汤、大补元煎等。

阴阳两虚者，则症状较气阴两虚为重，畏寒而手足心热，或上半身热而腰以下怕冷等寒热错杂症状十分突出，舌体胖大，脉沉细。治宜双补阴阳，方用参芪桂附地黄汤、金匮肾气汤等。

二、祛邪法

慢性肾衰竭表现为邪实标急者，治宜祛邪为主。

湿浊上泛者，症见恶心呕吐，口中尿臭，不能进食，舌苔白腻。治宜化浊降逆，可用小半夏加茯苓汤、吴茱萸汤。如湿浊化热，舌苔黄腻，治宜辛开苦降，方用苏叶黄连汤、黄连温胆汤，气逆较重还可合用旋覆代赭汤。本法仅属对症治标，俟恶心呕吐好转，则宜改从治本。

湿热下注者，症见尿频，尿痛，兼肾阴不足。治宜滋肾清利，方用知柏地黄汤、滋肾通关丸加减。兼气阴两虚，治宜益气养阴清利，方用参芪知柏地黄汤。

湿浊潴留，血尿素氮、肌酐明显增高，治宜通腑泄浊，常用大黄灌肠有一定疗效，但终末期用之则效果不佳。有的患者在运用大黄时，血尿素氮下降的同时，血红蛋白也下降，贫血加重，体虚不支。因此，时老主张在扶正的基础上合用大黄，脾气虚损用香砂六君子汤加大黄，脾阳不足用温脾汤加大黄，气阴两虚可用参芪地黄汤加大黄。

水湿停留，水肿明显，并有胸水、腹水者，症见胸憋气急，腹胀满闷，面目皆肿，四肢水肿，按之如泥，尿少尿闭，口中尿臭，恶心呕吐。此乃三焦气滞，水道不利。急宜通利三焦、行气利水，方用导水茯苓汤。如效果不显，可用攻泻逐水，急去水湿，方用疏凿饮子、卢氏肾炎丸等。

瘀血停留，可见面色晦黯，唇色发紫，舌有瘀斑等。脾肾阳虚或气虚，以补中益气汤合桂枝茯苓丸治之；肝肾阴虚，以血府逐瘀汤治之；有水湿，方用当归芍药散。

若患者感受外邪，浊邪化热内传营分，症见神昏谵妄，鼻衄，牙宣，呕吐，便血，舌质红绛，脉细数。治宜清营解毒，方用清营汤、犀角地黄汤加减。如营血有热，而阳气大虚，脉微肢厥，可合用生脉散或参附汤以扶助阳气。若邪热内陷扰心，以致神昏不醒，舌强不语，除同时清营解毒外，还可开窍醒神，可用安宫牛黄丸、紫雪丹、至宝丹。如属湿盛弥漫，蒙蔽清窍，则可用菖蒲郁金汤送服苏合香丸以温开。

三、可逆因素的治疗经验

慢性肾衰竭的自然过程是缓慢进展，不可逆转的，但常因其他因素的影响而加速病情的发展，甚至导致患者死亡。由于这些使病情加剧的因素是可以逆转的，因此，称之为可逆因素。及时纠正可逆因素，可使病情稳定、转危为安，赢得治疗时间，对慢性肾衰竭的治疗是十分重要的环节。常见的可逆因素有感染，脱水，心衰，电解质紊乱，肾毒性物质，尿路梗阻等。其中尿路梗阻的排除，停用肾毒性物质等西医较易做到，而对于感染、心衰等则很难控制。

（一）感染

由于慢性肾衰竭的患者抵抗能力十分低下，感染的发生是不可避免的，一旦发生，西医用抗生素进行对抗治疗是很难控制的，许多患者因此而病情加重，甚至死亡。

1. 上呼吸道感染

此属于中医外感范畴，临床上仍然按风寒、风热论治。慢性肾衰竭患者的外感因体虚而致，单纯祛邪常难取效，治宜扶正解表。临床症见恶寒发热、全身不适、头痛咽痛等，偏于风寒，治宜益气解表，方如人参败毒散（人参、羌活、独活、柴胡、前胡、川芎、枳实、桔梗、茯苓、生姜、甘草、薄荷）或小柴胡汤；偏于风热，治宜滋阴解表，方如加味银翘汤（银花、连翘、竹叶、麦冬、生地、甘草、桔梗、薄荷），多能取效。

2. 肺部感染

此属于中医痰热壅肺，症见咳嗽痰黄、发热、胸痛、舌红苔黄腻等，治宜清肺化痰，方用加味杏仁滑石汤（杏仁、滑石、黄连、黄芩、橘皮、郁金、厚朴、半夏、通草、瓜蒌皮）。严重者，痰热蒙蔽清窍，症见呼吸气粗、喉中痰鸣、神识不清，治宜清开涤痰，方用菖蒲郁金汤（菖蒲、郁金、生栀子、竹叶、丹皮、连翘、竹沥水、瓜蒌皮、橘红、玉枢丹）。

3. 化脓性感染

此属于中医热毒范畴。由于外感风寒化热，或风热热甚，或疮疖化脓等引起。治宜清热解毒，方用五味消毒饮。

4. 泌尿系感染

此属于下焦湿热范畴。症见尿频、尿痛、尿急，甚至血尿。治宜清利湿热，方用八正散或知柏地黄汤加瞿麦、萹蓄、滑石、通草等。忌用木通，因木通可加重肾功能损害。

若感染以发热为主，或感染发热不退者，均可用小柴胡汤扶正祛邪、和解退热。其中柴胡 30g，黄芩 15 ~ 30g，党参 30g，若用人参则 6g。小柴胡汤必须用参，否则与《伤寒论》原义不符。

（二）心衰

慢性肾衰竭患者的心衰，无论有无水肿，均属水凌心肺。症见呼吸急促，气短，心悸，不能平卧。西药强心甙治疗效果不好。中医治宜温阳蠲饮、泻肺行水，方用葶苈大枣泻肺汤合苓桂术甘汤、生脉散。

（三）消化道症状

消化道症状贯穿于慢性肾衰竭病程的始终，影响患者进食、进药，加速病情恶化，且西医无适宜治法。

1. 恶心呕吐

慢性肾衰竭的恶心呕吐乃由浊邪上泛，脾胃被困，升降失司所致。症见频繁恶心呕吐，口中尿臭，若舌苔白腻为湿浊上泛，治宜温化降逆，方用小半夏加茯苓汤（半夏、生姜、茯苓）；若舌苔黄腻为湿浊化热上泛，治宜清化降逆，方用苏叶黄连汤加竹茹。上药均宜浓煎多次，少量频频呷服，可使呕吐停止。

2. 顽固性食欲不振

由于脾胃阳气受损，无消化纳谷之力，而见食欲不振，故治宜振奋脾胃阳气。可以温化健脾，方用香砂平胃散（苍术、厚朴、陈皮、甘草、木香、砂仁）；或升阳燥湿，方用加减羌活除湿汤（羌活、苍术、防风、柴胡、陈皮、砂仁、蔻仁）；若湿毒化热，阻滞气机，治宜清化开泄，方如黄连温胆汤。

3. 顽固性腹泻

此为湿浊困阻，脾胃升降功能紊乱的另一种表现形式。如湿浊伤阳，治宜温中固涩，方用理中桃花汤（理中汤加赤石脂），或姜附四神丸（四神丸加干姜、附片）；若湿浊化热，治宜寒温并用，方如加味连理汤（理中汤加黄连、茯苓、石榴皮）。

第十三章　再谈慢性肾衰竭的治疗经验

我1989年提出慢性肾衰竭的“整体功能代偿疗法”[1]，1994年在《中医杂志》发表“慢性肾衰竭的治疗思路研究”[2]，2002年在《中国医药学报》（现改名为《中华中医药杂志》）发表“中医治疗慢性肾衰的思考”[3]。近几年，我对慢性肾衰竭的治疗又有了一些新的认识和体会，有必要再次进行探讨，以供同道参考。

一、关于病机认识

此前，学术界认为慢性肾衰竭的病机是“本虚标实”，我对此提出异议。本虚标实是证候性质的特征，而不是病机。病机是疾病发生的机理，与疾病的发生有必然性，显然，本虚标实与慢性肾衰竭的发生没有必然性，也就是说，本虚标实并不必然导致慢性肾衰竭。2005年我提出，慢性肾衰竭的中医发病机理可以概括为：气化功能逐渐减退乃至丧失[4]。现在我认为这一概括不够全面，应修改为：气化功能逐渐减退乃至丧失，湿邪停留，湿邪化浊，湿浊化毒，毒入血分。这一概括为慢性肾衰竭的治疗指明了方向。气化功能减退乃至丧失，是慢性肾衰竭本虚的一面，慢性肾衰竭的治本应以恢复人体的气化功能为目的；因为气化功能减退乃至丧失所导致的湿、浊、毒，这是慢性肾衰竭标实的一面，慢性肾衰竭的治标应有针对性。

二、关于治疗方法

慢性肾衰竭的病机和临床表现都很复杂，如果不能全盘把握，往往不得要领，无从下手，所以很多医生害怕治疗慢性肾衰竭。慢性肾衰竭的治疗从原则上看，必须区别本虚标实，但是本虚标实在每个具体的患者身上并不是截然分开的，而是同时并见的，这就要求医生区别本虚标实的主次轻重，在制订治疗方案的时候区别对待。本虚为主，标实不急不重的，应以治本为主，兼以祛邪；标实急重者，应以祛邪为主，兼以扶正，或者先祛邪，后扶正。

（一）关于扶正

根据“气化功能逐渐减退乃至丧失”的这一病机概括，慢性肾衰竭的治疗目的就是恢复气化功能。人体的气化功能是以肾脏为核心，全身各脏腑都参与的复杂的生理功能。因为人体是一个以五脏为核心的有机整体，任何生理功能的实现都是在全身各脏腑的共同参与下完成的。人体的整体性具体表现为以下两个方面：一是各种生理功能虽然有一个主导的脏腑，但并不是由一个脏腑完成的，而是以一个脏腑为主，全身各脏腑都不同程度地参与；二是每一个脏腑都有一个主要的生理功能，但同时还有许多功能，这样的结果就是使人体形成了一个整体的网状结构。慢性肾衰竭时的扶正是以补肾为基础的，然后根据各脏腑的表现进行整体调节，具体方法可以参照我提出的慢性肾衰竭的“整体功能代偿疗法”[5-7]。

（二）关于祛邪

慢性肾衰竭治疗过程中祛邪法的运用我已经进行过多次论述，近几年又有了一些新的体会，需要进行一些补充。

1. 凡是症状不太明显，或者有轻度水肿的患者，可以用当归芍药散为主进行治疗。气化功能减退的直接后果就是水湿停留，故慢性肾衰竭的患者水湿停留是肯定的。由于慢性肾衰竭病程长，多有久病必瘀的机理存在，而西医的机理为肾小球的纤维化，也符合中医瘀血的机理。所以湿瘀互结可能是这一时期的主要问题。而当归芍药散的主要功能就是活血利水，多能取得较好疗效。

孙某，女，55 岁，河北省邢台市邢湾镇人。2001 年 10 月因浮肿而到邢台就诊，经查发现血压高，尿中有蛋白质，血 Cr、BUN 升高，而诊断为慢性肾炎高血压型、慢性肾功能不全失代偿期。12 月 22 日到我处初诊，血脂三项：CH13.38mmol/L，TG2.86mmol/L，HDL-C1.76mmol/L，LDL-C8.00mmol/L。血清蛋白：TP55.78g/L，A31.39g/L，G24.39g/L，A/G=1.28：1。肾功能：CO_2CP16mmol/L，BUN13.4mmol/L，Cr383μmol/L。血色素：110g/L。尿常规：PRO（+++），BLD（+），管型 1～2 个 /HP。

症见：全身浮肿，腹胀胃胀，口中有黏沫，尿少，大便每天 1～2 次，偏稀，全身乏力。舌质紫黯，苔薄黄腻，脉搏沉细。

处方：①汤药：当归 12g，川芎 10g，赤芍 15g，苍术 10g，白术 10g，茯苓 15g，泽泻 15g，怀牛膝 15g，车前子 15g（包），黄柏 10g，生苡仁 15g，生大黄 10g，杏仁 10g，大腹皮 15g，槟榔 15g，蒲公英 30g，白花蛇舌草 30g，砂仁 6g，黄连 6g，竹茹 10g。②低盐、低蛋白饮食。

服上方后，患者小便增加，浮肿基本消退，仅下肢轻度浮肿。2002 年 2 月 1 日化验：CO_2-CP20mmol/L，BUN11.89mmol/L，Cr185μmol/L。继续以上方加减服至 2003 年 3 月 22 日，化验结果为：CO_2-CP33mmol/L，BUN8.78mmol/L，Cr94μmol/L。CH9.65mmol/L，TG2.09mmol/L，HDL-C3.15mmol/L。症见：下肢轻度浮肿，稍乏力，时口干，大便 2 次，偏稀，尿量每天 2000mL 左右，饮食睡眠可，舌质黯红，苔薄白腻，脉沉细弦。

处方：①当归芍药散合参芪地黄汤加生大黄、荷叶、茵陈、水蛭。每日 1 剂，水煎服。②坚持低盐低蛋白饮食。

随诊至 2007 年底，肾功能正常。

2. 湿热明显，舌苔黄腻者，可以用半夏泻心汤为主进行治疗。若湿邪化热，湿热中阻，患者可出现恶心呕吐、口苦口干口黏、舌苔黄腻等湿热征象，也可以出现寒热错杂的证候，此时以舌苔黄厚腻为辨证标准，用半夏泻心汤辛开苦降、寒温并用、补泻同施，多能获效。

患者白某，女，36 岁，河北省唐山市玉田县人，2000 年 5 月 2 日初诊。患者慢性肾炎多年，在北京某大医院做肾穿刺病理活检，病理诊断为中度系膜增生性肾炎。去年发现肾功能损害，曾在北京多家大型中医院、西医院住院治疗，病情不能控制，肾功能持续恶化。后来因为我主办“慢性肾衰竭的整体功能代偿疗法”的全国学习班，有一位唐山的学生学习以后，回去告诉她，说我研究了一种治疗慢性肾衰竭的新理论，已经治疗了许多患者，效果不错，让她来找我治疗。

患者就诊时的主要临床表现为：腰痛，疲乏，胃胀不适，食欲不振，下肢冰冷，口苦口干，大便不畅，小便黄，月经量少色黑，舌红苔黄厚腻，脉弦。近期化验肾功能：SCr563μmol/L，BUN17.6mmol/L。HB98g/L。尿检：PRO（+++），BLD（+++），RBC10～15 个 /HP。西医的诊断已经明确，中医辨证为寒热错杂，湿热中阻，升降紊乱，浊瘀互结。治疗宜寒温并用，辛开苦降，清热化湿，活血泄浊。方用半夏泻汤加味。

半夏 10g，干姜 10g，黄连 10g，黄芩 10g，生晒参 6g，炙甘草 6g，大枣 12g，肉桂 6g，水蛭 6g，生大黄 6g，荷叶 15g，桑寄生 15g，土鳖虫 15g，石韦 30g，白茅根 30g。

上方 7 剂，每日 1 剂，水煎取 1000mL，去滓后再煎取 600mL，分 3 次于饭前 1 小时温服。

5 月 10 日二诊：服上药后，患者自觉症状明显减轻，胃胀、口苦口干、腰痛、下肢凉都减轻不少，大便通畅，舌苔黄腻也见变薄。患者说治疗了这么多年，吃了这么多的药，没这么轻松过，治疗的信心大增。既然药已对证，理当效不更方，继续用上方坚持服药1个月，化验检查肾功能和尿检都才好转。继续用上方加减治疗至1年，肾功能、尿检完全正常。此后如有不适，仍用上方间断服用。2008年6月又来复诊，肾功能、尿检一直正常，且一直坚持正常上班。

3. 秽浊之邪明显，舌苔厚如积粉，舌质紫绛者，达原饮合犀角地黄汤。达原饮出自吴又可的《温疫论》。吴又可认为，温疫的病因是感受了天地间的一种“疠气”，其部位是在“膜原”，汗下无功，治之必须直达其巢穴，使邪气溃散，速离膜原，因而创制达原饮，以槟榔、厚朴、草果并用，直达膜原，破结逐邪。显然，吴氏所谓的“疠气”，性质应该属于秽浊之气，达原饮证的舌苔应该是浊腻或厚如积粉，达原饮的主要作用应该是芳香逐秽。慢性肾衰竭的后期，患者的舌苔也多是浊腻或厚如积粉的，虽然吴又可所指的温疫感受的是外界的“疠气”，即秽浊之气，而慢性肾衰竭的秽浊之气是内生的，但二者的秽浊之性则同，而常规的汗下之法确实难以取效，非芳香逐秽不可。慢性肾衰竭时如果舌苔厚腻与舌质紫绛并见，说明秽浊郁积的同时有血分瘀热，其本质为湿郁化浊，浊郁化毒，毒入血分，在用达原饮逐秽浊的同时，用犀角地黄汤凉血散血，可以提高疗效。也因此，我认为，吴又可当时所指的邪伏膜原，可能就是秽浊之毒瘀积血分。

付某，男，53岁，山西运城某县的领导，2006年5月22日初诊。因为该县医院的院长看了我的一本小册子《肖相如论治肾病》后建议患者来找我治疗，所以患者在院长的陪同下来诊。患者有慢性肾炎史10余年，肾功能损害4年多，来诊前在301医院查肾功能：SCr831μmol/L，BUN24.7mmol/L。HB92g/L。尿检：PRO（++），BLD（++），RBC8～12个/HP。症见口干口苦，恶心呕吐，头晕不清，心慌胸闷，大便不畅，尿量尚可，舌苔浊腻而厚，质紫绛，脉弦。为其处方：槟榔12g，厚朴10g，草果10g，赤芍15g，白芍15g，知母10g，黄芩10g，生地15g，水牛角丝30g（先煎），丹皮10g，生大黄6g，茵陈15g，荷叶15g，水蛭6g。7剂，每天1剂，水煎取300mL，分3次温服。1周后复诊，诸症有所减轻，舌苔见化，再以上方续服2周。三诊时证候大减，恶心呕吐基本消除，大便日2～3次，畅通，偏稀，舌苔较前明显变薄，但仍属厚腻，脉亦较缓和。续用上方服1周后，复查肾功能：SCr743μmol/L，BUN18.5mmol/L。HB96g/L。后患者让当地的医生以我开的处方为主，稍作随证之后服用，SCr降到526μmol/L。

上述祛邪方法，都可以加上我提出的尿毒四味饮，即生大黄6g，荷叶15g，水蛭6g，茵陈15g。

4. 秽浊郁积体内，血肌酐、尿素氮极高，口中有尿臭味者，宜温肾泄浊，方以大黄附子汤合麻黄附子细辛汤加减。

参考文献

1. 肖相如 . 从脏腑相关探讨慢性肾衰竭的代偿机制和治疗方法 . 辽宁中医杂志，1991，18（1）：3–5.（本文 1989 年完成，1990 年 3 月在首届国际中医肾病学术会议上交流）

2. 肖相如 . 慢性肾衰竭的治疗思路研究 . 中医杂志，1994，35（12）：746–747.

3. 肖相如 . 中医治疗慢性肾衰的思考 . 中国医药学报，2002，17（12）：750–751.

4. 肖相如 . 肖相如论治肾病 . 北京：中国中医药出版社，2005.

5. 肖相如 . 慢性肾衰竭的整体功能代偿疗法（连载）. 辽宁中医学院学报，1999，1（2）：128–129.

6. 肖相如 . 慢性肾衰竭的整体功能代偿疗法（连载）. 辽宁中医学院学报，1999，（3）：172–173.

7. 肖相如 . 慢性肾衰竭的整体功能代偿疗法（连载）. 辽宁中医学院学报，1999，（4）：260–262.

第四部分
慢性肾炎气阴两虚证研究

第一章　气阴两虚证概论

气阴两虚证是一种复合证候，即气虚与阴虚的表现同时并见。本证临床常见，且有日益增多的趋势，已经引起了学术界的广泛重视。但遗憾的是至今尚未形成体系，故有研究之必要。

一、源流概述

中医学认为，气血阴阳是构成人体和维持人体生命活动的物质基础，气血阴阳的虚损是最主要的病理变化。所以，自《内经》《伤寒》以降，形成了以东垣为代表的“补气”学派，以丹溪为代表的“滋阴”学派及以景岳为代表的“温补”学派。虽然尚无关于气阴两虚的重要论著，益气养阴亦未成派系，但在一些重要的医籍中却不乏其论。

《内经》主要从气血阴阳互相滋生的角度论述了其病理生理基础。《素问·阴阳应象大论》有“精化为气”，“精虚则气乏，精盛则气盛”，“元精失则元气不生，元阳不见”。《素问·疏五过论》有“气虚无精”。《灵枢·本神》有“五脏，主藏精者也，不可伤，伤则失守而阴虚，阴虚则无气，无气则死矣”。《素问·汤液醪醴论》在论水肿时说：“精孤于内，气耗于外。”王冰注：“阴精损削于内，阳气耗减于外，则三焦闭溢，水道不通，水满皮肤，身体否肿。”由此可见，《内经》奠定了气阴两虚证的理论基础，论及了阴虚及气，气损及阴所致的气阴两虚证的病理过程。

汉代张仲景开气阴两虚证治的先河。《伤寒论》第26条云：“服桂枝汤，大汗出后，大烦渴不解，脉洪大者，白虎加人参汤主之。”173条云：“伤寒若吐若下后，七八日不解，热结在里，表里俱热，时时恶风，大渴，舌上干燥而烦，欲饮水数升者，白虎加人参汤主之。”174条又云：“伤寒无大热，口燥渴，心烦，背微恶寒者，白虎加人参汤主之。”从以上条文分析，白虎加人参汤证乃伤寒热入阳明，燥热亢盛，耗气伤津之气阴两虚证，如时时恶风、背微恶寒等为伤气之象，其津伤之征亦十分明显，自不待言，故用白虎汤以清热生津，复用人参益气养阴，而成热病清热益气生津之祖剂。396条云：“伤寒解后，虚羸少亏，气逆欲吐，竹叶石膏汤主之。”此为热病后期，津气两伤，虚多邪少之候。除条文所述之虚羸少气、气逆欲吐外，当可见发热心烦不眠、舌红干燥少苔、脉虚数等症。方中竹叶、石膏、麦冬清热养阴生津，人参、甘草、粳米益气生津，半夏和胃降逆，亦成益气养阴之剂。《金匮要略·肺痿肺痈咳嗽上气病脉证治》云：“火逆上气，咽喉不利，止逆下气，麦门冬汤主之。”本证属杂病范畴，为肺胃气阴两伤，虚火上炎所致。方义与竹叶石膏汤相似，较上方去竹叶、石膏而加大枣，清热之力稍逊，益气养阴之义更纯。从以上三方证不难看出，张仲景对气阴两虚证和益气养阴法的贡献是具有划时代意义的。第一，他实现了从《内经》的基本理论到临床实践的飞跃，提出了具体的证治方药；第二，他发现了伤寒（热病）和杂病均可出现气阴两虚证，但伤寒极期和后期，伤寒和杂病的气阴两虚证从成因到证治均有差别，这对临床具有重要的指导意义。

金元四大家之一的李东垣所研制的生脉散堪称益气养阴的典型代表方。该方出自《内外伤辨惑论》，由人参、麦冬、五味子组成，主治热病气阴两伤，见体倦气短、多汗口渴，或久咳肺虚、干咳少痰、气短心悸、脉细无力等，以益气养阴为组方原则。后世医家在该方的启示下，以此为基础，创制了许多益气养阴的方剂。如明代秦景明《脉因证治》的人参补肺饮，由人参、麦冬、五味子、天冬、苡仁、黄芪、百合、炙甘草组成，主治久咳、脉迟细之肺气阴两虚证。清代陈复正《幼幼集成》的人参五味子汤，由人参、麦冬、五味子、茯苓、白术、炙甘草、生姜、大枣组成，主治小儿久咳脾虚，中气怯弱之肺脾气阴两虚证。清代沈金鳌《杂病源流犀烛》的人参麦冬汤，由人参、麦冬、五味子、茯苓、枸杞子、甘草组成，主治老人虚火消渴、大渴多饮者。此外，沈金鳌的参芪地黄汤由六味地黄汤加人参、黄芪而成，主治气血衰少。上述都是配伍严谨，临床常用的益气养阴效方。

明代医家根据阴阳互根的理论，提出“阴中求阳，阳中求阴”的治疗思想。《景岳全书》中谓：“善补阳者，必于阴中求阳，则阳得阴助而生化无穷；善补阴者，必于阳中求阴，则阴得阳升而泉源不竭。”此说深得后世医家的赞许。言调补阴阳如此，实则景岳治气阴两虚亦寓此义。如大补元煎，由人参、炙甘草、山药、山萸、熟地、枸杞子、杜仲、当归组成，是生气于精，水中取火，阴中求阳之方。

明清时期的温病学派继承和发扬了张仲景关于气阴两虚证和益气养阴法的学术思想。温病的气阴两虚证主要有两种情况。一是温病极期热盛耗气伤阴，此时往往邪实正虚并存，且多因实致虚，故治之多以清热与益气养阴并用。如吴鞠通常用仲景的白虎加人参汤，王孟英创制的清暑益气汤（西洋参、西瓜翠衣、莲梗、黄连、石斛、麦冬、知母、甘草、粳米）是其代表。二是温病后期邪热虽去而津气未复，呈虚多邪少或纯虚无实之候。如叶天士《外感温热篇》中指出，“舌淡红无苔者，或干而色不荣者，当是胃津伤而气无化液也，当用炙甘草汤，不可用寒凉药”。王孟英按，“此言虚多邪少之人，舌色如是，当增气液为先也”。薛生白于《湿热病篇》中指出，“湿热证，曾开泄下夺，恶候皆平，独神思不清，倦语不思食，溺数，唇齿干。胃气不输，肺气不布，元神大亏。宜人参、麦冬、生谷芽、川石斛、木瓜、生甘草、鲜莲子等”。王孟英按，“此肺胃气液两虚之证，故宜清补，不但阴腻不可用，且与脾虚之宜于守补温运者亦异”。吴鞠通在《温病条辨》中指出，“暑邪气热，寝不安，食不甘，神识不清，阴液元气两伤者三才汤主之”。从上可见，温病学派对气阴两虚证的辨证治疗、指导思想没有脱离仲景的体系，但证治内容较之仲景又系统得多、丰富得多。

近年来，对气阴两虚证的研究日益广泛和深入，其范围涉及内、外、妇、儿、五官、肿瘤等各科。有些学者对部分病种，如慢性肾炎、肾衰竭、糖尿病、甲状腺机能亢进症、冠心病、高血压、肿瘤等，进行了生化的、免疫的、细胞的、病理形态的研究，为进一步开展气阴两虚证本质的研究奠定了初步基础。

二、病因病机

气阴两虚证的病因病机比较复杂，举凡可以导致正气损伤的因素均可视为其病因。现作如下归纳。

（一）疾病因素

1. 急性热病耗伤气阴

急性热病的共同特征为热邪亢盛。热邪亢盛一可灼伤津液，二可迫津外泄而致津伤，而阴液耗损太甚，则常致气随津耗，因为津气相随，津能载气之故。亦即“壮火食气”之谓。正因为急性热病以热邪亢盛为主要病机，所以急性热病所致的气阴两虚证以津伤在先，气伤在后，即以阴虚为主，气虚为次，且在急性期多呈邪实正虚、虚实夹杂之候。

2. 慢性杂病耗伤气阴

慢性杂病以正气虚损为主，且病程较长。由于脏腑虚损，久虚不复，气血津液生化乏源，所以气阴并损亦在所难免，且常与其他虚损并存，或相互转化。慢性虚损所致的气阴两虚也可出现因虚致实、虚实夹杂的情况。

3. 治疗不当耗伤气阴

或因热病过用、误用汗吐下法，或因杂病滥服温燥、寒凉之品，凡失治、误治等，既可直接损伤气阴，又可因疾病恶化或迁延不愈损伤气阴。特别是近年来发现，长期使用抗癌药化疗、放疗、不恰当使用抗生素引起的霉菌感染和过用利尿药等，常见气阴两虚证候。关于失治、误治而致气阴两虚的详细机理是非常复杂的，当具体分析。

（二）体质因素

素体气阴不足，或素体阴虚而被劳倦所伤，或素体气虚而又伤于温燥等，皆易出现气阴两虚之证。因此，体质因素是不可忽视的。

（三）生活因素

包括饮食、起居、情感、劳倦、嗜欲等。

1. 房事不节

房室太过则伤肾阴，日久则阴损及气，而成气阴两虚，即所谓“阴虚则无气”。

2. 劳倦太过

劳力太过则伤气，劳心太过则伤阴，长此以往，易成气阴两虚。

3. 饮食不节

暴饮暴食，饥饱不宜，嗜食生冷、偏食等，皆可损伤脾胃。脾胃为后天之本，生化之源，伤则生化无源，气少阴亏而成气阴两虚证。

（四）环境因素

包括自然环境和社会环境两方面。

1. 自然环境

中医历来重视环境因素对人体的影响。在理论上强调“天人相应”，在病因上强调六淫的致病作用，在治疗上强调因时因地制宜，在预防上强调随四时而养生，而且《内经》中有专论自然气候对人体影响的，如“运气七篇”，可见中医对自然环境的重视程度之甚。

自然环境的变化首先是气温有逐渐增高的趋势。美国一个由具有世界水平的农学家、地质学家和环境学家组成的研究气候变化的专家委员会认为，到2050年全球气温将平均提高2℃。中国、美国、澳大利亚提高到2.5℃，苏联、欧共体将提高3℃。1989年在华盛顿举行的气候与健康会议指出，全球气温变暖和大气臭氧层破坏而引起的紫外线辐射增强，破坏了人体的抗病能力，损害人体的免疫系统而诱发许多疾病。而且紫外线辐射的增加对人类造成的威胁将越来越严重。自然界气温的增高对人体和发病的影响至关重要。气温升高则自然界阳热偏盛，易耗伤人体气津，使人群中气阴两虚型体质增加，发病则呈现气阴两虚证。其次，自然环境的变化还表现在环境污染方面。比如，随着工业化的进程，噪音污染日趋严重；随着人口密度的增加，生活条件日趋恶化，这些都直接影响人类的身心。若人们工作之余，没有舒适的休息环境，以致烦躁不宁，暗耗气阴，而成气阴两虚之候。《素问·生气通天论》谓："阳气者，烦劳则张，精绝，辟积于夏，使人煎厥。"本条所言与上述情形相似。

2. 社会环境

近年来，有学者提出，医学模式正从生物－心理医学模式向生物－心理－社会医学模式转变，这是科学发展的必然。因为人类除了其自然属性之外，还有其社会属性，所以，社会环境对人体的影响也是不可忽视的。由于时代的前进，科技的发展，知识的更新周期不断缩短，各行业的竞争日益激烈，为了能在竞争中处于领先地位，无论是体力，还是脑力，人们的付出都在不断增加，长期处于紧张状态，天长日久，劳力过度则伤气，劳心过度则耗阴，最后致气阴两虚。

三、临床表现

气阴两虚证是一种复合证候，既有气虚的表现，又有阴虚的表现。其基本证候有气血阴阳层次上的气虚和阴虚，脏腑定位的气虚和阴虚。

（一）气虚的表现

倦怠乏力，少气懒言，自汗，活动则甚，舌质淡，脉弱。

（二）阴虚的表现

形体消瘦，口燥咽干，五心烦热，潮热盗汗，两颧潮红，舌净或红绛而干，脉细。

（三）各脏的表现

1. 心

心气虚如心悸怔忡，胸闷憋气，脉结代等；心阴虚如心烦失眠，多梦易醒等。

2. 肺

肺气虚如咳嗽无力，声低气怯，易感冒等；肺阴虚如干咳少痰，痰中带血，声音嘶哑，咽喉不利等。

3. 脾（胃）

脾气虚如食少纳呆，食后腹胀，四肢倦怠，大便溏薄，内脏下垂，朝轻暮重等；脾阴虚如唇红，口干不欲饮，嘈杂不适，脉濡细而数，舌红苔薄腻。

4. 肝

肝气虚如疲乏无力，甚则阳痿，精神懈怠，意志消沉，思绪散乱，遇事不决，动作准确性差等；肝阴虚如眩晕耳鸣，目涩夜盲，视力减退，性情急躁，脉弦细等。

5. 肾

肾气虚如腰酸腰痛，性欲减退，尿后余沥，小便清长，夜尿频多，喘促（呼多吸少），脉沉无力；肾阴虚如腰膝酸软，性欲亢进，遗精，经少经闭或崩漏，健忘，耳鸣耳聋，尿少黄赤，脉沉细等。

（四）证候类型

由于本证是复合证，所以可以根据气虚和阴虚的主次分为气虚为主，阴虚为主和气阴虚均衡三种类型。此外，还根据病情的缓急分为两大类。一类是急性气阴两伤证。以元气暴脱、阴液骤伤为主要病机；主要病因是外感温热病邪，由于高热、大汗、大吐、大下及大失血导致阴液元气暴伤；病理定位主要在气血阴阳层次。其临床特点是发病急，病情重，多须抢救。从现代医学看来，此型属于血容量不足引起的以休克为主的气阴两虚证。其临床表现如神志恍惚，心惊虚烦，气短而喘，神疲乏力，脉细数，舌质淡苔少而干，常伴休克体征。二是慢性气阴两虚证。以脏腑的津气衰微为主要病机；内伤杂病中各种慢性病迁延、失治、误治是主要病因。以脏腑定位比较明显，以发病慢、病势缓、病程长为其临床特点，其表现以各脏腑气阴两虚的见证突出。慢性气阴两虚证由于病变脏腑各异，其组合情况更为复杂，常见有下面几种情况：①单独一个脏腑的气阴两虚，如心气阴两虚、肺气阴两虚等；②两脏或多脏气阴两虚并存，如心肺气阴两虚、肺脾气阴两虚等；③有些脏腑以气虚为主，有些脏腑以阴虚为主，如脾气虚合肾阴虚、脾肺气虚合肝肾阴虚等。

四、类证鉴别

气阴两虚主要应与气血两虚和阴阳两虚鉴别，其次应注意急慢性气阴两虚证的鉴别。

（一）气血两虚鉴别

二者同有气虚的表现，但气阴两虚有五心烦热、潮热盗汗、舌干少津等阴虚症状，而无典型的面色苍白、爪甲唇舌色淡，手足麻木等血虚表现；而气血两虚则有血虚表现而无典型的阴虚表现。从病位看，气血两虚主要在心脾，而气阴两虚可涉及五脏。

（二）与阴阳两虚鉴别

二者都有阴虚见证，但气阴两虚有少气懒言、声低气怯、神疲乏力，自汗脉软等气虚表现，而无典型的形寒畏冷、面色青白、下利清谷、冷汗淋漓、脉沉迟等阳虚表现。而阴阳两虚则有阳虚证的典型临床表现。阴阳两虚的病位主要在肾。

（三）急慢性气阴两虚证的鉴别

已如上节证候类型所述。

五、常见兼夹证

气阴两虚证可以和其他任何证候相兼出现，所以其复杂程度是无可比拟的。其中有些是偶然的组合，有些则有其病机必然性。其中以因虚致实之瘀血、痰饮等最为常见。

（一）瘀血

血液的正常运行有赖于充足的血量和气的推动与统摄。气阴两虚时气虚无以行血和统血，则血行无力或血溢脉外而致瘀；阴虚则血中津液不足，血液黏稠而运行迟缓，或阴虚火旺，灼伤脉络，血溢脉外，亦能致瘀。现代医学认为，血液由血清和有形成分组成，而血清是体液的组成成分，经常进行交换。

从临床上看，中医的阴虚与西医的体液丢失表现相似，而血虚则类似于贫血。当体液丢失过多时，可造成血液浓缩，黏稠度增高，易发生凝血。这和我们临床研究的结果是一致的。我们曾观察了 100 例气阴两虚型慢性肾炎的证候变化规律，发现初诊夹瘀者 18 例，1 年后夹瘀血者达 38 例，说明瘀血是气阴两虚证迁延不愈的必然转归之一。

（二）痰饮

痰饮乃津液运行失常所致的病理产物。若气虚则不能运行和气化津液，阴虚则津少难行或阴虚火旺而煎熬津液，皆可产生痰饮。所以，气阴两虚日久，亦常常伴见痰饮。

（三）湿热

有人认为湿热为病极广，而气阴两虚则更易导致湿热的发生。一则气阴两虚时机体抗御外邪的能力减弱，对外来的湿热之邪具有易感性；再则气虚易生湿，阴虚易生热，二者相合，续生湿热。

（四）外感

气阴两虚属虚证范畴，此时机体正气虚弱，抗病能力低下，容易遭受外邪的侵袭而患外感。现代研究证实，气阴两虚证患者免疫功能低下，所以临床上气阴两虚者常常感冒不断，这与“正气存内，邪不可干”，“邪之所凑，其气必虚”的理论相符。

六、实验研究进展

由于对“证”本质的研究日益深入，所以许多学者对气阴两虚证也进行了实验研究，现择要予以介绍。

上海中医学院（现为上海中医药大学）附属龙华医院对涉及 22 个病种的 35 例气阴两虚证患者测定了血清锌、铜、铁等微量元素含量及铜 / 锌比值，并与 50 例健康成人对照。结果表明，气阴两虚组血清铜、铜 / 锌比值增高、血清铁降低，与正常对照组比较 $P<0.01$，血清锌无显著差异。上海第二医学院测定中医虚证患者血浆前列腺素含量的变化时发现，气阴两虚女性患者血浆 PGF2a 较正常女性显著增高（$P<0.05$），但男性患者无显著差异。第一军医大学中医系观察了中医辨证与甲皱微循环的关系。其中气阴两虚共 18 例，左手无名指甲皱管袢不清晰 14 例，管袢排列不规则 17 例，管袢形态异常 11 例，血液流态以“线”字和“粒”字带头的流态各 9 例，血色鲜红 2 例，黯红和淡

红各 8 例，管袢平均长度为 0.27mm/ 条，管袢袢顶瘀血 4 例。上海市第三届西学中班报告了 15 例热入营血、气阴两虚者的病理解剖学特征，如为热入营血、气阴两虚证者，全身脏器、组织存在着较广泛，并有一定深度的损伤。病理解剖的结果可以看到，全身各脏器、组织几乎都受到一定程度的影响。病理形态学变化以肝、肾上腺皮质、心、肺、肾等脏器为主。

南京中医学院（现为南京中医药大学）附属医院对部分慢性原发性肾小球疾病的研究发现，气阴两虚型患者血清 IgG 含量明显增高，Ea 花环含量明显低于正常，Es 花环略高于正常，血浆 cAMP、cGMP 含量明显高于正常，而 cAMP/cGMP 比值又明显低于正常，血浆 TXB_2、6-keto-$PGF_1\alpha$ 及两者的比值均明显高于正常，血浆 Es 含量增高，T 含量减少，Es/T 比值上升。经益气养阴法治疗后各项指标趋于正常，前后比较有显著性差异。上海中医学院等单位对甲亢气阴两虚证的研究表明，其血流变指标中，HR（心率）、TTI（张力时间指数）、HI（Heath 数）和 PP（脉压）明显高于正常人。辽宁中医学院（现为辽宁中医药大学）对非胰岛素依赖型糖尿病气阴两虚证行了实验观察，结果 24 小时尿 17-OHes、尿 17-KS、VMA 明显高于对照组，IgA、IgM 明显高于对照组，IgG 略低于对照组，血浆 cAMP 明显低于正常，且病程越长，血糖越高，降低越明显。中国中医研究院（现为中国中医科学院）西苑医院研究了冠心病气阴两虚者的心功能特点，结果显示：Z（Q-Z 间期与心率的校正值）显著延长（$P<0.01$）、PEP/LVET（射血前期和左室期）增大（$P<0.05$），HI（心收缩力指数）显著减少（$P<0.001$）。

上述资料表明，对气阴两虚证的实验研究还只是初步的，与阴虚证、阳虚证、气虚证，脾虚证、肾虚证相比，只能算是开端，但这个开端是良好的，只要持之以恒，多方协作，气阴两虚证的本质必将得到更深刻、广泛的揭示。

七、治疗

益气养阴是气阴两虚证的基本治法，但是具体运用比较复杂，综合我们的经验，注意以下几点：第一，必须辨明气虚和阴虚的主次而调整益气和养阴药的比例；第二，须辨明脏腑定位而选用相应的方药；第三，根据不同的疾病而选用相应的方药；第四，据不同兼夹证而配合相应的治法。

（一）脏腑定位选方用药举例

1. 心气阴两虚证

症见心悸怔忡，胸闷憋气，眠差，短气汗出，口干舌红，脉细或结代等。

方以生脉散、复脉汤为主加减。

2. 脾气阴两虚证

症见纳呆便溏，倦怠腹胀，口干不欲饮，舌红苔薄腻，唇红，脉濡细数等。方以参苓白术散为基础变化。

3. 肾气阴两虚证

症见腰膝酸软或痛，五心烦热，性欲亢进或减退，梦遗或滑精，小便清长，尿后余沥，脉沉细或沉弱等。方以大补元煎为主，随气虚和阴虚的多寡而增损。

4. 肺气阴两虚证

症见咳喘无力，声低气怯，易感冒，干咳少痰或痰中带血，声音嘶哑，咽喉不利等。可以麦门冬汤或补肺汤加减。

5. 肝气阴两虚证

症见胁肋胀痛，性情急躁或郁闷，眩晕耳鸣，目涩夜盲，精神懈怠，遇事不决，脉弦细等。可用补肝汤加黄芪等。

我们的临床观察发现，在五脏的复合证中，以肾阴虚并见他脏气虚常见，其中又以脾气虚合肾阴虚最多。脾肾气阴两虚以参芪地黄汤加减，肺肾气阴两虚以补肺汤合六味地黄汤加减，心肾气阴两虚以生脉散合六味地黄汤加减，肝肾气阴两虚以参芪杞菊地黄汤加减。

（二）常见兼夹证选方用药举例

1. 兼瘀血

如兼见面色青唇紫，舌质黯红，或有瘀斑瘀点，固定性疼痛，肿块，脉细涩等，可在益气养阴基础上参以活血化瘀之品，如丹参、川芎、赤芍、桃仁、益母草等；对于一些病程较长，疗效不佳者，虽无瘀血见证，亦可加活血药，可以提高疗效。

2. 兼痰饮

若兼夹寒饮而见头晕目眩，胸胁支满，呕吐痰涎，心下悸，小便不利等，可合用苓桂术甘汤；若兼夹痰热而见胸脘痞满，按之则痛，吐痰黄稠，口苦口黏，舌苔黄腻等，可合小陷胸汤加减。

3. 兼湿热

若兼湿热可见身热困倦，口苦口黏，渴不欲饮，舌苔黄腻，脉滑数等，宜先去湿热，再予益气养阴。对有胸闷，咳嗽，痰黄而偏于上焦者，用杏仁滑石汤加减；对脘痞，呕恶，甚而偏于中焦者，用黄连温胆汤加减；对小便混浊，灼热不利等下焦见证明显者，用八正散加减。

4. 兼外感

对于气阴两虚而易感冒者可用玉屏风散。已经感冒者，则应辨明风寒、风热而予辛温解表，辛凉解表治疗，或先予桂枝汤、银翘散等解表，表解后再予益气养阴。

以上简要论述了气阴两虚证。我们认为，气阴两虚证是一个古老而又亟待深入研究的课题。

第二章　慢性肾炎气阴两虚证研究概况

慢性肾炎是西医的病名，中医研究慢性肾炎的主要思路是根据慢性肾炎的临床表现（症状、体征、舌象、脉象等），参考实验室指标，按照中医的理论体系进行辨证论治。因此，对慢性肾炎进行辨证分型研究是基本的问题。中医研究慢性肾炎早在20世纪50年代就已经开始，真正有组织地进行是20世纪60年代的事。1965年全国慢性肾炎中医临床研究座谈会在重庆召开，与会者将肾阳虚、肾阴虚和阴阳两虚作为慢性肾炎的主要证型。此时，临床上尚未认识到气阴两虚证。1977年10月北戴河肾炎座谈会认为，慢性肾炎的辨证要注意正虚和邪实两个方面，其中正虚有气虚（气阴两虚）、阳虚（脾肾阳虚）、阴虚（肝肾阴虚），邪实可有水湿、湿热和瘀血，并建议将一般常见病例（不包括肾衰竭）分为五型，即气虚型、阳虚型、阴虚型、湿热型、瘀血型。在这次会议中虽然提出了气阴两虚的问题，但包括在气虚之中，与临床并不相符。1983年中华全国中医学会内科学会在昆明召开第一届全国肾病专题学术会议，列出了慢性肾炎辨证分型标准，按阶段辨证分型，即水肿阶段分为风水相搏、水湿逗留、水湿泛滥三型，肾劳阶段分为脾肾气虚、肝肾阴虚、肾元亏虚、肾虚湿热、肾虚瘀滞五型，肾衰阶段分为正虚邪实湿浊困聚、肾元衰竭浊邪壅闭型。在肾劳阶段的分型，基本上是按北戴河会议的分型处理的，由于临床使用不便，乃于1986年在南京召开的中华全国中医学会内科学会肾病学组的第二届全国中医肾病专题学术讨论会上进行了重新修订辨证方案，通过了慢性肾炎及慢性肾衰竭的中医辨证分型试行方案，对慢性原发性肾小球疾病从本证和标证两方面进行分析。本证分为肺肾气虚、脾肾阳虚、肝肾阴虚及气阴两虚四型；标证有外感（风寒或风热）、水湿、湿热、血瘀、湿浊。对肾衰竭从正虚和邪实两方面进行分析，正虚有脾肾气虚、脾肾阳虚、肝肾阴虚、气阴两虚及阴阳两虚；邪实有外感、痰热、水湿、湿浊、湿热、瘀血、风动、风燥。1987年在天津召开的第三届全国中医肾病学术会议，1988年在兰州召开的第四届全国中医肾病学术会议和1989年在杭州召开的第五届全国中医肾病学术会议，1990年在黄山召开的第六届全国中医肾病学术会议，1992年在成都召开的第七届全国中医肾病学术会议和1993年在哈尔滨召开的第八届全国中医肾病学术会议都没有对第二届学术会议通过的慢性肾炎及慢性肾衰竭辨证分型标准提出进一步的修改意见。

从历届全国中医肾病学术会议认可的慢性肾炎辨证分型标准，不难看出，慢性肾炎的中医辨证分型标准经历了一个逐步完善的过程，也可以说是气阴两虚证被逐渐认识而趋于完善的过程。20世纪60年代以前，中医对慢性肾炎的病机认识比较粗浅。1965年的全国中医肾病座谈会认为慢性肾炎以肾阳虚为病机重点，肾阴虚和阴阳两虚均是阳损及阴所致。用现在的水平衡量当时的分型标准，当时对慢性肾炎病机的认识的局限性和片面性是显而易见的。这可能与当时将慢性肾炎多纳入中医水肿病的辨治范畴有关。因为慢性肾炎以水肿为常见的主证，而中医的水肿病又以阳虚为其病机关键，如此而论，则1965年的辨证分型标准就不难理解了。当然，20世纪60年代以前慢性肾炎以阳虚多，气阴两虚罕见的可能性是不可排除的。1977年北戴河肾炎座谈会上制订的慢性肾辨证分型标准，说明了20世纪70年代较之60年代，在认识上有两方面的进步。第一是认识到了慢性肾炎气虚（气阴不足）的病机，第二是强调了慢性肾炎的病机有正虚和邪实两方面。至20世纪80年代，认识进一步深刻。1983年昆明会议的辨证分型标准比1977年的标准又进一步，体现了中医证候的特点，有定性、定位、分阶段，并且说明了病势转归。1986年南京会议通过的辨证分型标准试行方案有以下三大特点：正式提出了气阴两虚这一证候类型；明确指出慢性肾炎的病机特点是本虚标实；认真分析了各种因素的主次关系，认为本虚中的脾肾虚损和标实中的湿热、瘀血是慢性肾炎发病机理中的两个重要环节。前者导致疾病的发生，后者则为病变持续发展和肾功能进行性减退的重要原因。经过近几年的研究验证，表明该方案基本符合临床实际，切实可行，比较完善，亦即表明气阴两虚证1986年正式获准通过，被学术界公认。

以上从历届全国中医肾病专业学术会议正式通过的慢性肾炎辨证分型标准回顾了慢性肾炎气阴两虚证逐步被公认的历程。虽然1977年北戴河会议通过的辨证分型标准中没有气阴两虚型，但是已经认识到有“气阴不足”的问题。时振声教授分析研究了100例慢性肾炎的证候分布情况，发现气阴两虚型占27%，于是1980年正式提出了慢性肾炎气阴两虚这一证候类型，并提出慢性肾炎的辨证应以正虚为本，在正虚的基础上兼夹各种邪实，邪实为标。此后，兰州医学院（现为兰州大学医学部）第二附属医院的刘宝厚、南京中医学院附属医院的王钢等相继提出了相同观点。至此，慢性肾炎气阴两虚证已得到广大学者的认可，故在1986年的第二届全国中医肾病专业学术讨论会上按本证标证辨证分型，并将气阴两虚证作为慢性肾炎的证型之一提交大会讨论，并获通过。

近年来，关于慢性肾炎气阴两虚证的研究不断深入。时振声教授最早对其证治规律、证候的动态变化规律进行了研究。南京中医学院附属医院的王钢于1987年底完成其博士学位论文“对慢性原发性肾小球疾病慢性肾功能不全气阴两虚证的研究”，内容涉及慢性肾炎证候变迁（脾肾阳虚逐渐减少，气阴两虚逐渐增多）与地区分布、病因分析、病机的动态变化，慢性肾炎气阴两虚证用益气养阴活络渗湿法治疗前后的临床表现、免疫指标、血浆环核苷酸、血浆雌二醇与睾酮及其比值、血浆血栓素 B_2 与 6– 酮 – 前列腺素 $F_1α$ 及其比值的变化，益气养阴活络渗湿法治疗原位免疫复合物型肾炎的动物实验研究等。1989年5月本课题组李平完成其硕士学位论文“慢性肾炎气阴两虚证研究”，也从临床角度进行了病因分析、证候规范研究、动态变化规律探讨等。本研究表明，慢性肾炎气阴两虚证可涉及五脏之气阴，但是以肾阴虚及其他脏器之气虚并见最多，而五脏气虚又以脾肾气阴两虚最常见。因此，临床所见，慢性肾炎气阴两虚证以脾肾气阴两虚占绝大多数，应予注意。此外，还发现瘀血是气阴两虚迁延不愈的必然转归，100例气阴两虚证动态观察发现，初诊时夹瘀者18例，1年后夹瘀血的病例达38例，为慢性肾炎运用活血化瘀法提供了依据。

总之，慢性肾炎气阴两虚证的研究经历了一个漫长而艰苦的过程，取得了很大进展。而进一步将该研究引向纵深，则是广大肾病研究者的责任和义务，也正是本研究所期待的。

第三章 气阴两虚证的特有表现“畏寒而手足心热”的临床研究

一、研究目的

临床观察发现，畏寒或肢冷与手足心热并见是慢性肾炎气阴两虚证比较特异性的表现之一。因为气阴两虚是复合证候，所以必须具备气虚和阴虚的表现方可成立，其中手足心热是阴虚的表现，没有什么疑问，而畏寒或者肢冷是否为气虚之象？这是有争议的问题。一般认为，气虚是功能减退的表现，而阳虚则表现为有寒象，二者的区别点就在于寒象的有无。然而，对二者的界线至今尚无明确规定，因此，将畏寒或肢冷究竟是纳入气虚的辨证范畴，抑或是纳入阳虚的辨证范畴？畏寒肢冷与手足心热并见是气阴两虚，还是阴阳两虚？这是应该明确的问题。故拟将此为命题，进行前瞻性研究，以期弄清气虚和阳虚的界线，畏寒或肢冷与手足心热并见的本质属性及其对气阴两虚证的诊断意义。

二、研究对象

确诊为慢性肾炎，并见畏寒或肢冷而手足心热，无其他明显寒象者。

三、研究方法

将观察对象随机分为两组，一组为参芪地黄汤组，30 例；一组为桂附地黄汤组，18 例。参芪地黄汤为党参 30g，生黄芪 30g，生地 15g，丹皮 10g，茯苓 15g，泽泻 15g，山药 10g，山萸肉 10g；桂附地黄汤为上方去党参、黄芪，加肉桂 10g，制附片 10g。两组随证加味原则相同。

观察方法：5 天复诊一次，以复诊 3 次者为有效观察病例。

观察项目：①畏寒而手足心热的变化；②有无伤阴上火的表现，如口干咽燥或加重、鼻衄或齿衄、尿短黄、大便干、咽红咽痛、牙龈肿痛等；③肾炎的表现，如水肿、血压、尿蛋白、尿红白细胞等。

四、结果

（一）畏寒而手足心热的变化

见表2。

表2　畏寒而手足心热的变化

	参芪地黄汤组（复诊）			桂附地黄汤组（复诊）			p值[Δ]
	一次	二次	三次	一次	二次	三次	
消失	0	9	11	0	2	2	
减轻	3	5	13	3	2	2	P＜0.01
无变化	27	14	4	11	9	8	
其他	0	2	2	4	5	6	

Δ 参芪地黄汤组和桂附地黄汤组总有效率的比较。

如表2中所示，参芪地黄汤组30例中，第一次复诊时3例减轻；第二次复诊时9例消失，5例减轻，2例手足心热消失而仍畏寒；第三次复诊时11例消失，13例减轻，2例手足心热消失而仍畏寒，4例无变化。桂附地黄汤组18例中，第一次复诊时3例减轻，4例畏寒减轻而仍手足心热；第二次复诊时2例消失，2例减轻，4例畏寒减轻而仍手足心热，1例畏寒消失而手足心热加重；第三次复诊时2例消失，2例减轻，4例畏寒减轻而手足心仍热，2例畏寒消失而手足心热加重。参芪地黄汤组消失和减轻共24例，占88%，桂附地黄汤组消失和减轻共4例，占22.2%，两组比较，P＜0.01，有非常显著性差异。

（二）伤阴的表现

参芪地黄汤组30例中，2例在二次复诊时口渴加重，其余无明显伤阴上火的表现，其发生率为6.6%。桂附地黄汤组18例中，一次复诊时3例出现口燥咽干，二次复诊时1例出现牙龈肿痛、口臭、便干、尿短黄，三次复诊时2例出现口干加重、咽红干痛，其发生率为33.3%。两组比较P＜0.05，有显著性意义。

对桂附地黄汤组出现伤阴或上火表现者即改用滋阴生津或养阴清火等治

疗，不再继续观察。

（三）肾炎的表现

桂附地黄汤组因部分病例出现伤阴上火的表现而改用其他治疗，治疗时间太短，未予复查，不便统计。

参芪地黄汤组 30 例中，轻度水肿者 7 例，中度水肿 4 例，经治疗 2 例减轻，5 例消失；血压偏高者 3 例，无改善；尿蛋白（+）7 例，尿蛋白（++）9 例，尿蛋白（+++）9 例，尿蛋白（++++）者 5 例，治疗后下降（+）以上者共 18 例。30 例中无一例肉眼血尿，镜下血尿少许者 7 例，尿蛋白（+）者 4 例，经治 8 例转阴。

因为治疗时间太短，无法用统一的疗效标准评定，所以采用分别统计的方法。参芪地黄汤组水肿的有效率为 63.6%，蛋白尿的有效率为 60%，血尿的有效率为 72.2%。

五、讨论

（一）关于气虚与阳虚

气虚和阳虚是临床常见的两大证型，但是其概念都比较混乱。如《内经》既云：“阳虚则外寒。”又云：“气虚者寒也。”二者之混淆如是。又谓“气属阳”，故气虚乃属阳虚，此为一般概念与具体概念的混淆。与其分别虽有“气虚为阳虚之渐，阳虚为气虚之极”，然而何者为“渐”，何者为“极”？却无人深究。本研究以慢性肾炎出现“畏寒或肢冷而手足心热”者为对象，分别以公认的益气养阴方参芪地黄汤和阴阳双补方桂附地黄汤观察其对“畏寒或肢冷而手足心热”的有效率和伤阴上火的发生率，其目的之一就在于确定畏寒或肢冷的本质属性，进而明确气虚和阳虚的程度界限。

结果显示，参芪地黄汤组“畏寒或肢冷而手足心热”的有效率为 88%，伤阴上火的发生率为 6.6%，而桂附地黄汤组则分别为 2.2% 和 33.3%。两组比较，P 值分别 <0.01 和 0.05。说明畏寒或肢冷属于气虚而不属于阳虚。至此，我们可以规定，气虚不是寒证但偏于寒（即不会偏热），其主要表现有少气懒言，头晕目眩，疲倦乏力，四肢不温或畏寒（但不伴其他明显寒象，此为临界线），气短自汗，舌淡少苔，脉虚大或细弱等；常伴有脏腑的表现，如心悸，脉结代，筋疲胆怯，纳少肌瘦，腹胀便溏，久泄久利，内脏下垂，失血过多，咳嗽痰稀，精溲遗滑，腰脊酸痛等。而阳虚则属于寒证，主要表现有形寒怕冷，四肢厥逆，精神疲惫，喜卧嗜睡，自汗，舌胖淡苔润，脉沉迟或细微等，

常伴有腹中冷痛，下利清谷，口泛清涎，白带清稀，寒疝腹痛，囊缩阴冷，宫寒不孕，腰脊冷痛，浮肿阳痿等。故有人曾作如下描述，“气虚乃寒意方渐，其人若深秋之思缕衣，故曰气虚偏寒，调摄宜温，倘骤添重裘，必过热而生弊；阳虚则寒意已极，其身若严冬之恋灶火，故曰阳虚生寒，护理宜热，倘仅披薄衣，必体冻而寒僵”。

（二）畏寒或肢冷而手足心热的属性

前已述及，若畏寒或肢冷而无其他明显寒象，或伴见其他气虚之象，则为气虚的表现。那么畏寒或肢冷而手足心热并见，而无其他明显寒象者是为气阴两虚证的特征性表现之一。我们的研究结果亦证明了这一点。我们对慢性肾炎出现畏寒或肢冷而手足心热，无其他明显寒象者分别用参芪地黄汤和桂附地黄汤进行治疗观察，结果表明参芪地黄汤对畏寒或肢冷而手足心热者的有效率显著高于桂附地黄汤组（$P<0.01$），而伤阴上火的发生率又显著低于桂附地黄汤组（$P<0.05$）。参芪地黄汤是益气养阴的代表方，桂附地黄汤是阴阳两补的代表方，从而反证畏寒或肢冷而手足心热是气阴两虚证表现，而不是阴阳两虚证的表现，故益气养阴是正确治法，阴阳两补则未合时宜。当然，若寒象加重，则气阴两虚可向阴阳两虚转化，此时当以阴阳双补为佳，不可拘泥。另外，畏寒而手足心热是气阴两虚的特异症，但并非必见症和常见症。也就是说气阴两虚证并不一定都出现畏寒而手足心热，但是只要出现就可以诊断为气阴两虚。而倦怠乏力，少气懒言，自汗，易感冒和口燥咽干，手足心热，潮热盗汗等则属常见症，只要气虚和阴虚的表现并见，同样可以诊断为气阴两虚。可见特异症与常见症具有同样重要的意义，不可偏废。

第四章　慢性肾炎气阴两虚证辨证标准研究——30因素多元线性逐步回归分析

气阴两虚证是慢性原发性肾小球疾病（简称慢性肾炎）最常见的证型，且有不断增多趋势，故对其辨证标准的研究势在必行。然而其影响因素很多，并且各种因素对诊断的意义有主次的不同。其中孰主孰次，是值得研究的问题，对此我们用计算机和多元线性逐步回归的方法进行了研究。

一、研究方法

（一）样本选择

从肾病专科门诊中选择符合慢性肾炎诊断标准的病例150例，男84例，女66例；年龄最小10岁，最大76岁，平均35.4岁。按第二届中医学术会议制定的慢性肾炎气阴两虚证辨证标准进行辨证，气阴两虚证100例，非气阴两虚证50例。

（二）调查方法

患者就诊时先进行诊断和辨证，然后填写调查表格，包括姓名、诊断、辨证等一般项目和与气阴两虚有关的30因素（见表3）。

（三）分组

按多元线性逐步回归要求随机分为两组。甲组104例，男57例，女47例，平均年龄35.4岁，为运算组。乙组46例，男27例，女19例，平均年龄35.5岁，为考核组。

表 3　慢性肾炎气阴两虚证 30 因素的命名和数量化处理

X1 年龄	X17 尿后余沥
X2 性别	X18 夜尿频多
X3 激素治疗史	X19 心悸
X4 细胞毒药物治疗史	X20 纳呆
X5 倦怠乏力	X21 食后腹胀
X6 少气懒言	X22 大便溏
X7 自汗	X23 长期咽痛
X8 手足心热	X24 咽黯红
X9 咽干口燥	X25 舌偏红体胖齿痕
X10 盗汗	X26 舌淡齿痕少津
X11 畏寒而手足心热	X27 舌黯红少津
X12 腰膝酸软或痛	X28 脉细弱
X13 性欲亢进	X29 脉细数
X14 性欲减退	X30 脉弦细
X15 遗精	X31 Y 值
X16 尿少黄赤	

（四）资料的命名和数量化处理

为了便于计算机处理，须将所调查因素进行数量化处理，见表 3。

各因素的数量化处理原则：

1. 年龄为实际数。

2. 性别男为 1，女为 0。

3. 激素和细胞毒类药物治疗史无为 0，曾用但停药 1 月以上者为 1，正在用者为 2。

4. Y 值气阴两虚证为 1，非气阴两虚证为 0。

5. 其余各项有为 1，无为 0。

（五）计算及回归方法

甲组 104 例经数量化处理后的资料输入计算机作多元线性逐步回归分析；根据偏回归平方和及标准偏回归系数，分析各因素对慢性肾炎气阴两虚证的贡献度，并用计算机对因素进行筛选，建立相应的逐步回归方程。

二、结果

为了筛选主要因素，剔除次要因素，选择最优化的回归方程，我们把选入

因子 F_1 和剔除因子 F_2 界值分别定为 0.5、1、1.5、2、2.5，其逐步回归的结果如表 4。

表 4　慢性肾炎气阴两虚证 30 因素逐步回归结果

F 值	受选因子贡献度由大到小排列	R（复相关系数）	S（估计标准误差）	P（方差分析）
F1=0.5 F2=0.5	X30，X23，X16，X11，X5，X15，X8，X6，X9，X4，X10，X27，X29，X7，X21，X20，X25，X22	0.6939	0.3707	P＜0.01
F1=1 F2=1	X8，X16，X11，X6，X27，X5，X21，X15，X9，X4，X10	0.6652	0.3694	P＜0.01
F1=1.5 F2=1.5	X8，X27，X16，X6，X10，X21，X26，X5	0.6455	0.3710	P＜0.01
F1=2 F2=2	X8，X6，X16，X10，X27，X21	0.6300	0.3743	P＜0.01
F1=2.5 F2=2.5	X6，X8，X16，X10	0.6028	0.3806	P＜0.01

（一）逐步回归方程的建立

从表 4 的结果可以看出，取不同的 F 值时，方差分析 P 均＜0.01，说明在 5 种情况下建立的多元回归方程都有显著性。多元回归方程的选择依据认为，复相关系数（R）最大，标准估计误差（S）最小时建立的逐步回归方程为最优回归方程。所以，当 F=1 时，R=0.6625，S=0.3694，为最优方程，共选出 11 个因素对慢性肾炎气阴两虚证的贡献最大。其顺序为 X8，X16，X11，X6，X27，X5，X21，X15，X9，X4，X10。据此得下列逐步回归方程：

$$Y=-0.0954+0.1772X4+0.2201X5+0.1402X6+0.1839X8+0.1126X9+0.1207X10+0.1450X11+0.2585X15+0.1587X16+0.1636X21+0.1321X27$$

（二）回归方程的检验

将慢性肾炎气阴两虚证患者 11 因素（F=1 时）的数量化值代入回归方程，即可求出 Y 值。当 Y＞0.54 时，可能为气阴两虚证，当 Y＜0.54 时，可能为非气阴两虚证，以此进行检验。

1. 回顾性检验

即以运算组进行检验。将甲组 104 例有关资料代入回归方程。所得结果与临床诊断结果相比，104 例中气阴两虚证 71 例，其中 Y＞0.54 者 63 例，属估计正确；8 例 Y＜0.54，属估计错误，符合率 88.7%。非气阴两虚证者 33 例，Y＜0.54 者 23 例，属估计正确；Y＞0.54 者 10 例，属估计错误，符合率 69.7%（见表 5）。

表 5　两组证型的回顾性检验

证型	例数	估计正确	估计错误	符合率（%）
气阴两虚	71	63	8	88.7
非气阴两虚	33	23	10	69.7
合计	104	86	18	82.7

2. 前瞻性检验

即以考核组进行检验。将乙组 46 例有关资料代入回归方程，与临床诊断结果比较。30 例气阴两虚证中 Y＞0.54 者 25 例，属估计正确；Y＜0.54 者 5 例，属估计错误，符合率 83.8%。16 例非气阴两虚证中，12 例 Y＜0.54，属估计正确；4 例 Y＞0.54，属估计错误，符合率 80.4%（见表 6）。

表 6　两组证型的前瞻性检验

证型	例数	估计正确	估计错误	符合率（%）
气阴两虚	30	25	5	83.3
非气阴两虚	16	12	4	75
合计	46	37	9	80.4

（三）标准偏回归系数（bb）

多元回归方程的公式为：

$$y=b0+b1X1+b2X2+\cdots\cdots+bkXk$$

其中的 b1 至 bk 均为偏回归系数。如 b1，它表明当 X2……Xk 固定时，X1 改变 1 个单位时，y 平均改变 b1 个单位，余依此类推。由于慢性肾炎气阴两虚证各影响因素的单位不同，所以要想比较 b1、b2 及 X1、X2 对 y 的影响程度时，不能直接进行比较，须将偏回归系数（b）化成标准差为单位的标准偏回归系数（bb）后方能用于衡量各自变量对应变量（y）的影响程度，因为标准偏回归系数与各变量的单位已无关系。标准偏回归系数越大，表明对 y 的影响越大。

当 F=1 时，慢性肾炎 30 因素中有 11 因素对慢性肾炎气阴两虚证贡献最大，各因素回归方程的标准偏回归系数如表 7 所示。

表 7　各因素回归方程的标准偏回归系数

X4	0.1070	X9	0.1084	X16	0.1632
X5	0.1394	X10	0.0958	X21	0.1299
X6	0.1477	X11	0.1500	X27	0.1409
X8	0.1930	X15	0.1188		

三、慢性肾炎气阴两虚证的辨证标准

（一）辨证标准的构成因素

1. 常见因素

阴虚见证：手足心热、尿少黄赤、遗精、咽干口燥、盗汗、舌黯红少津、舌红而脉细。

气虚见证：少气懒言、倦怠乏力、食后腹胀、细胞毒药物治疗史、舌淡而脉弱。

2. 特异因素

畏寒而手足心热、舌偏红体胖齿痕而脉弦细。

（二）判断标准

1. 常见因素中阴虚和气虚见证各 2 项可以成立辨证。
2. 见特异因素可以成立辨证。

四、分析和讨论

（一）多元回归和逐步回归的概念

回归是研究变量与变量之间关系的一种方法，它主要研究变量与变量在数量上的依存关系，当用直线方程来描述和分析两个变量间的关系时就是直线回归。由于事物间的关系是多方面的，如慢性肾炎气阴两虚证，其影响因素和导致因素有许多，所以，须用线性方程来描述和分析一个应变量（y）和多个自变量之间的数量关系，这就是多元线性回归，简称多元回归（multiple regerssion）。其一般形式为：

$$y=b0+b1X1+b2X2+\cdots\cdots+bkXk$$

当影响 y 的自变量很多，而各个自变量的作用大小不同时，不必把所有的自变量都选取进方程，而只需在这些自变量中挑选一些有显著作用者。挑选的方法是将自变量逐个引入方程，引入条件是该自变量的偏回归平方和在未选入的自变量中是最大的，并经 F 检验具有显著性。另外，每引入一个新的变量，要对先前已选入方程中的变量逐个进行 F 检验，将偏回归平方和最小且无显著性的变量剔出方程，直至方程外的自变量不能被引入，方程中的自变量不能再被剔除为止，此即逐步回归（stpwiseregerssion）。

逐步回归在医学上主要用于筛选因素和指标。当机体出现某些现象和结果时，导致产生这些现象和结果的因素往往很多，这就需要我们在众多的因素中把真正具有显著作用的因素找出来。利用逐步回归分析可以用少量的代价获得大量的信息，因为它是在众多因素综合作用的情况下，使其他因素作用平衡，再来考虑各个因素的作用的。由于可以尽量控制因素间交互作用的干扰，因此可以比较客观地反映事物的本来面目。它不仅能在众多的因素中判明哪些因素对所研究的现象起作用，而且每个因素的显著程度、作用大小都能明确表示，便于相互比较，做出选择。临床上中医证的影响因素很多，仅靠单一因素分析，难以揭示其深刻内涵，所以我们试图用多元回归分析研究慢性肾炎气阴两虚证，用计算机按统计原理判断各因素对慢性肾炎气阴两虚证影响的大小及显著性，从而为慢性肾炎气阴两虚证的诊断提供比较可靠的依据。

（二）慢性肾炎气阴两虚证 30 因素逐步回归分析

从表 4 可以看出，当 F1、F2 的界值为 0.5 时，方程具有显著性，方差分析 P＜0.01。此时，30 因素中共有 18 因素入选，按偏回归平方和，各因素对慢性肾炎气阴两虚证的贡献度由大到小的排列顺序为：X30、X28、X16、X11、X5、X15、X8、X6、X9、X4、X10、X27、X29、X7、X21、X20、X25、X22。其 R 为 0.6939，为最大，所选出的因素既有气虚见证，又有阴虚见证，与气阴两虚证的临床诊断要求相符合，因此，方程是有意义的。但 S 为 0.3707，不是最小的，所以我们认为 F1、F2 为 1 时，所选出的指标作为临床诊断比较合适。此时共有 11 指标，数量适中，切合临床实用，其 R 为 0.6652，虽较 F1、F2 为 0.5 时小，但其 S 最小，为 0.3694，且方差分析 P＜0.01。各因素对慢肾炎气阴两虚证的贡献度由大到小排列为：X8、X16、X11、X6、X27、X5、X21、X15、X9、X4、X10。经检验，其诊断符合率在 80% 以上，具有实用性和可靠性，故本文将 F1、F2 为 1 时的 11 元方程作为慢性肾炎气阴两虚证 30 因素逐步回归方程，以此作为辨证标准的主要依据。

此外，若所取样本增大，其符合率还会提高。

当 F1、F2 的界值取 1.5、2、2.5 时，不断有自变量被剔除，虽然方程仍然具有显著性，且精度较高，但由于一些临床常见的因素被剔除，用于临床可有一部分漏诊，实用性欠佳。

（三）气阴两虚证辨证标准的制定

1. 制定辨证标准的依据

（1）多元线性逐步回归中各自变量的偏回归平方和。

（2）根据各自变量的标准偏回归系数。

（3）结合既往的研究。

2. 辨证标准的特点

由于本标准是在既往研究的基础上结合本次研究的结果制定的，所以具有项目较全，特异性较强，更加切合临床实际的特点。如在 1986 年第二次全国中医肾病专题学术会议上通过的慢性原发性肾小球疾病辨证分型标准中，没有将特异症列入，而我们的临床研究表明“畏寒而手足心热”是慢性肾炎气阴两虚证的特异表现，虽然出现率不高，但是特异性很强，只要出现便可确立辨证，而且在本次的多元线性逐步回归中亦被选取，所以在制定辨证标准时，加入了特异症。另外，舌红而脉细对于阴虚，舌淡而脉弱对于气虚证具有重要的诊断意义，故亦被列入辨证标准。

第五章　气阴两虚型慢性肾炎与病理类型的关系

气阴两虚是慢性原发性肾小球疾病（简称慢性肾炎）最常见的证型，且有不断增多的趋势。肾活体组织检查（简称肾活检）是西医学诊断弥漫性肾脏病的重要手段，对于明确诊断，指导治疗，估计预后具有重要意义。探讨中医证型和肾活检之间的关系无疑将有助于肾脏病的临床治疗和中西医结合。

一、方法

（一）病例选择

将临床诊断为慢性肾炎的患者在行肾活检前进行中医辨证，对中医辨证属于气阴两虚证，肾活检证实为原发性肾小球疾病的35例患者作为分析对象。

（二）一般资料

35例中，男23例，女12例；年龄最大60岁，最小16岁，平均30岁；病程最短0.5年，最长34年，平均3.5年；临床诊断肾炎27例，肾病8例；曾用激素者17例。

（三）辨证标准

用本课题组研究制订的慢性原发性肾小球疾病气阴两虚证辨证标准[1]进行辨证。此外，慢性肾炎的基本病机为本虚标实，临床所见多虚实夹杂，本文以分析本证为主。

（四）常规检查

肾功能检查有Scr、Ccr、BUN、酚红排泄试验、尿浓缩试验、放射性核素肾图。其他有 24 小时尿蛋白定量、蛋白定性、尿常规镜检、血沉、血浆胆固醇、C_3、Ig、血尿 FDP、全血及血浆黏度、纤维蛋白原、$β_2$-M、尿酶（Lys、r-GT、NAG）、红细胞位相。

（五）肾活检

常规做光镜和免疫荧光检查，部分标本作电镜检查。

二、结果

（一）慢性肾炎气阴两虚证的临床诊断和病理诊断分布

临床诊断肾炎 27 例，肾病 8 例。病理诊断肾小球轻微病变 13 例，轻度系膜增生性肾炎 8 例，重度系膜增生性肾炎 3 例，膜性肾病 7 例，膜增生性肾炎、弥漫性肾硬化、局灶节段性硬化、新月体性肾小球肾炎各 1 例（见表 8）。

表 8　慢性肾炎气阴两虚证临床诊断和病理诊断分布

	例数	轻微病变	轻度系膜增生	重度系膜增生	膜性肾病	膜增生性肾炎	弥漫性硬化	局灶节段硬化	新月体性肾炎
肾炎	27	10	6	2	5	1	1	1	1
肾病	8	3	2	1	2	0	0	0	0
合计	35	13	8	3	7	1	1	1	1
百分率（%）	100	37	23	9	20	3	3	3	3

（二）其他指标的变化

本文所列是异常例数超过所查例数一半的项目（见表 9）。

表 9　气阴两虚证检验指标变化

	正常值	检查例数	异常例数	百分率（%）
蛋白定性	（-）	35	35，（4+）者 20	100，57
蛋白定量	100mg/24h	35	35，＞3.5g 者 17	100，49
尿 RBC	＜3 个 /HP	35	17	49
Ch	＜210mg%	32	19	59
ESR	＜20mm/h	31	16	52
尿 FDP	＜0mg/mL	24	20	83

续表

	正常值	检查例数	异常例数	百分率（%）
血 FDP	＜10mg/mL	15	9	60
FPA	200～400mg/dl	18	7	39
尿 β_2-M	0～123μg/mL	12	7	58
血 β_2-M	2040～2440μg/mL	12	6	50

三、讨论

（一）气阴两虚证和临床诊断的关系

35 例慢性肾炎气阴两虚证患者，临床诊断为肾炎者 27 例，占 77%；肾病者 8 例，占 23%。西医对肾病和肾炎的临床鉴别主要在于：前者以大量蛋白尿（24h＞3.5g），高度浮肿，低蛋白血症（＜3.5g/dL）和高胆固醇血症为主要依据；并无血尿，无持续性高血压，无肾功能损害。而肾炎则应出现血尿，或高血压，或肾功能损害[2]。大量的临床观察认为，慢性肾炎肾病型中医辨证以脾肾阳虚者为多，而肾炎型则以肝肾阴虚为主[3]。本研究似可表明，从数量上看，气阴两虚证以阴虚为主，但也有表现为阳虚特征者。

（二）气阴两虚证和病理诊断的关系

35 例气阴两虚型慢性肾炎病理诊断以增生性肾炎为多，其中肾小球轻微病变 13 例，轻度系膜增生性肾炎 8 例，重度系膜增生性肾炎 3 例，膜增生性肾炎 1 例，共 25 例，占 72%；其他类型 10 例，其中膜性肾病 7 例，占 20%。既往的研究表明，肾炎的阴虚型与血尿及增生性肾炎之间可能有一定的内在联系，膜性肾病常以阳虚型为主[4]。结合上述临床诊断分布资料，似可说明气阴两虚证的三大特征：即以阴虚为本、双重性、不稳定性。

本课题组既往的研究业已证实，慢性肾炎的定位以肾为主，正虚以肾为中心，而气阴两虚以肾阴虚为主。肾脏以阴精为其根本，肾阴既要滋养全身，又要化为阳气温煦全身，所以朱丹溪认为其难成易亏，人体“阳常有余，阴常不足”。慢性肾炎病位在肾，肾阴必先受损，所谓“虚处受病”“多用者易伤”，加之既病之后，肾失封藏，精微物质丢失，不恰当的治疗，病情缠绵不愈等，均可进一步损伤肾阴。然而，“阴虚则无气”，终致气阴两虚。35 例慢性肾炎气阴两虚证患者，临床诊断为肾炎者 27 例，占 77%；病理诊断为增生性肾炎者 25 例，占 72%。而肾炎型、阴虚型、增生性改变之间有一定的内在联系。

该研究为慢性肾炎气阴两虚证以阴虚为本的理论提供了微观的根据。

慢性肾炎气阴两虚证具有双重性的特征，即既有阴虚的特征，又有阳虚的特征。本研究为我们提供了整体的数量上的依据。其中阴虚所占的比例一如上述。此外，临床诊断中有 8 例属肾病，病理诊断中有 7 例属膜性肾病，分别占 23% 和 20%。而肾病型、阳虚型和膜性肾病之间也似有其内在联系。所以就临床诊断和病理诊断而言，又有一部分表现了阳虚的特征。实则，气阴两虚证在同一患者也表现为双重性特征，如我们的临床研究证实，"畏寒而手足心热"是慢性肾炎气阴两虚证的特征性表现[5]。有人研究了慢性肾炎气阴两虚证血浆环核苷酸的变化，cAMP 含量明显升高，cGMP 的含量也同样升高，而 cAMP/cGMP 比值则明显低于正常，说明气阴两虚证血浆环核苷酸的变化既见阴虚特点，又有阳虚特点[6]。既往的临床研究、实验研究和本研究的结果不谋而合，使慢性肾炎气阴两虚证双重性特征的理论依据更加充分。

慢性肾炎气阴两虚证还有不稳定的特征。35 例临床辨证为气阴两虚证的患者，其病理形态分布既有表现为阴虚特征者，又有表现为阳虚特征者，说明在本质上有向阴虚或阳虚及其他证型转化的倾向性，这和我们的临床观察是一致的。因此，要十分重视慢性肾炎证候的动态变化规律，治疗不可拘于一方一法，而应根据证候的动态变化随证施治，方能提高疗效。

（三）其他指标变化的分析

如表 9 所示。其中除血尿和血纤维蛋白原增高的例数未超过所查例数的半数外，其余皆过半数。上述指标可分成两类，蛋白定量、定性、血、尿 β_2-M 等是肾炎的常规指标，而另外的指标则与瘀血证相关。尿中 RBC＞3 个 /HP 者 17 例，占所查例数的 49%，将近一半。血尿对肾炎的意义是人所共知的，我的导师时振声教授在长期的临床实践中发现，慢性肾炎的血尿并非一般所谓的阴虚火旺、气不摄血等机理能完全解释。慢性肾炎的血尿一般比较顽固，当常法难以取效时，借用妇科崩漏病"久漏宜通"的理论，投以活血凉血止血之品，如马鞭草、生侧柏叶、生地榆、丹皮等常获良效[7]。因此，慢性肾炎的血尿可作为瘀血的依据。血浆 CH 增高可以导致血浆黏稠度增高而影响血液的流动性；血浆 FPA 增高除影响血液的性黏度外，还可在纤维蛋白酶的激活下直接参与凝血，其对血液循环的影响是显而易见的；血沉增快主要是 RBC 发生叠连积聚所致，而促使 RBC 发生叠连和积聚主要因素是血浆成分的改变。现已证明血浆中 FPA 和 CH 增高能促进 RBC 的叠连和积聚，因而血沉增快作为瘀血的参考指标是比较公认的；血、尿 FDP 增高已被作为慢性肾炎瘀血证的辨证标准之一，在第二届全国肾病专题学术会议上获准通过。上述指标的变化说明慢性肾炎导致瘀血有其病理生理基础，亦有其必然性，与我们的临床研究结果相符合。

参考文献

1. 时振声．时氏中医肾脏病学．北京，中国医药科技出版社，1997：578-585.
2. 王叔咸．肾脏病学．北京，人民卫生出版社，1987：272.
3. 施赛珠．慢性肾炎微观辨证的研究．中国医药学报，1987，(6)：13.
4. 施赛珠．慢性肾炎的中医辨证分型与肾活检病理关系的初步探讨．中西医结合杂志，1984，(7)：44.
5. 肖相如．"畏寒而手足心热"的临床研究．中医药学报，1993，(4)：13.
6. 王钢．益气养阴法治疗慢性肾小球肾炎血浆环核苷酸及免疫指标变化的初步观察．中西医结合杂志，1986，(3)：163.
7. 肖相如．著名肾病学家时振声教授系列经验之四——慢性肾炎血尿的治疗经验．辽宁中医杂志，1998，(4)：147.

第六章　益气养阴法对家兔实验性肾病血液流变性的影响

一、研究目的

笔者临床研究表明，慢性肾炎以气阴两虚证最为常见，且有逐年增多的趋势，还发现慢性肾炎气阴两虚证和血瘀证有着必然的病机联系。本课题组的研究还表明，以益气养阴为主的保肾冲剂对家兔实验性肾病具有良好的治疗作用，在常规指标明显改善的同时，肾脏的病理改变亦趋恢复。保肾冲剂还可明显抑制花生四烯酸和腺苷二磷酸诱导的血小板聚集，提示益气养阴法具有活血化瘀的效应。本研究的目的旨在探索慢性肾炎气阴两虚证和瘀血的关系，益气养阴法对慢性肾炎瘀血证的治疗作用。

二、材料和方法

1. 动物

杂系，北京白兔，体重 2.0 ~ 2.5kg，雌雄各半。

2. 药物

浙江台江制药厂提供的保肾冲剂原浆。保肾冲剂是参芪地黄汤的改革剂型，功能以益气养阴为主。

3. 试剂

牛血清白蛋白，中国科学院东方仪器设备公司生化部（批号 890314）；乙基替 -（3- 二甲氨基丙基）碳化二亚胺盐（Merek 产品）；无水乙二胺（Ar，北京试剂三厂）；阳离子化牛血清白蛋白（e-BSA）。制备按 Border 方法。

三、实验方法

全部动物共30只，健康对照组10只，造模组20只。造模前查白兔尿蛋白定性、定量，然后经耳静脉注射阳离子化牛血清白蛋白10mg，每日1次，共2周。造膜后造模组查尿蛋白定性、定量以确定造模是否成功。全部动物心脏取血查血液流变学指标，再将造模组动物随机分为两组。对照组饲以正常家兔饲料，治疗组除正常饲料外，每日口服保肾冲剂生药13.7g/只/日。连续4周后，治疗组和对照组查尿蛋白定性、定量，全部动物复查血液流变学1次。

四、主要观察指标的检测方法

1. 尿蛋白定性、定量

尿蛋白定性用醋酸加热法，尿蛋白定量用Esbach法。

2. 全血黏度

日本产ELD型黏度计。取其在1.92^{s-1}，9.6^{s-1}，38.4^{s-1}，192^{s-1} 4个切速下的全血黏度。

3. 血浆比黏度

用管径0.35mm毛细管黏度计。

4. 红细胞压积

红细胞压积用微量毛细管法，日本KUBOTA型红细胞比积仪。

5. 红细胞变形性

用微孔滤筛法，仪器为Q–I型核孔滤膜红细胞变型测定仪，测取红细胞变形指数（EDI）。

6. 体外血栓形成

实验用CHANLER法观察血栓长度、湿重、干重。

7. 血小板聚集

采用SchatZ氏改良法，在sony体外电视录像显微镜下，测圆树型（%）、扩大型（%）及聚集个数。

五、结果

在第 1 次心脏取血过程中死亡 4 只，故健康对照组为 6 只。

（一）尿蛋白的变化

造模前蛋白定性全部阴性。造模后（+）~（+++）。治疗组服用保肾冲剂，4 周后复查，8 只（-），1 只（±），1 只（+）。造模空白对照组 4 周后复查，1 只（+），6 只（++），3 只（+++）。蛋白定量见表 10，保肾冲剂组用药后较用药前显著下降，P＜0.01。空白对照组前后 2 次比较呈上升趋势。

表 10　中药组空白组蛋白定量的变化（X ± SE）

	治疗前	治疗后	P 值
中药组	236.5 ± 15.4	21 ± 10.85	＜0.01
空白组	220.9 ± 29.45	227.5 ± 31.84	
P 值	＜0.01		

（二）血液流变性的变化

1. 健康组和造模组血液流变性诸指标的变化，见表 11。

表 11　健康组和造模组血流变比较（X ± SE）

	健康组	造模组	P 值
体外血栓长度	27.17 ± 8.18	44.78 ± 13.06	＜0.01
湿重	80.17 ± 18.63	130.95 ± 43	＜0.05
干重	25 ± 11.93	42.1 ± 2.67	＜0.01
血小板聚集扩大型	13.5 ± 6.16	23.88 ± 10.5	＜0.05
血小板聚集圆型	86.5 ± 6.16	84.83 ± 3.82	＞0.01
血小板聚集数	27.83 ± 11.32	36.88 ± 9.33	＞0.05
红细胞变形指数	1.22 ± 0.138	0.76 ± 0.51	＜0.05
全血黏度 1	20.4 ± 2.45	31.53 ± 9.38	＞0.05
全血黏度 3	9.22 ± 0.94	13.86 ± 4.13	＞0.05
全血黏度 5	6.13 ± 0.38	10.83 ± 2.25	＜0.05

续表

	健康组	造模组	P 值
全血黏度 7	4.42 ± 0.19	6.13 ± 0.84	＜0.05
血浆比黏度	1.64 ± 0.14	1.95 ± 0.14	＜0.01
血沉	1.33 ± 0.41	1.85 ± 0.88	＞0.05
红细胞压积	39.5 ± 2.51	43.7 ± 4.65	＜0.0

如表所示造模组与健康组比较，造模组血液流变学指标呈异常变化，14 项指标中除血小板聚集圆型、血小板聚集数，全血黏度 1、全血黏度 3 切速和血沉外，均有显著性意义。

2. 肾病模型用药组治疗前后血液流变性诸指标的变化，见表 12。

表 12　造模治疗组前后血流变的比较（X ± SE）

	用药前	用药后	P 值
体外血栓长度	57.65 ± 8.47	20.4 ± 6.1	＜0.01
湿重	171.3 ± 13.83	62 ± 13.87	＜0.01
干重	53.65 ± 4.55	16.35 ± 4.92	＜0.01
血小板聚集扩大型	33.6 ± 3.27	10.4 ± 3.13	＜0.01
血小板聚集圆型	86 ± 4.27	88.6 ± 3.94	＞0.05
血小板聚集数	34.55 ± 10.09	22.2 ± 7.45	＜0.01
红细胞变形指数	0.35 ± 0.17	1.34 ± 1.04	＜0.01
全血黏度 1	37.33 ± 8.93	22.25 ± 5.18	＜0.01
全血黏度 3	16.94 ± 2.47	9.81 ± 1.29	＜0.01
全血黏度 5	12.45 ± 1.71	6.8 ± 0.86	＜0.01
全血黏度 7	6.78 ± 0.19	4.98 ± 0.75	＜0.01
血浆比黏度	2.04 ± 0.09	1.61 ± 0.07	＜0.01
血沉	2.3 ± 0.95	2.2 ± 0.63	＞0.05
红细胞压积	45.8 ± 3.26	38.15 ± 1.73	＜0.01

如表所示，治疗前后比较，血液流变性诸指标的变化除血小板聚集圆型和血沉外，均有显著性。

3. 肾病模型空白组血液流变性诸指标的前后比较，见表 13。

表 13　造模空白组前后血流变的比较（X ± SE）

	前	后	P 值
体外血栓长度	34.35 ± 2.86	29.55 ± 6.33	＞0.05
湿重	90.6 ± 9.71	88.15 ± 8.51	＞0.05
干重	30.55 ± 4.68	30.15 ± 3.38	＞0.05
血小板聚集扩大型	14.16 ± 3.48	11.05 ± 2.54	＞0.05
血小板聚集圆型	83.65 ± 3.08	88.95 ± 2.54	＞0.05
血小板聚集数	39.2 ± 8.35	23.15 ± 6	＜0.01
红细胞变形指数	1.21 ± 0.27	1.42 ± 0.92	＞0.05
全血黏度 1	25.73 ± 5.57	22.9 ± 6.3	＞0.05
全血黏度 3	10.77 ± 2.97	10.46 ± 1.09	＞0.05
全血黏度 5	9.25 ± 1.33	7.47 ± 1.42	＞0.05
全血黏度 7	5.47 ± 0.71	5.2 ± 0.71	＞0.05
血浆比黏度	1.87 ± 0.13	1.84 ± 0.08	＞0.05
血沉	1.4 ± 0.52	2.15 ± 0.67	＞0.05
红细胞压积	41.7 ± 5.1	39.8 ± 4.21	＞0.05

如表所示，前后 2 次血液流变性指标的变化除血小板聚集数外，均无显著性意义。

六、讨论

（一）慢性肾炎气阴两虚与瘀血

临床观察表明，慢性肾炎患者多有瘀血表现。但是，慢性肾炎瘀血证的成因和临床表现均较复杂。有人对慢性肾炎辨证分型与血液流变性的关系进行了探讨，结果发现肺脾气虚、肝肾阴虚和脾肾阳虚三型的血液流变性变化各具特点，并因此而提出了益气活血、养阴活血和温阳活血的治法。本课题组既往的研究认为，慢性肾炎的中医辨证以气阴两虚最为多见，导师时振声教授专科门诊 1983 ~ 1988 年诊治的 280 例患者，以气阴两虚为主证，或在疾病的演变过程中出现气阴两室表现者 170 例占 60.72%。而且气阴两虚与瘀血有密切的联系，100 例气阴两虚证的动态观察发现，初诊夹瘀者 18 例，1 年后夹瘀者达 38 例，说明气阴两虚和瘀血有其病机必然性。

有人对瘀血的成因进行了归纳，达数十条之多，说明了瘀血成因的复杂性。就慢性肾炎的瘀血证而言，气阴两虚作为成因有其重要性。中医理论认为，血液在经脉之中“如水之流”，“行有经纪”为其常态，一旦“血行失度”，则瘀血乃成。其状况有“内结为瘀血”“污秽之血为瘀血”“久病入络为瘀血”。慢性肾炎病程冗长，所以“久病入络为瘀血”的病机是各种证型的瘀血共同存在的。而气阴两虚至少有以下几种致瘀血的可能：①气虚则血行无力，留而为瘀。《内经》有“血气虚，脉不通”的记载。《医林改错》更明确指出，“血管无气，必停留而瘀”。②气虚则气不摄血，血溢脉外，又与“离经之血为瘀血”的病机吻合。③阴虚则血中津液不足，若兼火旺更加损伤津液，致血液黏稠，滞涩难行。即所谓血犹舟也，津犹水也，水津充沛，舟方能行。④阴虚可致火旺，火旺一可迫血妄行，一可灼伤脉络，致血溢脉外而成瘀血。

（二）益气养阴与瘀血治法

由表 11 可知，造模组与健康组比较，在出现大量蛋白尿的同时，血液流变学诸指标明显异常，说明笔者的造模是成功的。表 12 所示，肾病模型组用益气养阴为主的保肾冲剂治疗前后血液流变学诸指标的比较，表明治疗后绝大部分指标明显好转，说明益气养阴为主对肾病血液流变性异常具有治疗作用。表 13 是造模空白对照组前后 2 次血液流变学指标的比较，除极个别指标的好转具有显著性外，绝大部分指标无明显好转，排除自然恢复的可能性，说明益气养阴法为主对血液流变性异常的治疗作用是肯定的。

血液黏度是血液流变性的主要指标。其中全血黏度主要反映血液运动的一方面，血浆黏度反映其质。影响全血黏度的因素主要有红细胞压积、红细胞聚集性、细胞变形性、血浆黏度等。中医学认为，血液的正常运行是在气的推动下，在脉管内循环不息，如环无端，那么也就是说血液的正常运行需要两个基本条件，一是气的功能正常，一是血液形质的正常（当然还有血管因素）。因此，可认为红细胞的聚集性的增高和变形能力的降低，相当于中医所说的气虚。因为现代研究认为，红细胞聚集性增强或由于红细胞表面产生黏着性物质，或是表面负电荷密度降低，相互间的斥力降低或消失而聚集成串影响其运动速度。而红细胞的变形性如在血流中的“轴向集中”现象，在流动过程中其长轴与流线取向一致，对小于其直径的毛细血管的穿透能力等，都是能动的过程，与中医的气在血液运行中的功能极其相似，而且业已证实其变形性与红细胞 ATP 的含量有关。还由于血液具有非牛顿流体的特性，即在低切变率下其黏度较高，而当切变率逐渐升高时，血液黏度下降。所以笔者认为，全血黏度增高，特别是高切下全血黏度增高与气虚的关系密切。有人用解毒化瘀法（龙葵、蛇莓、蛇舌草、川牛膝、川芎、三棱、莪术）治疗慢性肾炎，并观察其血液流变性的变化，结果除全血黏度比黏度高切变外，其余各项指标皆明显改善。笔者认为，该实验中高切下全血黏度无改善可能与没有益气药有关。而笔者以益气养阴为主治疗却使血液流变性异常（包括高切变全血黏度）改善，二者可互为反证。红细胞压积增高是由于血液中红细胞数量相对或绝对增加所致，血浆黏度增高乃由于血浆中脂质、纤维蛋白原、各种蛋白质、糖类等高分子化合物的含量相对或绝对增加所致。此二者都和中医所谓的阴虚津少所致的血液黏稠相当，所以养阴法对于改善红细胞压积和血浆黏度可能有其意义。

血小板聚集是血小板在刺激剂的作用下发生的一系列需要能量代谢的变化过程。众多的研究表明，瘀血证患者血小板聚集功能异常，而很多活血化瘀药具有抑制血小板聚集的作用，所以，不难看出，血小板聚集异常可能是血瘀证的重要方面。本课题组曾用保肾冲剂对花生四烯酸、腺苷二磷酸诱导的家兔血小板聚集性的影响进行了观察，结果保肾冲剂对花生四烯酸和腺苷二磷酸诱导的家兔血小板聚集性的影响是明显的抑制作用，且量效关系显著，和本研究的结果相似。据此似可反证血小板聚集异常与气阴两虚有关。另有报道，心气虚证对 ADP、肾上腺素诱导的血小板聚集反应比非心气虚组强，而像党参一类补气药具有较强的抑制血小板聚集的作用，也部分支持了笔者的观点。

体外血栓形成也主要反映血小板的功能情况，该指标所反映的情况和血小板聚集近似，笔者的实验结果亦如此。保肾冲剂具有明显的抑制血栓形成的作用，而保肾冲剂以益气养阴为主，故可认为血栓形成与气阴两虚具有内在联系。

第七章　益气养阴法治疗气阴两虚型慢性肾炎的临床研究——84 例临床资料分析

气阴两虚是慢性肾炎最常见的证型，且有不断增加的趋势，我的导师时振声教授最早提出了这一证型，并指导我对此进行了全面的研究。现将 84 例气阴两虚型慢性肾炎的临床资料进行分析，以供参考。

一、一般资料

全部病例符合慢性肾炎的诊断标准和气阴两虚证的辨证标准。其中男 48 例，女 36 例；年龄最大 60 岁，最小 18 岁，平均年龄 36.7 岁；病程最长者 20 年，最短者 0.5 年，平均 5.02 年；全部病例住院治疗，治疗时间最长 240 天，最短 30 天，平均 94 天。

二、诊断及辨证标准

（一）诊断标准

按照 1992 年 6 月中华内科杂志编委会肾病专业组讨论制订的原发性肾小球疾病临床分型标准[1]，其中 21 例伴有高血压，19 例伴有肾病综合征，26 例伴有肾功能减退。

（二）辨证标准

按照我们研究制订的标准[2]进行辨证。

三、观察项目

1. 气阴两虚常见主症的变化。
2. 尿蛋白定性、定量的变化。
3. 血浆蛋白的变化。
4. BUN、Cr 的变化。
5. 补体 C_3、免疫球蛋白 Ig 的变化。
6. 血压的变化。

四、治疗方法

（一）基本方

以参芪地黄汤为基础，党参 15g，生黄芪 15g，生地 15g，山萸 10g，山药 10g，丹皮 10g，茯苓 15g，泽泻 15g，益母草 30g，白茅根 30g。

（二）加减法

1. 五脏见证的加减

肺虚明显者，加大党参、黄芪用量至 30g，加五味子 10g。
心虚明显者，加麦冬 10g，五味子 10g。
脾虚明显者，加白扁豆 10g，砂仁 6g。
肝虚明显者，加当归 12g，白芍 15g，木瓜 15g。
肾虚明显者，加桑寄生 15g，枸杞子 15g，菟丝子 15g。

2. 标实兼证的加减

兼外感者，风寒加荆芥、防风各 10g；风热加薄荷（后下）、牛蒡子、银花、连翘各 10g。

兼湿热者，加马尾连、竹茹各 10g，石韦 30g。

兼水湿者，加怀牛膝 15g，车前子 15g（包）。

兼瘀血者，加丹参 30g，泽兰 15g。

兼湿浊者，加陈皮、法夏、酒大黄各 10g。

以上是气阴两虚为主而兼标实（即标实不急不重）的加减治法。若标实明显则当先治其标实，标实除，然后按气阴两虚治疗。

五、治疗结果

（一）临床症状的变化

临床症状的变化见表 14。

表 14　治疗前后主症的变化

症状	例数	发生率（%）	消失	好转	无效	有效率（%）
腰酸痛	79	94	28	27	14	82
乏力	84	100	35	26	13	85
畏寒	49	58	38	6	5	90
手足心热	53	63	33	12	8	85
口干不欲饮	44	52	34	1	9	80
浮肿	55	65	31	19	5	91
小便黄赤	51	60	35	3	13	75

如表 14 所示，我们对慢性肾炎气阴两虚证的 7 个常见症状（发生率在 50% 以上者）进行了观察，结果表明益气养阴法对改善临床症状具有明显的效果，7 个症状的有效率最低为 75%，最高达 91%。

（二）尿蛋白定性、定量的变化

尿蛋白定性、定量的变化见表 15、表 16。

表 15　治疗前后尿蛋白定性的变化

	–	+–	1+	2+	3+	4+	合计
治疗前	0	4	3	17	30	30	84
治疗后	11	7	9	14	24	19	84

如表 15 所示，经益气养阴治疗后，尿蛋白定性从（–）至（1+）的分布例数呈上升趋势，而从（2+）至（4+）的分布例数呈下降趋势。

表 16　治疗前后 24h 尿蛋白定量（g）的变化 （x ± SE）

治疗前	治疗后	P 值
5.23 ± 4.53	3.55 ± 4.09	＜0.01

如上所示，益气养阴治疗后 24h 尿蛋白定量呈下降趋势，前后比较，$P<0.01$，具有非常显著性意义。

（三）26 例肾功能减退者治疗前后 Cr、BUN 的变化

26 例肾功能减退者治疗前后 Cr、BUN 的变化见表 17。

表 17　治疗前后 Cr、BUN 的变化（x ± SE）

	治疗前	治疗后	P 值
BUN（mmol/L）	18.15 ± 11.42	18.18 ± 15	＜0.05
Cr（μmol/L）	454.08 ± 289.52	392.48 ± 432.96	＜0.05

上表说明，益气养阴治疗后，Cr、BUN 均下降，前后比较具有显著意义。

（四）4 例血浆蛋白的变化

4 例血浆蛋白的变化见表 18。

表 18　治疗前后血浆蛋白的变化（G/L）（x ± SE）

	治疗前	治疗后	P 值
白蛋白	30.5 ± 9.7	30.2 ± 9.3	＞0.05
球蛋白	20.3 ± 6.4	21.2 ± 6.2	＞0.05

如上表所示，治疗前后血浆蛋白的变化没有显著性。

（五）体 C_3、免疫球蛋白 Ig 的变化

体 C_3、免疫球蛋白 Ig 的变化见表 19。

表 19　治疗前后 C_3、Ig 的变化（G/L）（x ± SE）

	治疗前	治疗后	P 值
C_3	1.09 ± 0.71	1.14 ± 0.36	＞0.05
IgA	1.23 ± 0.63	1.26 ± 0.67	＜0.01
IgM	1.19 ± 0.37	1.26 ± 0.35	＞0.05
IgG	9.47 ± 4.31	13.09 ± 5.56	＜0.05

如上表所示，治疗前后比较，IgA、IgG 的上升具有显著性，P 值分别小于 0.01 和 0.05。

（六）舒张压高于100mmHg的18例患者治疗前后血压的变化

舒张压高于100mmHg的18例患者治疗前后血压的变化见表20。

表20　治疗前后血压的变化（x ± SE）

	治疗前	治疗后	P值
收缩压	160.78 ± 24.67	131.67 ± 0	<0.01
舒张压	108.56 ± 0	86.11 ± 8.5	<0.01

如上表所示，经益气养阴治疗后，血压的下降具有非常显著性意义。

六、讨论

慢性肾炎的基本病机为本虚标实，学术界已经达成共识。本虚指的是脏腑虚损，特别是脾肾虚损；气血阴阳不足，而以气阴两虚尤为多见。我的导师时振声教授分析研究了100例慢性肾炎的证候分布情况，发现气阴两虚型占27%，而我们的持续观察还发现，慢性肾炎的气阴两虚型有不断增加趋势，应予重视。

慢性肾炎的气阴两虚证有其自身的特殊性。一是动态变化的规律，慢性肾炎的气阴两虚证不是固定不变的，可以由其他的证型转化而来，也可以向其他证型转化，应根据其变化情况调整治疗方案；二是慢性肾炎的气阴两虚容易兼夹瘀血，我们曾经观察了100例慢性肾炎气阴两虚证的动态变化，初诊时夹瘀者18例，1年后夹瘀者达38例，所以在益气养阴的同时应注重活血化瘀的运用；三是慢性肾炎的气阴两虚证多与湿热并见，在益气养阴的同时，可常规加用清利湿热的药物，如小叶石韦、白茅根、白花蛇舌草、茵陈等。

参考文献

1. 中华内科杂志编委会 . 原发性肾小球疾病分型与治疗及诊断标准专题座谈会纪要 . 中华内科杂志，1993，32：129.
2. 时振声 . 时氏中医肾脏病学 . 北京：中国医药科技出版社，1997：567.